おいしさの科学的評価・測定法と応用展開

Scientific Evaluation and Measurement of the Taste Sensation and their Applications

監修：阿部啓子，石丸喜朗
Supervisor：Keiko Abe, Yoshiro Ishimaru

シーエムシー出版

刊行にあたって

　食は生命の根源である。人類は食のおいしさを探求し続け，それぞれの地域で独自の食文化を発展させてきた。21世紀に入った頃から，分子細胞生物学，遺伝学，バイオインフォマティクスなどの手法を用いて，ヒトが味を感じる仕組みが次々と明らかにされてきた。それに伴って，従来の官能試験に加え，味覚受容体を培養細胞に発現させる測定法などを用いて，おいしさの科学的評価が可能となってきた。すなわち，開発者のいわゆるベロメーターではなく，科学的データに基づいた商品開発が求められる時代を迎えつつある。

　本書は，おいしさのメカニズムや食品評価系の研究から，科学的手法を用いて製造されたヒット商品開発例まで「おいしさの科学」について，産学官それぞれから第一線でご活躍されている先生方に最新動向を紹介して頂いた。本書が基礎研究者だけでなく，現場の商品開発者にとっても有益となることを願ってやまない。

2016年9月

石丸喜朗（東京大学）

―――― 執筆者一覧（執筆順） ――――

阿部 啓子	東京大学　大学院農学生命科学研究科　応用生命化学専攻　特任教授
石丸 喜朗	東京大学　大学院農学生命科学研究科　応用生命化学専攻　特任准教授
三坂　巧	東京大学　大学院農学生命科学研究科　応用生命化学専攻　准教授
戸田 安香	キッコーマン㈱　研究開発本部　研究員
鈴木-橋戸南美	京都大学　霊長類研究所　ゲノム細胞研究部門　ゲノム進化分野　研究員
今井 啓雄	京都大学　霊長類研究所　ゲノム細胞研究部門　ゲノム進化分野　准教授
山本　隆	畿央大学　健康科学部　健康栄養学科　教授；大阪大学名誉教授
中島 健一朗	東京大学　大学院農学生命科学研究科　応用生命化学専攻　生物機能開発化学研究室　特任助教
成川 真隆	東京大学　大学院農学生命科学研究科　応用生命化学専攻　生物機能開発化学研究室　助教
吉田 竜介	九州大学大学院　歯学研究院　口腔機能解析学分野；歯学部　OBT研究センター
二ノ宮 裕三	九州大学　味覚・嗅覚センサ研究開発センター；米国モネル化学感覚センター
永井 俊匡	高崎健康福祉大学　健康福祉学部　健康栄養学科　准教授

朝倉 富子	東京大学　農学生命科学研究科　応用生命化学専攻 日清食品寄付講座「味覚サイエンス」　特任教授	
緑川 景子	東京大学　農学生命科学研究科　応用生命化学専攻 日清食品寄付講座「味覚サイエンス」	
大池 秀明	(国研)農業・食品産業技術総合研究機構　食品研究部門 食品健康機能研究領域　主任研究員	
鈴木 千尋	日本製粉㈱　イノベーションセンター	
伊藤 圭祐	静岡県立大学　食品栄養科学部　食品化学研究室　准教授	
都甲 潔	九州大学　大学院システム情報科学研究院 味覚・嗅覚センサ研究開発センター　主幹教授／センター長	
上田 玲子	東京大学　大学院農学生命科学研究科 日清食品寄付講座「味覚サイエンス」　特任研究員	
伏木 亨	龍谷大学　農学部　食品栄養学科　教授	
山口 裕章	太陽化学㈱　おいしさ科学館　館長	
福田 惠温	㈱林原　研究開発本部　上席顧問（研究フェロー）	
桑垣 傳美	キッコーマン食品㈱　商品開発本部　設備開発部　副参事	
山下 秀行	㈱樋口松之助商店　研究室　取締役　研究室長	
若林 英行	キリン㈱　R&D本部　飲料技術研究所　主任研究員	
山本 直之	アサヒグループホールディングス　研究開発部門　専任部長	

目　次

【第Ⅰ編　おいしさを知る】

第1章　味覚受容の分子基盤　　石丸喜朗

1　はじめに……………………………3
2　甘味受容体…………………………3
3　うま味受容体………………………4
4　脊椎動物における甘味・うま味受容体の分子進化……………………………5
5　苦味受容体…………………………5
6　酸味受容体…………………………6
7　塩味受容体…………………………8
8　味覚コーディング…………………9

第2章　培養細胞を用いた食味評価系　　三坂　巧，戸田安香

1　はじめに……………………………11
2　口腔内に存在する味のセンサー…12
3　Gタンパク質共役型受容体の機能解析…12
4　培養細胞を用いた味覚受容体の機能解析……………………………15
5　ヒト味覚計測細胞の作出…………17
6　ヒト味覚計測細胞の応用利用……18
7　食味評価に向けた課題……………19
8　最後に………………………………20

第3章　霊長類の味覚　　鈴木-橋戸南美，今井啓雄

1　はじめに……………………………22
2　霊長類の味覚………………………22
3　旨味・甘味受容体の遺伝的および機能的多様性……………………………23
4　霊長類種間および種内における苦味受容体の遺伝的・機能的多様性……25
5　味覚受容体遺伝子の発現…………31
6　霊長類における味覚研究の展望…31

第4章　味覚とおいしさの脳内情報処理　　山本　隆

1　おいしさとは………………………34
2　脳内味覚伝導路……………………34
3　味の質の情報処理…………………35
4　おいしさの脳機序…………………36
4.1　神経回路によるおいしさ………36
4.2　脳内物質によるおいしさ………37
5　おいしさと脳活動…………………39
6　おいしさの学習・記憶……………40

I

第5章　摂食行動の脳内情報処理　　中島健一朗

1　はじめに……………………………………42
2　摂食の目的：恒常性の維持か嗜好性か？
　……………………………………………………42
　2.1　恒常性維持のための摂食 …………43
　2.2　嗜好性の摂食 ………………………43
3　味や栄養は脳内にどのようにして伝わる
　のか？…………………………………………44
　3.1　味の感知と栄養の感知 ……………44
　3.2　味・栄養の感知細胞から延髄へ ……44
　3.3　延髄からより高次の脳部位へ ………45
　3.4　味と栄養の情報の統合 ……………46
4　恒常性維持のための摂食を制御する脳
　部位……………………………………………46
　4.1　視床下部 ……………………………46
　　4.1.1　視床下部弓状核 ………………46
　　4.1.2　AgRP神経の機能と役割 ………46
　　4.1.3　視床下部室傍核 ………………47
　　4.1.4　視床下部外側野 ………………48
5　生体恒常性維持のための生体調節機構…48
　5.1　摂食リズム …………………………48
　5.2　食物選択行動 ………………………48
6　嗜好性の摂食を制御する仕組み…………48
　6.1　本能行動としての摂食 ……………49
　6.2　神経調節 ……………………………50
　　6.2.1　ドーパミン ………………………50
　　6.2.2　セロトニン ………………………50
7　摂食を抑制する仕組み……………………50
8　健康や生理状態が摂食行動に与える影響
　……………………………………………………51
9　今後の展望…………………………………51
10　おわりに……………………………………52

第6章　生理状態や食経験に起因する味嗜好性の変化　　成川真隆

1　はじめに……………………………………54
2　本能的な味の嗜好性………………………54
3　食経験による嗜好性の変化………………55
4　食経験による脳内分子の発現変動………56
5　母親から子に伝えられる味の記憶………58
6　栄養状態に起因した味嗜好性変化………59
7　加齢による味感受性の変化………………60
8　おわりに……………………………………60

第7章　レプチンによる甘味感受性調節機構　　吉田竜介，二ノ宮裕三

1　はじめに……………………………………63
2　レプチン……………………………………63
3　レプチンと味覚感受性……………………64
4　レプチンによる甘味抑制機構……………66
5　レプチンによる甘味抑制と肥満…………69
6　ヒト味覚感受性とレプチンの関係………71
7　腸管内分泌細胞モデルにおけるレプチン
　の効果…………………………………………72
8　おわりに……………………………………73

第8章　タンパク質・脂質・炭水化物のバランス変化による代謝変化　　永井俊匡

1　タンパク質・脂質・炭水化物のバランス変化……………………………………75
2　バランス目標設定とメカニズム解明それぞれの研究手法………………………75
3　動物実験の食餌設計………………76
4　実験デザインと生化学的解析……77
5　肝臓のトランスクリプトーム解析………78
6　脂肪組織のトランスクリプトーム解析…80
7　トランスクリプトームのホメオスタシスに与える影響………………………………81
8　まとめ………………………………82

第9章　ゲノミクスを用いた食味関連遺伝子の探索
―追肥によるコメの遺伝子発現変化から―　　朝倉富子，緑川景子

1　はじめに……………………………84
2　コメの窒素施肥と種子貯蔵物質…84
2.1　C/Nバランスと貯蔵物質………84
2.2　追肥と食味………………………85
2.3　登熟期種子のゲノミクス解析…86
2.4　貯蔵タンパク質の変化…………88
2.5　多糖類代謝への影響……………90
3　おわりに……………………………94

第10章　食品と時間栄養学　　大池秀明，鈴木千尋

1　はじめに……………………………97
2　体内時計と食欲……………………97
3　体内時計の仕組みと時刻因子への同調…98
4　消化吸収と時計………………… 100
5　腸内細菌と時計………………… 101
6　エネルギー代謝と時計………… 102
7　高脂肪食による肥満と時計…… 102
8　体内時計を動かす食品………… 104
9　食べる時刻と体重変化………… 106
10　時計遺伝子のタイプと肥満…… 106
11　おわりに………………………… 107

第11章　味成分と結合するペプチドの網羅的探索と応用　　伊藤圭祐

1　はじめに………………………… 110
2　苦味マスキング剤……………… 110
3　ペプチドの機能とアレイ解析… 111
4　茶殻加水分解物の苦味マスキング効果の予備試験……………………………… 112
5　EGCG結合ペプチドの網羅的探索…… 112
6　EGCG結合におけるアミノ酸残基の機能解析……………………………………… 113
7　苦味受容体発現細胞を用いた苦味マスキング効果の解析……………………… 115
8　タンゲレチン結合ペプチドの網羅的探索と苦味マスキング効果の解析………… 116

9 味の分子設計へのペプチドアレイの応用可能性……… 117

【第Ⅱ編　おいしさを引き出す】

第12章　味覚センサの開発　　都甲　潔

1 はじめに……… 123
2 味覚センサの原理と測定手順……… 124
3 基本味応答……… 126
4 苦味の抑制効果の数値化……… 129
5 食品の味……… 129
6 今後の展望……… 132

第13章　官能評価　　上田玲子

1 はじめに……… 134
2 官能評価概論……… 134
　2.1 官能評価とは……… 134
　2.2 官能評価の特徴……… 135
　2.3 心理物理学的測定……… 135
　　2.3.1 心理物理学的定数……… 135
　　2.3.2 心理物理学的測定法および解析法……… 136
　　2.3.3 心理物理学的法則（Law of Psychophysics）……… 136
　2.4 官能評価の影響要因……… 136
　2.5 評価・調査方法とその条件……… 137
　　2.5.1 評価に影響を与える要因のリストアップ……… 137
　　2.5.2 条件の標準化……… 137
　　2.5.3 統計的手法の採用とパネルの育成……… 137
3 官能評価各論……… 139
　3.1 官能評価の形式……… 139
　3.2 評価者（panel or assessor）……… 139
　3.3 評価用語……… 140
　3.4 評価試料……… 140
　3.5 官能評価設備と環境……… 141
　3.6 評価尺度……… 141
　3.7 目的別の官能評価手法とその解析法……… 142

第14章　「こく」とその研究　　伏木　亨

1 はじめに……… 148
2 こくの研究の進展……… 148
3 こくの定義……… 150
4 栄養素摂取を超えた感覚も……… 150
5 「こく味」成分開発の展開……… 151
6 こくの新領域：栄養素の連想，あるいは無関係に見える匂いが，こくを増強する事例……… 152

【第Ⅲ編　新しいおいしさの開発】

第15章　カスタードクリームの成分分布とおいしさ　　山口裕章

1　はじめに……………………………… 157
2　同一配合処方による成分分散状態の違いとおいしさ ……………………… 157
 2.1　混ぜ方の違いがおいしさに及ぼす影響 ………………………………… 157
 2.2　IRイメージング装置を用いた成分分布の可視化と官能評価 ………… 158
 2.3　せん断速度依存性粘度分析 ……… 159
3　市販品カスタードクリームのおいしさ… 161
 3.1　市販品カスタードクリームの成分分布 …………………………………… 161
 3.2　市販品カスタードクリームのせん断速度依存性粘度分析 …………… 162
 3.3　市販品カスタードクリームの動的粘弾性 ……………………………… 164
4　まとめ……………………………………… 165

第16章　おいしさに関わるトレハロース　　福田惠温

1　はじめに……………………………… 167
2　トレハロースのおいしさへの寄与…… 168
 2.1　デンプン老化抑制 ………………… 168
 2.2　タンパク質変性抑制効果 ………… 169
 2.3　保水性 ……………………………… 170
 2.4　冷凍時の組織保護（氷結晶成長抑制）……………………………………… 170
 2.5　矯味・矯臭作用，風味改善効果 … 172
 2.6　結晶化，ガラス化の応用 ………… 172
3　トレハロースの構造と機能性……… 172

第17章　開栓後も鮮度を保持できるしょうゆ容器　　桑垣傳美

1　はじめに……………………………… 175
2　これまでのしょうゆ容器…………… 175
3　鮮度を保持するための容器………… 176
 3.1　基本的機能・構造 ………………… 176
 3.2　パウチタイプの鮮度保持容器 …… 176
 3.3　ボトルタイプの鮮度保持容器 …… 177
  3.3.1　基本構造 ………………………… 177
  3.3.2　200 mlスクイズボトル（卓上ユース）………………………… 178
  3.3.3　キッチンユースボトルの開発（450 mlスクイズボトル）…… 182
4　現在の課題と今後の展望…………… 184

第18章　塩糀　　山下秀行

1　はじめに……………………………… 186
2　塩糀とは……………………………… 187
3　製造方法……………………………… 187
 3.1　原材料 ……………………………… 187
 3.2　糀の製造方法 ……………………… 187
 3.3　仕込み配合 ………………………… 188
 3.4　発酵温度と時間 …………………… 188
4　塩糀の成分…………………………… 188

4.1	発酵温度，時間，食塩が塩糀中のおいしさに及ぼす影響 …………… 188	5	塩糀の保存………………………… 192
4.2	使用する麹菌株 ………………… 190	6	しょうゆ仕込み糀………………… 193
4.3	塩糀中の酵素 …………………… 190	7	最後に……………………………… 194

第19章　キリン メッツ コーラ　　若林英行

1	はじめに…………………………… 195	5	コーラのおいしさの科学………… 197
2	トクホの市場……………………… 195	6	トクホのおいしさ………………… 198
3	メッツコーラの開発背景………… 196	7	メッツコーラの市場受容性……… 199
4	コーラの特性……………………… 197	8	機能性食品のルール……………… 201

第20章　血圧降下ペプチドをおいしく摂る　　山本直之

1	はじめに…………………………… 204	4	酵素法による効率的生産………… 208
2	乳酸菌発酵による血圧降下ペプチド産生 …………………………… 204	5	味噌の発酵による降圧ペプチド生産… 210
3	*L. helveticus* における VPP と IPP の加工 ………………………………… 206	6	チーズ発酵による降圧ペプチド生産… 211
		7	おわりに…………………………… 211

第I編
おいしさを知る

第1章　味覚受容の分子基盤

石丸喜朗*

1　はじめに

　ヒトを含め動物は，食物の栄養価（糖，アミノ酸含量），毒性（苦味強度），塩濃度，酸性度（腐敗度）を評価するために味覚系を利用している。口腔内に取り込まれた食物は，主に舌上皮に存在する味蕾という組織でまず受容される。味覚は，甘味，うま味，苦味，酸味，塩味の5基本味に分類される。近年，味蕾における甘，うま，苦味受容の分子機構に関しては，受容体からその下流のシグナル伝達因子など，多くの知見が得られた[1,2]。甘味とうま味の受容体はT1Rファミリー，苦味受容体はT2Rファミリーと呼ばれ，いずれもGタンパク質共役型受容体である。甘味とうま味受容体はT1R3サブユニットを共通に持ち，それぞれT1R2，T1R1サブユニットとヘテロ二量体を形成している。一方，苦味受容体は哺乳類では約30種類存在する。甘味，苦味，うま味物質はそれぞれ異なる味覚受容体で感知されるが，その情報は，Gα-gustducin，Trpm5，PLC-β2など共通の下流シグナル伝達因子群を介して伝えられる。一方，酸味と塩味の受容に関しては，いくつかの受容体が報告されているものの，その全容は依然として解明されていない。以下，それぞれの味覚受容体ごとに詳しく述べる。

2　甘味受容体

　甘味物質は元来，生体維持に必須なエネルギー源である。グルコースなどの糖，サッカリンなどの人工甘味料，ソーマチンなどの甘味タンパク質というように，分子量や構造が大きく異なる様々な物質が甘味を呈する。
　甘味受容体は後述するうま味受容体とともに，T1Rファミリーと呼ばれるGタンパク質共役型受容体（G protein-coupled receptor：GPCR）である。T1Rファミリーの発見を時系列で振り返ると，まず1999年に，ラット有郭乳頭から作製したサブトラクションcDNAライブラリーのディファレンシャルスクリーニングによって，味覚受容体候補T1R1とT1R2が発見された[3]。しかし，これらの受容体候補がどのような味物質を受容するかという機能的性質は不明であった。さらに，2001年，複数のグループが，甘味感受性と関連があるマウス*Sac*遺伝子座近傍のゲノム配列を解析する方法などによって，新たな味覚受容体候補T1R3を発見した。これら

---

*　Yoshiro Ishimaru　東京大学　大学院農学生命科学研究科　応用生命化学専攻
　　特任准教授

T1Rファミリー3分子は代謝型グルタミン酸受容体(mGluR),カルシウム感受性受容体(CaSR),フェロモン受容体(V2R)などと同様に,N末端細胞外領域が長い特徴を持つファミリーCに属するGPCRである。

　リガンド(味物質)同定のために,味覚受容体候補をHEK293細胞に発現させて,Ca^{2+}イメージング法を用いて様々な味物質刺激に対する応答が調べられた[4]。その結果,T1R1やT1R2単独ではどの味物質にも応答しなかったが,T1R2とT1R3を共発現させた場合に,上述した全ての種類の甘味物質に応答することが示された。実際,*T1R2*と*T1R3*は有郭・葉状乳頭味蕾で同じ細胞に共発現していることから,ヘテロマーを形成して機能することが示唆された。さらに,*T1R2*や*T1R3*のKOマウスは,全ての種類の甘味物質を感知しなくなることが,行動解析と電気生理学的な味神経応答解析によって示された[5]。以上より,T1R2/T1R3が甘味受容体であることが示された。

　このように,多様な甘味物質は,ただ1種類の甘味受容体ヘテロマーT1R2/T1R3によって受容される。それでは,どのようにして多様な甘味物質を1種類の受容体だけで受容しているのだろうか? アスパルテームや甘味タンパク質(ソーマチン,モネリンなど)は,ヒトにとっては甘いがマウスでは感知されず,ヒトとマウス間で感受性に違いがある。そこで,異なる種間のキメラ体を用いた機能・構造相関解析が行われ,ヒト特異的甘味物質は,ヒトT1R2やT1R3の細胞外領域や膜貫通領域などそれぞれ異なる部位に作用することが分かった[6,7]。つまり,T1R2/T1R3は甘味物質ごとに複数の結合部位を持つために,多様な甘味物質を受容することが示唆された。今後,T1R2/T1R3のX線結晶構造が解明されれば,より詳細な結合様式が明らかになることが期待される。

3　うま味受容体

　約100年前(1908年),池田菊苗博士(東京大学)によって,コンブのうま味成分としてグルタミン酸ナトリウムが発見された。うま味物質には,グルタミン酸ナトリウムやアスパラギン酸のようなアミノ酸系うま味物質のほかに,カツオブシ,シイタケにそれぞれ多く含まれるイノシン酸,グアニル酸といった核酸系うま味物質がある。アミノ酸系うま味物質は核酸系うま味物質によってうま味が増強される効果があり,実際の調理においても,カツオブシとコンブの合わせだしなどとして昔から経験的に利用されている。うま味は日本では古くから基本5味の一つとして広く認知されてきたが,西洋ではあまり認知されておらず,受容体から逆にうま味の存在が立証された。原著論文中では日本語の発音のままumamiと表記され,savoryあるいはtaste of L-amino acidと注釈が付けられることが多い。

　うま味物質の受容体は,T1R1と甘味受容体と共通のサブユニットT1R3から構成されるT1R1/T1R3である。*T1R1*と*T1R3*は茸状乳頭味蕾において同じ細胞に共発現する。培養細胞発現系では,げっ歯類のT1R1/T1R3は20種類のLアミノ酸全てに広く応答し[8],ヒトの

T1R1/T1R3 はグルタミン酸ナトリウムとアスパラギン酸にのみ選択的に応答した[9]。いずれの T1R1/T1R3 でも，アミノ酸系うま味物質に対する応答は，核酸系うま味物質添加によって強く増強され，うま味の相乗効果が再現された。さらに，*T1R1* や *T1R3* の KO マウスは，L アミノ酸を感知しなかった[8]。以上より，T1R1/T1R3 が主要なうま味受容体であることが証明された。

4 脊椎動物における甘味・うま味受容体の分子進化

ヒトの味覚機構を解明するためのモデル生物として，これまでげっ歯類が広く用いられてきた。げっ歯類以外の脊椎動物では，食性に合わせて独自に進化した甘味・うま味受容体を持つ生物種も存在する。例えば，哺乳類では甘味受容体を構成する T1R2 が魚類には複数存在し，魚類 T1R2/T1R3 は甘味物質ではなく，アミノ酸に応答する[10,11]。肉食に特化したネコ科の動物では甘味受容体を構成する T1R2 を失い，糖に対する嗜好性を失っている[12]のに対して，肉食から竹食に転向したジャイアントパンダはうま味受容体を構成する T1R1 を失っている[13]。また，鳥類では甘味受容体を構成する T1R2 が偽遺伝子化している[14]が，花の蜜を主食とするハチドリは，うま味受容体 T1R1/T1R3 が点変異によって甘味物質に応答する性質を獲得している[15]。

5 苦味受容体

苦味は毒性物質の摂取を防ぐために重要な役割を果たす。苦味物質にはキニーネ，デナトニウムなどのほか，食品中に含まれるポリフェノールやカフェインなど様々な構造の物質が存在する。

苦味受容体 T2R ファミリーは，ヒトやマウス系統間において苦味物質感受性と関連のある遺伝子座近傍のゲノム配列を解析する方法によって発見された[16,17]。T2R ファミリーはフェロモン受容体 V1R ファミリーと低い相同性を示す GPCR である。ヒトで 25 種類，マウスで 34 種類ある T2R は，ゲノム上で複数のクラスターを形成して存在する。個々の T2R 間の相同性は約 30％から 70％までと比較的幅広く，T2R の多様化によって多様な苦味物質に対応していると考えられている。2000 年，T1R ファミリーに先駆けて，マウス mT2R5 と mT2R8 がそれぞれ，苦味物質シクロヘキシミド，デナトニウムとプロピルチオウラシル（propylthiouracil：PROP）に応答することが培養細胞発現系を用いて示された[18]。さらに現在までに多くのヒト T2R に対応する苦味物質が同定されており，T2R の種類によって，構造が類似した比較的限定された苦味物質を受容するものと，多様な苦味物質を受容するものが存在する。また，ヒトのフェニルチオカルバミド（phenylthiocarbamide：PTC）に対する感受性が，ヒト *hTAS2R38* の一塩基多型（SNP）と関連することから，T2R が実際に苦味受容体として機能することが示唆された[19]。さらに，シクロヘキシミド受容体をコードする *mT2R5* の KO マウスは，シクロヘキシミドを

6　酸味受容体

　酸味は食物が腐敗していることを示すシグナルである一方で，乳酸，クエン酸，酢酸などは我々の健康に良い様々な働きを持つ。味蕾で酸味を感知する酸味受容体に関しては，ラットにおいて acid-sensing ion channel 2（ASIC2），マウスでは hyperpolarization activated channel 1（HCN1）と HCN4，two-pore domain K^+ チャネル，PKD1L3/PKD2L1，Car4 といった候補分子が提唱されている。そのうち，後述する PKD2L1 と Car4 に関しては，遺伝子破壊マウスを用いて酸に対する応答が減少する表現型を示すことが実証されている[21,22]。

　PKD1L3 と PKD2L1 は，広義には，視覚，嗅覚，温度感覚など様々な感覚系において，受容体やシグナル伝達因子として重要な役割を果たす Transient Receptor Potential（TRP）チャネルファミリーに属する。PKD1L3/PKD2L1 チャネルは，酸味受容体候補として，筆者らと Zuker らのグループ（現コロンビア大学）によって報告された[23,24]。両分子は，マウス有郭・葉状乳頭において，一部の味細胞特異的に共発現する。一方，茸状乳頭と口蓋では，*Pkd1l3* は発現せず，*Pkd2l1* だけが発現していた。*Pkd1l3* や *Pkd2l1* を発現する細胞は，甘・苦・うま味を感知するⅡ型細胞とは異なり，各種マーカー分子を用いた発現相関解析からⅢ型細胞であることが判明した[25]。HEK293T 細胞を用いた培養細胞発現系では，両分子はそれぞれの膜貫通領域を介してヘテロマーを形成し，この相互作用が細胞表面における機能的発現に必要であった[23,26]。また，Ca^{2+} イメージング法とパッチクランプ法による機能解析では，クエン酸や塩酸など様々な酸溶液に対して，酸刺激時の「オン応答」ではなく，酸刺激除去後に応答する「オフ応答」を示した[23,27]。いくつかのグループから，茸状乳頭や有郭乳頭から単離したⅢ型細胞は，酸刺激に対して応答することが報告された[28,29]。特に興味深いことに，*Pkd2l1* が単独で発現する茸状乳頭から単離したⅢ型細胞では「オン応答」だけが検出されたのに対して，*Pkd1l3* と *Pkd2l1* が共発現する有郭乳頭から単離したⅢ型細胞では，酸刺激に対して「オン応答」と「オフ応答」の両方が観察された[29]。この「オフ応答」は，例えばレモンをかじった時，徐々に唾液が出てきて次第に酸味が強くなる現象の分子基盤と解釈できる。後述する *Pkd1l3* や *Pkd2l1* 欠損マウスの茸状乳頭や有郭乳頭からⅢ型細胞を単離し，酸刺激に対する応答を調べることで，両分子の酸受容における役割の解明につながることが期待される。

　一方，Zuker らのグループは，*Pkd2l1* を発現する細胞をジフテリア毒素（DTA）によって特異的に死滅させる遺伝子導入マウス（PKD2L1-DTA マウス）を作製して，各種味物質に対する味神経（鼓索神経）応答を計測した[24]。この PKD2L1-DTA マウスの鼓索神経は，他の4基本味に対して野生型マウスと同様に応答したが，酸味物質（クエン酸，酢酸，塩酸）に対しては応答しないことが示された。つまり，茸状乳頭の *Pkd2l1* を発現する細胞は，酸味を受容する働きを持つことが明らかとなった。

第1章 味覚受容の分子基盤

　以前は，甘味・苦味・うま味物質はII型細胞で受容され，シナプス構造がIII型細胞でしか観察されないことから，III型細胞は，II型細胞で感知された味情報を味神経へと伝達する働きをすると考えられていた。しかし，以上の実験結果から，III型細胞は酸味を感知する機能を持つことが示され，これは解剖学的な分類が細胞機能の観点から解明された点で重要である。

　次に，生体内における両分子の機能を解明するために，筆者らは，*Pkd1l3*，*Pkd2l1*，及び，二重欠損マウスを作出し，その表現型を解析した[21,26]。まず，PKD2L1との相互作用に重要な膜貫通領域を欠失させた*Pkd1l3*欠損マウスの有郭・葉状乳頭味蕾では，野生型マウスとは異なり，PKD2L1タンパク質は味物質と接触する味孔部位に局在せず，細胞質全体に分布していた[26]。つまり，培養細胞発現系と同様に味細胞においても，両分子の膜貫通領域を介した相互作用は，細胞表面への移行に重要であることが明らかになった。さらに，欠損マウスを用いて，様々な酸刺激に対する味神経の応答を調べた[21]。その結果，*Pkd2l1*欠損マウスと二重欠損マウスでは，クエン酸，酢酸，塩酸に対する鼓索神経の応答が完全には消失しなかったが，野生型と比較して有意に抑制された。一方，*Pkd1l3*欠損マウスでは野生型マウスと同様の応答が観察された。これは，上述した*Pkd2l1*が茸状乳頭でも発現するのに対して，*Pkd1l3*は舌後部にある有郭・葉状乳頭特異的に発現することと矛盾していない。舌咽神経に関しては，いずれの欠損マウスでも，野生型マウスと同様の応答が検出された。しかし興味深いことに，酸溶液を緩衝液に置換した後の応答に注目すると，いずれの欠損マウスでも野生型マウスと比べて有意に減少していた。今後，この応答が「オフ応答」を意味するかを検討する必要がある。以上の味神経応答解析の実験結果から，PKD2L1が実際に酸味受容へ関与することと，他にも未知の酸味受容体が存在することが示された。また，酸刺激によって，ASICやHCNチャネルなどのNa^+透過チャネルではなく，Zn^{2+}感受性プロトンチャネルを介して，有郭乳頭のIII型細胞特異的に水素イオンが流入することが報告された[30]。PKD2L1の他に，酸味の「オン応答」を担う新規受容体の同定が待ち望まれる。

　酸味を感じない味盲患者からバイオプシーで単離した茸状乳頭味蕾では，健常者とは異なり，*PKDs*と*ASICs*のmRNAが検出されないことから，ヒトの酸味受容にPKDsとASICsが関与する可能性が示唆された[31]。一方で，霊長類（ヒトやアカゲザル）ではげっ歯類（マウス）とは異なり，*PKD1L3*は有郭乳頭だけでなく，茸状乳頭にも発現する[31〜33]。つまり，霊長類の酸味受容機構は，げっ歯類とは異なる可能性が示唆された。ヒトの酸味受容体の同定は，今後の重要な研究課題である。

　炭酸ガスは，炭酸飲料やビール，スパークリングワインなど広く飲料に含まれている。炭酸は痛み感覚や味覚などを刺激するが，哺乳類が味覚系で炭酸を感知する分子機構は不明であった。Chandrashekarらは，炭酸刺激に対する味神経（鼓索神経）応答を解析したところ，野生型マウスでは，炭酸の濃度依存的で，かつ，高濃度では飽和する応答が観察された[22]。炭酸を感知する味細胞を特定するために，甘味や苦味を受容する細胞をジフテリア毒素によって特異的に死滅させる遺伝子導入マウスを用いて同様の解析が行われた。その結果，酸味受容細胞が存在しない

PKD2L1-DTA マウスでは，様々な濃度の炭酸に対して鼓索神経応答が検出されなかった。つまり，炭酸はクエン酸，酢酸，塩酸などと同じ細胞で感知されることが示された。

次に，炭酸受容体候補を同定する目的で，上述した PKD2L1-DTA マウスの味蕾を対照とし，マイクロアレイ法を用いて，酸味受容細胞における遺伝子発現プロファイルの比較解析が行われた。その結果，嗅覚を含む様々な感覚系で炭酸感知に関与することが報告されている炭酸脱水酵素の一種 Car4 が発見された。炭酸脱水酵素は，二酸化炭素と水を，炭酸水素イオンと水素イオンに変換する働きを持つ。免疫組織化学染色から，Car4 タンパク質は，酸味受容細胞特異的に存在することが確認された。

生体内において Car4 が味覚系の炭酸センサーとして働く可能性を検証するために，*Car4* 遺伝子欠損マウスや炭酸脱水酵素の阻害薬ベンゾラミド存在下において，炭酸刺激に対する鼓索神経応答が調べられた。いずれの場合も，クエン酸に対する鼓索神経応答は野生型マウスと変わらなかったが，炭酸に対する鼓索神経応答が顕著に減少した。以上より，マウスではⅢ型細胞に存在する Car4 によって炭酸が感知されることが示された。ヒトにおいても Car4 が同様に炭酸を感知する働きを持つか否かは，現時点では不明である。

7　塩味受容体

塩味は生体のミネラル平衡維持のために必要であり，低濃度では嗜好され，高濃度では忌避される。味神経の電気生理学的な解析から，低濃度の塩に対するナトリウム選択的でアミロライド感受性の応答と，高濃度の塩に対するナトリウム非選択的でアミロライド非感受性の応答という薬理学的に異なる二種類の応答が観察されていた。アミロライドは ENaC チャネルを阻害することから，アミロライド感受性ナトリウムチャネルの分子実体は ENaC と考えられてきた。マウスでは，ENaC は α，β，γ サブユニットの3種類存在し，各サブユニットは2回膜貫通型で，$\alpha:\beta:\gamma=2:1:1$ の4量体を形成して機能すると考えられている。

ENaC 欠損マウスは生後数日で死亡し，成体マウスの味覚系における機能を解析できないため，Chandrashekar らは，味細胞特異的に *ENaC* 遺伝子を欠損させる条件付き遺伝子破壊マウスを作出した[34]。具体的には，全ての成熟した味細胞に発現するサイトケラチン *19* 遺伝子の制御下に Cre リコンビナーゼを発現誘導する遺伝子改変マウスと，*ENaC α* 遺伝子の両側に loxP 配列を挿入した遺伝子改変マウスを交配させた。NaCl 刺激に対する鼓索神経応答を調べたところ，野生型マウスでは濃度依存的に応答が増大するのに対して，欠損マウスでは低濃度の NaCl に対する応答が完全に消失した。また，塩に対する嗜好行動を調べるために，塩欠乏条件下で行われた行動学的な解析では，欠損マウスは野生型マウスで観察された嗜好行動を示さなかった。

甘味，苦味，うま味，酸味の4基本味は，それぞれ別々の味細胞によって受容されることが示されている。茸状乳頭と口蓋では，*ENaC α* は，*Trpm5* 陽性の甘・苦・うま味受容細胞には発現せず，*Car4* が発現する酸味受容細胞には一部存在した。しかし，剥離した茸状乳頭を含む舌

第1章 味覚受容の分子基盤

上皮を用いたCa^{2+}イメージング解析では，酸と低濃度の塩に応答する味細胞は互いに完全に分かれていたことや，*Car4*発現細胞特異的に*ENaC α*を欠損させた条件付き遺伝子破壊マウスは，野生型マウスと同様に塩刺激に対して応答したことなどから，*Car4*と共発現する*ENaC α*は塩味受容体として機能しないと結論付けられた．つまり，甘味，苦味，うま味，酸味，低濃度の塩味全てが，それぞれ別々の味細胞によって受容されることが明らかとなった．

舌後方に存在する有郭乳頭では，アミロライド感受性の応答が観察されない．実際，有郭乳頭では，*ENaC α*と*ENaC β*は同じ細胞に共発現していないことから，機能的なチャネルを形成できないと考えられた．また，ヒトの官能検査では，アミロライドが塩味に影響を与えるかに関して統一の見解が得られていない．ヒトにおいても*ENaC*が，マウス同様に低濃度のNaClを感知する働きを持つか否かは，現時点では不明である．

*TRPV1*欠損マウスでは，アミロライド非感受性の鼓索神経応答が消失することから，アミロライド非感受性の塩味受容体候補として，TRPV1t（TRPV1のバリアント）が提唱されている．しかし，*TRPV1t*の味細胞特異的発現は示されていないため，実際に塩味受容体として機能しているかは不明である．最近，高濃度の塩はマウスの味蕾において，苦味と酸味という共に忌避される基本味を感知する味細胞を刺激することが示された[35]．しかし，高濃度の塩に対する受容体の分子実体は依然として不明である．

8 味覚コーディング

末梢の味蕾で感知された味は，味蕾に投射する味神経（鼓索神経，舌咽神経，大錐体神経），延髄の孤束核，結合腕傍核を経由して，最終的に大脳皮質味覚野に到達する．味覚の情報がどのようにして受容・伝達・認識されるかという「味覚コーディング機構」に関しては，主にacross-fiber patternモデルとlabeled-lineモデルという二つのモデルが提唱されている．前者は，電気生理学的解析において，単一味神経は複数の基本味刺激に応答することなどから，個々の味細胞は単一，あるいは複数の基本味を感知し，個々の味神経は複数の基本味を伝達するというモデルである．後者は，個々の味細胞は1種類の基本味に特異的に応答し，個々の味神経は1種類の基本味を伝達するというモデルである．

末梢の味蕾では，甘味，うま味，苦味，酸味，低濃度の塩味の各基本味は，基本味ごとにそれぞれ異なる細胞によって感知されることが明らかにされた．また，味神経の細胞体が集まる感覚神経節や大脳皮質味覚野においても，基本味ごとに分かれていることが示された[36,37]．以上より，現在ではlabeled-lineモデルが有力となっている．

文　　献

1) Y. Ishimaru, *Odontology*, **97**, 1 (2009)
2) Y. Ishimaru and H. Matsunami, *J. Dent. Res.*, **88**, 212 (2009)
3) M. A. Hoon et al., *Cell*, **96**, 541 (1999)
4) G. Nelson et al., *Cell*, **106**, 381 (2001)
5) G. Q. Zhao et al., *Cell*, **115**, 255 (2003)
6) H. Xu et al., *Proc. Natl. Acad. Sci. USA*, **101**, 14258 (2004)
7) P. Jiang et al., *J. Biol. Chem.*, **279**, 45068 (2004)
8) G. Nelson et al., *Nature*, **416**, 199 (2002)
9) X. Li et al., *Proc. Natl. Acad. Sci. USA*, **99**, 4692 (2002)
10) Y. Ishimaru et al., *Mech. Dev.*, **122**, 1310 (2005)
11) H. Oike et al., *J. Neurosci.*, **27**, 5584 (2007)
12) X. Li et al., *PLoS Genet.*, **1**, 27 (2005)
13) H. Zhao et al., *Mol. Biol. Evol.*, **27**, 2669 (2010)
14) P. Shi et al., *Mol. Biol. Evol.*, **23**, 292 (2006)
15) M. W. Baldwin et al., *Science*, **345**, 929 (2014)
16) E. Adler et al., *Cell*, **100**, 693 (2000)
17) H. Matsunami et al., *Nature*, **404**, 601 (2000)
18) J. Chandrashekar et al., *Cell*, **100**, 703 (2000)
19) U. K. Kim et al., *Science*, **299**, 1221 (2003)
20) K. L. Mueller et al., *Nature*, **434**, 225 (2005)
21) N. Horio et al., *PLoS One*, **6**, e20007 (2011)
22) J. Chandrashekar et al., *Science*, **326**, 443 (2009)
23) Y. Ishimaru et al., *Proc. Natl. Acad. Sci. USA*, **103**, 12569 (2006)
24) A. L. Huang et al., *Nature*, **442**, 934 (2006)
25) S. Kataoka et al., *Chem. Senses*, **33**, 243 (2010)
26) Y. Ishimaru et al., *FASEB J.*, **24**, 4058 (2010)
27) H. Inada et al., *EMBO Rep.*, **9**, 690 (2008)
28) Y. A. Huang et al., *J. Physiol.*, **586**, 2903 (2008)
29) H. Kawaguchi et al., *J. Biol. Chem.*, **285**, 17277 (2010)
30) R. B. Chang et al., *Proc. Natl. Acad. Sci. USA*, **107**, 22320 (2010)
31) T. Huque et al., *PLoS One*, **4**, e7347 (2009)
32) B. D. Moyer et al., *PLoS One*, **4**, e7682 (2009)
33) Y. Ishimaru et al., *PLoS One*, **7**, e45426 (2012)
34) J. Chandrashekar et al., *Nature*, **464**, 297 (2010)
35) Y. Oka et al., *Nature*, **494**, 472 (2013)
36) X. Chen et al., *Science*, **333**, 1262 (2011)
37) R. P. Barretto et al., *Nature*, **517**, 373 (2015)

第2章　培養細胞を用いた食味評価系

三坂　巧[*1], 戸田安香[*2]

1　はじめに

　食品中には多種類の呈味物質が含まれており，食べ物を口に入れると色々な味を感じることができる。生物としての本能的な意義から考えると，「食べ物の味」とは，その生物にとって食べてもよいものかどうかを判断するための，重要な情報源となっているのである。

　例えば，嗜好味の一つである甘味は，代表的な糖類である砂糖が示す味である。したがって，甘味が持つ本来の意義とは，エネルギー源の存在を検出するための味質なのである。つまり「甘い」と感じる食べ物を摂取することで，必要なエネルギーが充足され，お腹が満たされるという事になる。空腹になって血糖値が下がると，お菓子のような甘いものが欲しくなってしまうが，これは生理学的な反応として非常に理にかなっている。一方，グルタミン酸が示す旨味は，タンパク質が分解されて生じるアミノ酸が示す味なので，旨味を呈する食べ物には，タンパク質が含まれていることを意味している。

　しかし，感じられる味の種類や強度によっては，食べるのをやめてしまう，といった判断がなされてしまう。酸味の場合，果実に含まれるような薄い酸味は，そこに含有される有機酸が有用なので食べてよいものの，強い酸味は自然界では腐敗物が示す味なので食べてはいけないと判断する。また強い苦味は，植物由来のアルカロイド類のような毒物が示す味なので，これも食べてはいけないと判断してしまう。塩味に関しては，薄い塩味はナトリウムと共存している各種ミネラル源の存在を示唆する味なので大丈夫だが，海水より濃いような塩味はナトリウムの過剰摂取となるので嫌だ，というような反応を示してしまうのである。

　このように食品の味は，日々摂取すべき栄養素と密接に関連しているため，味覚は食べるか食べないかを判断するための主要な情報となっているのである。我々が「おいしい」と思うのものには，一般的に栄養素に富んでいるため，積極的に食べても良いと判断してしまうのである。したがって，おいしいものがどのようなものであるのか，ということを理解することは，産業上，人々に好まれる食品をデザインする上でも，非常に重要な課題となっているのである。

＊1　Takumi Misaka　東京大学　大学院農学生命科学研究科　応用生命化学専攻　准教授
＊2　Yasuka Toda　キッコーマン㈱　研究開発本部　研究員

2　口腔内に存在する味のセンサー

　食べ物を口に入れると味が感じることができるのは，口の中に呈味物質を受け取る何らかの仕組みが存在しているからである。生体の他の器官における感覚受容の仕組みを考慮すると，味覚の場合にも，味物質を受け取る何らかの受容体が口腔内組織で発現していると考えられていた。基本味として分類される5種類の味質（甘・酸・塩・苦・旨）は独立の味として感じることができるので，それぞれに対応する別々の受容体が存在しているのではないかというのが，当時の仮説である。甘いと感じるためには甘味物質に対応するセンサーが必要であろうし，そのセンサーが他の味質まで識別してしまうと，基本味を独立に感じることができなくなってしまうからである。

　このような背景のもと，口腔内における味覚受容機構の解明に，古くより興味が持たれていた。舌上皮には，味を受け取る器官として味蕾が多数存在しており，味蕾は味細胞とよばれる細胞によって構成されている。したがって味覚受容に関する何らかの受容体が，これらの味細胞に発現していると想定されていた。もし，呈味物質の受容に直接関与するような受容体であれば，①舌上皮の中で味細胞にのみ発現している，②味蕾には種々の味質に反応する味細胞が混在しているので，ある特定の受容体は味蕾中では一部の細胞集団にのみ発現している，③受容体タンパク質は味物質と接する味細胞の先端付近に限局している，④対応する味物質に対する反応が観察される，といった条件を満たしている必要があると考えられた。

　上述したように，古くから味覚受容に関する受容体の存在が仮定されていたものの，その実体が明らかになったのは，つい最近，西暦2000年を過ぎてからのことである[1]。ヒトやマウスのゲノムプロジェクトによって明らかになった全ゲノムの塩基配列情報を対象に，甘味や苦味の感受性に関連する遺伝子座周辺について，バイオインフォマティクスの手法を用いて候補遺伝子の配列を同定するといった，最先端の情報科学によって手懸りが得られたのである。その後，前述の条件を満たしているかどうかについて生化学的解析も実施され，味覚受容体の分子実態が明らかにされた。5種類の基本味に対応する受容体が明らかになっただけでなく，最近では，ヒトやマウス・ラットのような哺乳類以外にも，鳥類・魚類に至る多くの脊椎動物に，相同性を有する味覚受容体が発現していることが明らかになってきた[2]。

3　Gタンパク質共役型受容体の機能解析

　ヒトには約800種類ものGタンパク質共役型受容体（GPCR）が存在し，ホルモンや成長因子などの受容にも関わっている。様々な研究分野において，GPCRを対象とした受容体活性測定法の開発・改良が進められてきた。その結果，培養細胞に発現させたGPCRの活性測定において，応答を検出する種々の手法が使用可能となっている。古典的な生化学実験では，受容体活性化に引き続いて生ずる細胞内セカンドメッセンジャーの増減を，それらの化学物質を定量分析するこ

第2章　培養細胞を用いた食味評価系

とによって解析できる。また，電気生理学的解析が優れた検出感度を有するという利点を活かし，細胞内シグナル伝達経路の下流で生ずる変化を，イオンチャネルを介したイオンの移動に変換し，微少電流の測定により受容体活性を解析する方法も用いられている。一方で，細胞応答に伴って生ずる細胞内イオン濃度変化や膜電位変化といった現象を，特異的に検出可能な蛍光指示薬を介して蛍光強度変化によって検出する方法は，細胞応答をリアルタイムで検出できるという利点があり，多くの受容体の解析に使用されている。

　Gタンパク質共役型受容体には$α$，$β$，$γ$の各サブユニットから構成される三量体Gタンパク質が共役し，細胞外の情報を細胞内へと伝達している。このとき，それぞれのGPCRごとに共役する$α$サブユニットの種類が決まっており，機能する$α$サブユニットの種類によって，シグナル伝達経路が大きく異なるという特徴がある。$α$サブユニットとして，G_qタイプのGタンパク質が共役したときの受容体シグナル伝達経路においては，受容体の活性化後に細胞内でリン脂質分解酵素の一種であるホスホリパーゼCが活性化され，セカンドメッセンジャーであるイノシトール三リン酸（IP_3）が，細胞膜を構成するリン脂質から遊離する。イノシトール三リン酸は細胞内で小胞体膜上に存在するイノシトール三リン酸受容体で認識され，最終的に小胞体からカルシウムの放出が起きる（図1）。通常，細胞内におけるカルシウム濃度は一定のレベルに制

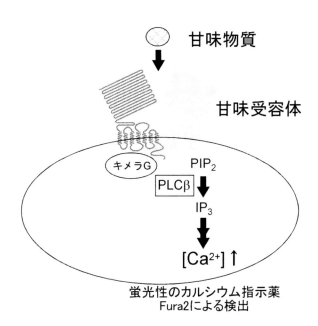

図1　受容体発現細胞における細胞応答
リガンドを投与することにより受容体が活性化されると，細胞内シグナリング経路が活性化され，最終的に細胞内カルシウム濃度が上昇する。この細胞応答を，蛍光性カルシウム指示薬の蛍光強度変化により検出することで，受容体の活性化を測定することができる。

御されているため,小胞体からのカルシウム放出が起きると,細胞内カルシウム濃度が定常時と比較して顕著に上昇する。受容体を発現させた培養細胞に,あらかじめ Fluo-4 や Fura-2 のような蛍光カルシウム指示薬を負荷しておくと,受容体活性化によって引き起こされる細胞内カルシウム濃度上昇が,指示薬の蛍光強度変化をもたらす。この蛍光強度の変化を,蛍光顕微鏡および CCD カメラを用いて観察すると,細胞応答をリアルタイムに検出することが可能である(図2)。顕微鏡の視野中には多数の細胞が存在するので,それらの応答の強度ならびに頻度を,一度に測定することができる。実験後に,得られた画像について画像解析を行うことで,投与したリガンドに対して,どれくらい受容体が活性化されたかについての情報を得ることができるのである(図2)。

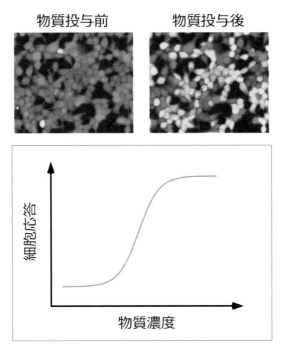

図2 蛍光顕微鏡を用いた細胞応答の解析
(上)G_q タイプの G タンパク質と共役する受容体を発現した細胞に,蛍光カルシウム指示薬を負荷し,蛍光顕微鏡を用いて蛍光イメージングを行った。対応するリガンドの投与により,一部の細胞において,蛍光強度の変化が観察された。(下)投与する物質の濃度によって,どれくらい細胞が応答したかについて,得られた画像から解析することができる。

第2章　培養細胞を用いた食味評価系

4　培養細胞を用いた味覚受容体の機能解析

　前述のように，味物質を受容する受容体として，味覚受容体が 2000 年以降に同定された。基本味の味質を受容する味覚受容体のうち，甘味・旨味・苦味受容体は，GPCR ファミリーの一種である[2]。そこで，これらの受容体を哺乳類培養細胞に機能的に発現させ，リガンドを投与した時に生ずる受容体の活性化を，前述した GPCR の機能解析法を利用して細胞応答として検出することで，受容体がどのようなリガンドに対応するのかを検証することができるようになってきた（図 1）。受容体が同定された当初は，様々な解析方法によって機能解析がなされたという歴史があるものの，リアルタイムでの測定が可能であるというメリットから，細胞内カルシウム濃度変化を生じさせるような G タンパク質を用いた機能解析が，現在では汎用されるようになっている。

　一般的に，GPCR の種類によっては，培養細胞に内在している G タンパク質とうまく共役することにより，受容体をコードする遺伝子を培養細胞に導入するだけで，非常に効率よく機能解析が可能となる受容体も存在する。しかし，味覚受容体の機能解析の当初においては，応答強度や頻度が非常に低く，様々な研究者が応答強度を強める条件について試行錯誤を行った。G_q タイプの G タンパク質の中で，様々な GPCR に共役しうる G_{15} や G_{16} を用いたり，他の GPCR 研究の例に倣い，G タンパク質の C 末端配列を他のサブタイプのものに置換したりする方法などが，応答強度を強める方法として検討されてきた。最終的には，G_{16} の C 末端部分を，味細胞に発現する G_i タイプの G タンパク質である Gustducin のものに置換したキメラタンパク質を用いる解析法が，強い応答が得られる方法として使用されている[3]。

　このような改良を経て，培養細胞に甘味・旨味・苦味受容体を発現させ，リガンドに対する応答解析を行うことで，味覚受容体がどのようなリガンドに対して応答するかといった結果を客観的に提示することができるようになった。例えば，ヒトやマウスには苦味受容体が数十種存在するが，ある苦味物質がどの受容体のリガンドであるか，ということを解析するためには，各々の苦味受容体が発現した細胞を準備し，順々に機能解析を行うことで，対応する苦味受容体が同定できるのである。また，これまでに同定されていなかった新規の味覚受容体が同定されても，機能解析によってどのような呈味物質に応答するかが分かれば，その受容体がどの物質を受容するために機能しているのかを判別することができるのである。

　このような味覚受容体の機能解析により，以前からの食品科学における疑問がすんなりと解けることもある。ヒトが甘いと感じる物質として，糖や人工甘味料，D-アミノ酸などが挙げられるが，甘味物質として代表的な砂糖と比較すると，人工甘味料であるアスパルテーム・サッカリン，あるいは甘草に含まれる天然甘味物質（グリチルリチン）などでは，その分子構造が砂糖と大きく異なる。食品としては使用できないが，クロロホルムやジエチレングリコールのような化学物質も，甘いとする記述も存在する。このように，化合物の構造が大きく異なっているにも関わらず，これらすべてが甘いため，味覚受容体が発見される以前は，「どのような構造が甘味を

示すのか」,「甘味を示すにはどんな特徴が必要なのか」といったことを,包括的に理解することは困難であった。しかし,受容体が同定され機能解析を行うと,「甘味受容体に認識される物質を我々は甘いと感じる」という基本原理が明らかになった。つまり,物質の立体構造が違っても,甘味受容体に受け取られるかどうかが,甘いかどうかの決め手となるのである。受容体の機能解析によって,ヒトが感じる感覚を理解できるようになったのである。

さらに,このような機能解析法は,単に味覚受容体とリガンドとの対応関係がわかるだけでなく,様々な濃度のリガンドに対する応答強度が,細胞応答を指標にして客観的な数値として提示される点が,きわめて重要である(図3)。つまり,我々が口にした時に検出できないような閾値以下の濃度においては細胞応答が認められず,味を感じる濃度において受容体を介した応答が濃度依存的に検出されるのであれば,この測定方法はヒトの味覚受容を模倣した測定系となりうると考えられる。これまで同定された多くのヒト味覚受容体において,そのような結果が得られているため,培養細胞発現系を用いた味覚受容体の機能解析法は,ヒトの味覚を再現した検出法として機能しうると考えることができる。

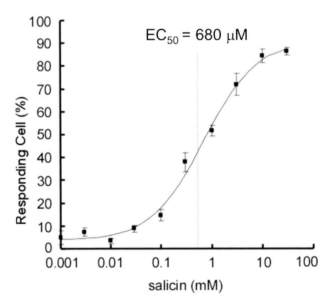

図3 ヒト苦味受容体(hTAS2R16)発現細胞におけるリガンド応答
ヒト苦味受容体の一種であるhTAS2R16を発現した細胞に,リガンドである苦味物質のサリシンを,様々な濃度で投与した際の細胞応答を解析した。ヒトが苦味を感じる範囲で濃度依存的な応答が観察された。

第2章　培養細胞を用いた食味評価系

5　ヒト味覚計測細胞の作出

　これまで述べたように，味細胞における味物質認識の仕組みを，味覚受容体を発現させた培養細胞で再現することで，あたかも呈味評価系のように利用することができる。この方法により，味物質を口にしなくても，我々が味を感じるのと同じ仕組みを用いて，味の強度に関する評価が可能であるという特徴を有する。しかし，実際に呈味の評価系として広く利用するには，いくつかの条件をクリアしなければならない。まず，基本味を受容するヒト味覚受容体は多種類存在するので，受容体の種類ごとに機能する培養細胞を構築し，それぞれ準備する必要がある。また呈味強度に関する定量的な指標を提示するには，リガンドに対して常に安定的な応答を示す必要がある。このような条件を満たすものが，客観的に信頼できる味覚計測として利用できるものであるということができる。

　基本味のうち甘味を例にとると，甘味物質を受容する甘味受容体はヒトではたった1種類しか存在せず，この1種類の受容体で多種類の甘味物質を受容することが明らかになっている[2]。したがって，ヒト甘味受容体をうまく利用することできれば，ヒトが感じる甘味を測定するセンサーのように機能する培養細胞を作製することができると期待される。しかし，培養細胞にヒト甘味受容体を一過的に発現させた測定系では，細胞の応答頻度が非常に低いため，細胞応答の検出や解析に高度な技術が必要となってしまう。そのため，特に多種類のサンプルを評価することを考慮した際には，簡便な解析ができるような測定系を構築することが必要であった。

　このような背景のもと，我々の研究グループでは，ヒト甘味受容体およびキメラGタンパク質を一定の比率で安定的に発現し，長期にわたって甘味物質に応答を示すような細胞株の作出を目指して，条件検討を実施した。甘味受容体の発現コンストラクトや，安定発現細胞の構築方法に独自の工夫を加えた結果，ヒト甘味受容体を機能的に，かつ安定的に発現する細胞株の作製に成功した[4]。作製したヒト甘味受容体安定発現細胞においては，アスパルテーム，サッカリン，アセスルファムカリウム，シクラメートといった甘味物質に対して，非常に高頻度に応答する様子が確認できた[4]。甘味物質に対する応答頻度が向上した結果，これまで応答測定が困難であった砂糖に対する細胞応答も，明確に測定することができるようになった。

　さらに，細胞応答を測定する際の細胞密度，培地の種類，測定時間等，測定条件の精密化を行うことで，甘味物質に対するヒト甘味受容体安定発現細胞の細胞応答を，マルチウェルプレートリーダーを用いたハイスループット測定により検出することができるようになった。我々が現在実施しているハイスループット測定では，96ウェルプレートにあらかじめヒト甘味受容体安定発現細胞を準備しておくことで，8種類のリガンドに対する甘味強度の測定が約2分で，96種類のリガンドに対する測定が約30分で完了するため，短時間で多数のサンプルを対象とした甘味強度の測定が可能である（図4）。また，長期にわたる細胞応答の安定性についても検討してみたところ，数ヶ月間にわたって甘味物質に対する応答感度の低下が生じなかったことから，我々の作製したヒト甘味受容体安定発現細胞は，ヒトが感じる甘味の強度を，簡便にかつ安定的に測

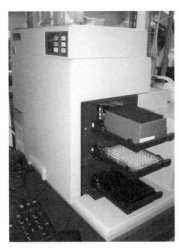
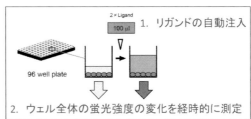
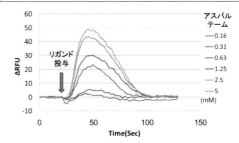

図4　ハイスループット測定機器
筆者らが使用しているハイスループット測定機器。細胞とリガンド，チップを装着することで，リガンド注入および経時的な蛍光測定を自動的に行う。

定する細胞として利用することができるものであった。

6　ヒト味覚計測細胞の応用利用

　ヒト味覚受容体発現細胞を用いた評価方法を応用することにより，様々な低分子化合物が味覚受容体の活性を制御することで，我々が感じる味の強度に変化を与えることが明らかになってきた。例えば，特定の組み合わせで食べ物を口にしたときに味が強まることを味の相乗効果というが，昆布だしに含まれるグルタミン酸と鰹だしに含まれるイノシン酸が，旨味の相乗効果を示すのは，食品研究では有名な現象として知られてきた。しかし，味覚受容体がどのように機能することでこのような現象が起こるかについては，長い間，不明であった。この問題を解決するのに，旨味受容体発現細胞を用いた検証が行われた[5]。分子モデリングと変異体実験とを組み合わせることで，旨味受容体のグルタミン酸結合部位の近傍で，イノシン酸がちょうど隣り合った位置に入り込み，旨味受容体を相乗的に活性化することが示されたのである[5]。つまり，旨味の相乗効果は，リガンドの組み合わせによって旨味受容体が活性化されていたことが原因なのである。
　このような低分子化合物による増強効果は，甘味についても最近，発見された。甘味増強剤は，同じ甘さでありながら砂糖のカロリーを減らす目的で，また，後口に嫌な味が残ってしまう人工甘味料の使用量を減らす目的で，産業的には非常に有用な物質である。多様な構造を持つ低分子化合物の化合物ライブラリーから，人工甘味料であるスクラロースの甘味を増強する物質の探索が行われ，甘味受容体の活性を増強する甘味増強剤が発見された[6,7]。これらの甘味増強剤はそ

れ自身では甘味を示さず，砂糖やスクラロースと併用した時に，甘味料の甘味強度を増強させる効果を有する。スクラロースの甘味を増強できる物質であることから，将来的には，ゼロカロリー飲料における甘味強度の調整に使用されることが予想されている。

また，官能評価によって得られた過去の報告においては，複数の甘味物質を混合した際に甘味強度を変化させる効果を有する甘味物質[8]が知られている。対象物質を砂糖にごく少量添加した際に，ヒト甘味受容体安定発現細胞の細胞応答を増強させるかどうかという基準で多数の物質をスクリーニングした結果，ネオヘスペリジンジヒドロカルコンやシクラメートといった物質が，多種の甘味料に有効な甘味増強物質として機能することが実証された[9]。このような結果も，古くからの食品科学の謎が現代科学によって解かれた，一つの成果であるという事ができる。

産業的な利用価値の大きさから，甘味増強物質にとどまらず，味覚受容体を介して呈味強度を調節する物質の探索は，世界中の多くの研究者，食品会社において競争となっている。将来的には，このようにして同定された新たな呈味調節物質が，食品添加物として認可され，実際の食品に利用されるようになるであろう。

7 食味評価に向けた課題

しかしながら，培養細胞を用いて，蛍光指示薬の蛍光強度変化によって測定を行う上で，避けることのできない，いくつかの根本的な問題が存在する。呈味強度を評価するサンプル中に，培養細胞に内在する受容体に反応して細胞応答を引き起こすような物質が混在してしまっている場合には，味覚受容体を介さない応答が上乗せされてしまうため，正しく評価することができない。また，濁りのあるサンプルや自家蛍光物質が含まれている場合については，蛍光強度の測定に支障が出てしまう。さらに，pHが強酸性であったり，溶液の浸透圧が高かったりしても，培養細胞がダメージを受けるために，細胞応答が正しく測定できない。これらの問題を解決するような新たな技術の導入が，より適用範囲の広い呈味評価系の開発に不可欠であると言えよう。

このうち，いくつかの課題については，解決するための対策が開発されている。食品中には，野菜中に含まれる色素や発酵食品に含まれるメーラード化合物など，蛍光を発する物質が含まれることが多い。特にメーラード化合物の場合には種類が多く，複雑な化学構造をしているため，励起される波長域も広いという特徴がある。このような食品を含有したリガンドを蛍光測定系に用いると，蛍光指示薬を励起するための励起光の照射により，サンプル中の蛍光物質まで蛍光を発してしまう（図5）。そこで細胞内カルシウム濃度を検出するために，蛍光指示薬の代わりにカルシウム結合型発光タンパク質を用いた発光検出系を用いた評価系を構築した[10]。カルシウム結合型発光タンパク質を受容体と共発現した細胞においては，味覚受容体が活性化され細胞内のカルシウム濃度が上昇すると，発光タンパク質に由来する青色の発光が生ずる。この検出法はサンプル中に蛍光物質が存在しても影響を受けないだけでなく，測定のバックグラウンドが減少することにより，微弱な応答を検出できるなど，様々な利点を有していた。このような測定系の改

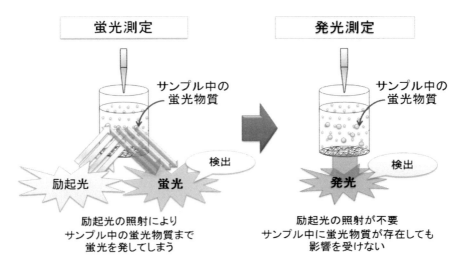

図5 カルシウム結合型発光タンパク質を用いた発光検出系
発光検出系においては，サンプル中に蛍光物質が共存していても，
細胞応答の検出に影響を受けないという利点がある。

良を積み重ねることで，食品の呈味評価を客観的に行う手法へと繋がっていくことが期待される。

8 最後に

味覚受容体の同定が行われて以来，味覚に関する研究分野は飛躍的な発展を達成している。前述したような味覚受容体を用いた呈味計測細胞についても，日々，技術革新がなされることで，実用的なセンサーの開発へとつながっていくと考えられる。将来的には，味物質が混合したサンプルについて，5基本味の強度を一度に測定できるような評価系にまで進化することが考えられる。このような評価系により，おいしい食品のデザインに寄与できると考えている。

文　　献

1) J. Chandrashekar *et al.*, *Nature*, **444**, 288 (2006)
2) D. A. Yarmolinsky *et al.*, *Cell*, **139**, 234 (2009)
3) T. Ueda *et al.*, *J. Neurosci.*, **23**, 7376 (2003)
4) T. Imada *et al.*, *Biochem. Biophys. Res. Commun.*, **397**, 220 (2010)
5) F. Zhang *et al.*, *Proc. Natl. Acad. Sci. U.S.A.*, **105**, 20930 (2008)

6) G. Servant *et al.*, *Proc. Natl. Acad. Sci. U.S.A.*, **107**, 4746 (2010)
7) F. Zhang *et al.*, *Proc. Natl. Acad. Sci. U.S.A.*, **107**, 4752 (2010)
8) S. S. Schiffman *et al.*, *Brain Res. Bull.*, **38**, 105 (1995)
9) S. Fujiwara *et al.*, *Food Chem.*, **130**, 561 (2012)
10) Y. Toda *et al.*, *J. Agric. Food Chem.*, **59**, 12131 (2011)

第3章　霊長類の味覚

鈴木-橋戸南美[*1]，今井啓雄[*2]

1　はじめに

　ヒトやチンパンジー，ニホンザルなどを含む霊長類は，現在，約400種おり，中南米，アフリカ，南アジア，東アジアの熱帯や亜熱帯地域に広く生息している。成体でも体重30gほどのピグミーネズミキツネザルから，体重200kgを超えるゴリラまで実に多様な種が存在し，食性も，果実食，葉食，昆虫食，肉食という，動物でみられるほぼ全ての食性パターンを有することが知られている。たとえばオナガザル科のコロブス亜科に属する種は，反芻動物のような複数の部屋に分かれた胃と，葉をすりつぶすのに特殊化した臼歯をもち，葉食に特化した食性を示す。ヒトでは退化している盲腸も多くの霊長類では残存し，マーモセット類のように樹液等を発酵するのに用いている種もいる。このように，霊長類の生息環境や食性は実に多様であるため，摂取する栄養物質や毒性物質も種や系統，生息地によって多様であると推測できる。そのため，彼らの味覚は，古くより進化的観点から関心を集めてきており，現在も多数の研究が行われている。また従来，味覚研究のモデル動物として齧歯類のマウスが使用されているが，ヒトとマウスの味覚の分子機構における相違点も報告されており，味覚研究のヒトへの応用を考える上でも霊長類の味覚研究は重要である。霊長類の味覚に関して，各味覚受容体の多様性や進化機構，個体レベルでの味覚感受性や味覚受容体の発現について，概観する。

2　霊長類の味覚

　味覚は，甘味，旨味，塩味，苦味，酸味の基本5味からなる。前者3つの味覚は，栄養分やミネラルなど好ましい味覚として認識され，砂糖などにより甘味，アミノ酸やヌクレオチドなどにより旨味，ナトリウム等の塩により塩味が引き起こされる。後者2つの味覚は，忌避するような味として認識され，植物の二次代謝物などの毒性の高い物質により苦味，クエン酸などに由来する陽イオンにより酸味が引き起こされる。こうした基本原理はヒトを含む霊長類でもマウス等の齧歯類でも共通していると考えられている。

　基本5味のうち，塩味，酸味の受容はイオンチャネルが担い，塩味はENaC[1]，酸味は

[*1]　Nami Suzuki-Hashido　京都大学　霊長類研究所　ゲノム細胞研究部門
　　　　　　　　　　　　　ゲノム進化分野　研究員
[*2]　Hiroo Imai　京都大学　霊長類研究所　ゲノム細胞研究部門　ゲノム進化分野　准教授

第3章　霊長類の味覚

PKD2L1 と PKD1L3 が関与していると考えられているが[2,3]，その詳細については現在も不明な点が多く，霊長類においての受容体レベルでの知見はほとんどない。一方で，甘味，旨味，苦味はＧタンパク質共役型受容体が担っており，受容体をコードする遺伝子の多様性や，霊長類種内および種間での機能差異も次々と明らかになってきている。本章では，甘味・旨味・苦味について解説する。

3　旨味・甘味受容体の遺伝的および機能的多様性

旨味，甘味の受容体は TAS1R 遺伝子ファミリーによってコードされている。TAS1R には，TAS1R1, TAS1R2, TAS1R3 の3種類あり，タンパク質に翻訳されたのち，TAS1R1/TAS1R3 のヘテロダイマーが旨味受容体，TAS1R2/TAS1R3 のヘテロダイマーが甘味受容体となる[4,5]。これらの受容体はどちらも細胞外領域に巨大なハエトリグサ構造をとる Venus flytrap domain（VFTD）をもち，この領域が受容体のリガンド結合機能に重要だと考えられている（図1）。TAS1R はほとんどの脊椎動物で保存されているが，一部，肉食に特化したネコ科では TAS1R2 に偽遺伝子化，竹食に特化したジャイアントパンダでは TAS1R1 に偽遺伝子化変異が生じており，それぞれ甘味，旨味の感受性を失っていると考えられている[6,7]。霊長類では，ヒト科，オナガザル科を含む狭鼻猿類36種の TAS1R の塩基配列解析により，これらほとんどの種では TAS1R が機能的で，私たちと同じように旨味・甘味に対する感受性をもつことが報告されている[8]。例外として，コロブス亜科に属するドゥクラングールでは1塩基挿入により TAS1R1 が偽遺伝子化しており，旨味感受性を消失していることが示唆されている。また，TAS1R の同義置換・非同義置換率の比較解析により，コロブス亜科の共通祖先で TAS1R2 において進化的な選択圧が緩和したことが示唆されている。コロブス亜科は他の霊長類種と異なり，葉食に特化した食性を持つため，旨味・甘味感受性の重要性が他の種よりも低くなっている可能性が考えられる。

霊長類における甘味感受性の特徴は，行動実験や電気生理学的実験により古くから調べられて

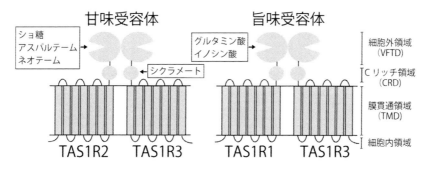

図1　甘味・旨味受容体の構造と味物質の関係
甘味・旨味受容体の構造と，主な味物質の結合部位を示す。

きた。近年の分子生物学的実験によりそれらの分子機構が明らかになりつつある。基本的に霊長類は，ショ糖やブドウ糖などの糖や，アラニンやグリシンなどの甘味アミノ酸に対して選好性を示すが，他の甘味物質の感受性には，霊長類において種間差がみられる（図2）。西アフリカ産のミラクルフルーツに含まれる酸味を甘酸味に変える性質をもつミラクリンは，霊長類でも狭鼻猿類，広鼻猿類を含む真猿類のみに有効である。また，人工甘味料のアスパルテームやネオテームは，狭鼻猿類のみで甘味を感じ，リスザルを含む広鼻猿類や曲鼻猿類では甘味を感じない。この現象について，ヒトとリスザルのTAS1R2/TAS1R3のヘテロダイマー，両種のキメラ受容体，点変異体を用いた機能解析により，分子機構が明らかになった[9]。TAS1R2の細胞外VFTD領域に位置する142番目のアミノ酸残基がヒトではアスパラギン酸（D142），リスザルではグルタミン酸（E142）となっている。この残基が，ヒト，リスザルのアスパルテーム，ネオテームに対する甘味感受性の違いを決定する最も重要な残基であることが示された。また，同じくTAS1R2の細胞外領域に位置する40番目のアミノ酸残基（ヒトS40，リスザルT40）も，142番目のアミノ酸と共同でリガンド結合能や受容体構造の安定化に関わることが示唆されている。実際，真猿類10種のアミノ酸配列を明らかにした報告によると，アスパルテーム感受性を示す狭鼻猿7種では142番目の残基が，感受性型のアスパラギン酸，感受性を示さない広鼻猿類3種ではグルタミン酸となっており[10]，古くから知られていた人工甘味料に対する感受性の種間差の分子機構が明らかになった。一方で，40番目の残基は，感受性のある狭鼻猿7種のうち，類人猿4種では感受性型のセリンであったが，オナガザル科3種では非感受性型と同様のスレオニンとなっている。リガンドと受容体の関係は一義的には決まらず，他のアミノ酸も含めた複合的な

霊長目	直鼻猿半目	真猿亜目	狭鼻下目 (狭鼻猿類)	ヒト科	ヒト、チンパンジー、ゴリラ、オランウータン	甘味 スクロース サッカリン アラニン	甘味修飾 ミラクリン	甘味 アスパルテーム ネオテーム
				テナガザル科	テナガザル			
				オナガザル科 (旧世界ザル) オナガザル亜科	ニホンザル、アカゲザル、ヒヒ			
				コロブス亜科	ラングール、テングザル			
			広鼻下目 (広鼻猿類・新世界ザル)	オマキザル科	マーモセット、リスザル			?
				クモザル科	クモザル、ホエザル			
		メガネザル亜目			メガネザル			
	曲鼻猿半目	曲鼻猿亜目	キツネザル下目		キツネザル			
			ロリス下目		ガラゴ			
ツパイ目					ツパイ			
齧歯目					マウス			

図2　霊長類の分類と甘味感受性の種間差
本章でとりあげる霊長類種とそれらの分類，およびそれぞれの種が受容する甘味・甘味修飾を右側に示す（甘味受容に関しては文献46より改変して引用）。

第 3 章　霊長類の味覚

	酸性アミノ酸受容に関わる残基					広範なアミノ酸受容に関わる残基					
ヒト	S148	R151	A170	E174	A302	D435	R307	M320	K328	K377	K379	K460
アカゲザル	T148	R151	G170	E174	A302	D435	R307	M320	K328	K377	K379	K460
ヒヒ	T148	R151	G170	E174	A302	D435	R307	T320	K328	K377	K379	K460
リスザル	N148	Q151	A170	T174	D302	D435	T307	T320	Q328	K377	T379	K460
マウス	N149	H152	E171	V175	D303	K436	T308	T321	Q329	E378	G380	E461

図3　アミノ酸受容に関わる TAS1R1 の 12 残基の種間差
ヒトと同一のアミノ酸残基を灰色，マウスと同一のアミノ酸残基を黒色で示す（文献 11 より改変して引用）。

関係が寄与していることが推測される。

　ヒトとマウスでは TAS1R1/TAS1R3 の旨味受容体が受容するアミノ酸の種類に種間差があることが知られている[5]。ヒト旨味受容体はグルタミン酸によって強く活性化されるが，マウスではグルタミン酸に対する感度は低く，アラニンなどの中性アミノ酸により強く活性化される。ヒトとマウスのキメラ旨味受容体および点変異体を用いた受容体機能解析により，この差異を引き起こす 12 残基が同定された[11]（図3）。この 12 残基中，アカゲザルでは 10 個，ヒヒは 9 個のアミノ酸がヒトの残基と一致しており，どちらの種でもヒトと同様にアラニンよりもグルタミン酸により強く活性化された。一方で，広鼻猿類に属するリスザルの旨味受容体では，酸性アミノ酸受容に重要な A302（302 番目の残基アラニン）を含む 5 個の残基が，マウスと一致しており，マウスと同様にグルタミン酸よりもアラニンにより強く活性化された。以上のように，霊長類種の中でも，旨味受容体を活性化するアミノ酸が大きく異なり，それが TAS1R1 のアミノ酸残基の違いにより引き起こされることが明らかになった。こうした霊長類における甘味受容体や旨味受容体の種差は，アジアやアフリカに生息する狭鼻猿類と，南米に生息する広鼻猿類との食性パターンの違いを反映しているのかもしれない。

4　霊長類種間および種内における苦味受容体の遺伝的・機能的多様性

　苦味を呈する物質は，アルカロイド，テルペノイドなど多種多様であり，1000 種類以上あるといわれている。これらの物質は毒性のあるものが多く，霊長類が採食する葉や樹皮，果実などに，植物側が被食動物への防御物質として産生する二次代謝物質として特に多く含まれている。苦味の受容は，重複遺伝子ファミリーに属する苦味受容体 TAS2R が担っており，苦味受容体と苦味物質が多対多の関係をもち，多岐にわたる苦味物質を受容している[12]。苦味受容体をコードする苦味受容体遺伝子 TAS2R のレパートリー数は種によって大きく異なる。ヒトは 26 個，マウスは 40 個，アフリカツメガエルは 51 個と比較的多くの TAS2R をもつ種がいる一方で，ニワトリでは 3 個，フグでは 4 個と非常に少ない[13,14]。多くの TAS2R は染色体上に連続して存在しており，不等相同組換えが起こりやすく遺伝子数が変わりやすいとされている。遺伝子重複により生じた新しい遺伝子には，塩基置換の蓄積による別の機能の獲得や，重複遺伝子間での機能の補償による偽遺伝子化が生じる。このようなメカニズムで，それぞれの動物は植物側の防御や環

境変化に合わせて忌避すべき毒性物質を受容するように TAS2R レパートリーを変化させて適応進化してきたと考えられている。

霊長目 15 種およびツパイ目・齧歯目・ウサギ目を含む 28 種の真主齧類のゲノム配列を用いた，霊長類 TAS2R のレパートリー決定および進化解析が行われ，霊長類の進化過程の中でどのように TAS2R が新生および消失してきたかが調べられている[15]。ヒトが持つ 26 個の TAS2R のうち 14 個は真主齧類全体で一対一のオーソログ関係のとれる遺伝子であった。つまりこれらの TAS2R は，どの系統や種でも重複や消失（偽遺伝子化や完全遺伝子欠失）をほとんど起こしていない保存的な遺伝子であり，真主齧類の種間に共通して感じるべき苦味分子を受容していることが示唆される。一方で，霊長類の進化過程のさまざまな段階で，遺伝子重複による TAS2R の増加が起きていることが明らかになった。特に，体サイズの大型化とともに果実食に加えて葉食を発達させたヒト上科と，オナガザル上科では，それぞれの分類群の共通祖先で独立に 8 個，10 個の TAS2R の増加がみられ，この変化は他の分類群での変化と比べて劇的なものであった（図 4）。この 2 つの上科における遺伝子重複は，葉に含まれる新規毒性物質の認識に対する適応進化の結果と推察されている。また，広鼻猿類を含む真猿類全体の共通祖先でも TAS2R の増加が生じている（真猿類クラスター）。真猿類の祖先の嗅覚能力は曲鼻猿類に比べて退化していると考えられており[16]，TAS2R 数の増加は嗅覚退化とのトレードオフによるものである可能性も推察される。

TAS2R のレパートリー数だけでなく，同一の苦味受容体（オーソログ）での受容体機能にも

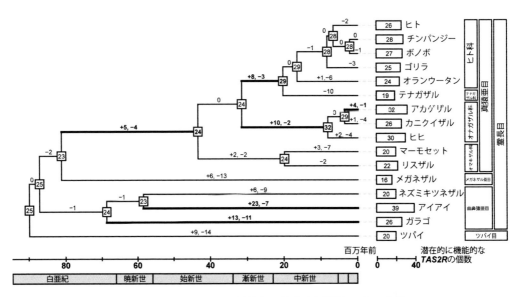

図 4　霊長類進化における機能的な苦味受容体遺伝子数の変動
『＋』は増えた TAS2R の個数を，『－』は減った個数を示し，増加分の方が多い枝は太線で示す（本図は早川卓志博士より提供）。

第 3 章 霊長類の味覚

種間差があることが，培養細胞を用いた受容体の機能解析実験により明らかになってきた。例として，サリシンなどの β グルコピラノシドを受容する TAS2R16 があげられる。我々は，霊長類 5 種（ヒト，チンパンジー，ニホンザル，ラングール，マーモセット）の TAS2R16 の機能解析を行い，TAS2R16 のサリシンおよびその類縁体に対する感受性が霊長類の種間で異なることを明らかにした[17]。特に，ニホンザル TAS2R16 は他の種に比べ，サリシンに対して低い感受性を示した。サリシンはヤナギなどの植物の樹皮に含まれている。ニホンザルは，果実や種子を主な食物とするが，高地に生息するニホンザルは冬期など食物の限られた時期にはヤナギなどの植物の樹皮を採食しており，ニホンザル TAS2R16 の示すサリシン低感受性がこの摂食行動を可能にさせていることが推察される。

このような種間比較をすることにより，進化の過程で蓄積した差異を明らかにし，その種がどのように現在の特徴を獲得したのかを明らかにすることができる。また一方で，種内での多様性を調べることで，現在を含めた，より短期間に生じた変化を明らかにし，どのように現在の生息地に適応したかを推測することができる。これまでに，ヒト，チンパンジーにおける苦味受容体 TAS2R 全体の種内多様性が報告されている[18~21]。ヒトは 26 個の機能的な TAS2R をもつが，そのうち，TAS2R2，TAS2R7，TAS2R45，TAS2R46 において偽遺伝子多型の存在が報告されている。TAS2R2 をのぞくヒトの 25 個の機能的な TAS2R の集団解析を行った研究では，ヒトの TAS2R は中立的にふるまう非コード領域と同程度の塩基多様度をもつことが示されている。この理由には 2 つの解釈がなされている。一つは，TAS2R は同義置換と同程度の非同義置換を蓄積していることから，進化的な選択圧が緩和しているとする解釈である[18]。一つの味覚細胞には，多様な苦味物質を受容する多数の苦味受容体が発現しており，お互いの機能を補償しあうために，それぞれの苦味受容体の重要性が低下したと考えられている。また，ヒトで起きた植物食傾向から肉食傾向への食性の変化によって苦味物質に触れる機会が減少したことや，火を用いた調理による解毒技術の獲得が，こうした苦味受容体の進化的な選択圧の緩和に大きく関係していると考えられている。もう一つは，正の自然選択を受けて塩基多様度が高くなったとする解釈である[19]。TAS2R は塩基多様度だけでなく，地域分化度も高い値を示した。つまり，それぞれの地域に適応して積極的に TAS2R に変異を蓄積し，多様な苦味物質を受容できるように変化したと考えられている。チンパンジーにおいても 28 個の機能的な TAS2R の集団解析が行われた[20,21]。その結果，ニシチンパンジーの TAS2R は全体的に多様性を維持するような平衡選択を伴って塩基多様性が増加していたのに対して，ヒガシチンパンジーでは，真猿類で増加した真猿類クラスターの TAS2R のみに変異を蓄積しないようにする浄化選択が働いていたことが明らかになった。すなわち，それぞれの亜種に特異的に存在する食物レパートリーが異なる選択圧となって，それぞれの亜種に特異的な TAS2R のレパートリーを生み出していることを示唆している。このように苦味受容体全体としても，種内で多様化が生じており，種ごとに分化した現在でもそれぞれの生息環境に適応する形で，苦味受容体を変化させていることが推察できる。

苦味受容体全体の種内多様性が調べられている例は少ないが，フェニルチオカルバミド

(PTC) やアブラナ科植物に含まれるグルコシノレートを受容する TAS2R38 では，霊長類の様々な種で，種内での遺伝的多様性や受容体機能差，行動との関連などが調べられている。ヒトにおいて，PTC に対する苦味感受性に個人差があることは1931年に報告されており[22]，この現象に興味を持った多くの研究者により，PTC 感受性の個人差について調査が進められてきた[23]。また，チンパンジーに対してもPTCの感受性評価が行われ，チンパンジーでもこの苦味物質の感受性に個体差があることが報告された[24]。ヒトとチンパンジーの感受性個体，非感受性個体の比率が同程度であったため，この形質はヒトとチンパンジーの共通祖先で生じたものであると推測されていた。その後も，様々な霊長類種でPTCによる苦味感受性評価が行われ，個体差がある種，そうでない種が示され，またこの感受性差は遺伝する形質であることが示された[25]。

2000年に苦味受容体 TAS2R が発見されたのち，このPTCを受容する苦味受容体 TAS2R38 が同定され，ヒトにおける PTC 感受性の個人差に関わる遺伝子変異・アミノ酸差異も特定された[26]。TAS2R38 はヒトでは，おもに2種類のタイプがあり，TAS2R38 を構成する333個のアミノ酸中，49番目，262番目，296番目のアミノ酸が，プロリン，アラニン，バリンである受容体（PAV 型）は PTC に対して反応性を示す。一方で，アラニン，バリン，イソロイシンのタイプ（AVI 型）ではPTCに対して反応性を示さない[26,27]。その後，チンパンジーでのPTC苦味感受性の個体差も TAS2R38 の変異によるものであることが明らかになったが[28]，チンパンジーの場合は，通常の開始コドン ATG が苦味非感受性個体では AGG となる偽遺伝子化が生じていた。培養細胞を用いた受容体機能解析実験や個体に対する行動実験の結果，このアリルではPTC感受性が大きく低下していることが明らかになった。ヒトとチンパンジーの感受性差を引き起こす分子メカニズムが異なることから，PTC 感受性の個体差はヒトとチンパンジーが分岐したのちにそれぞれの種で独立に感受性変異が生じたことが示唆された（図5）。

このように霊長類において TAS2R38 は，特徴的な進化的傾向を示すことが知られていたため，我々はニホンザル17地域由来597個体を対象に TAS2R38 の遺伝子型を調べた。その結果，

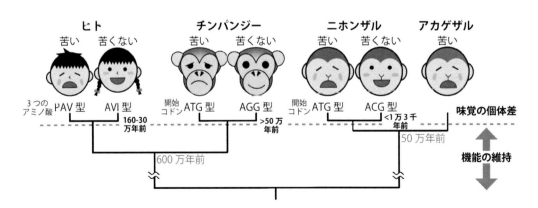

図5　霊長類3種における PTC 感受性の個体差
これまでに報告された TAS2R38 の遺伝子変異が引き起こす PTC 感受性の個体差を示す。

第3章 霊長類の味覚

紀伊半島由来の集団のみに TAS2R38 の開始コドン ATG が ACG に変異している遺伝子型を発見した[29]。そして、培養細胞を用いた受容体の機能解析実験および変異型をホモ接合でもつ個体に対する行動実験により、TAS2R38 偽遺伝子化変異は、PTC 感受性を大きく低下させていることを明らかにした（図6）。興味深いことに、この偽遺伝子型は集団内で29%もの遺伝子型頻度を示しており、地域特異的な遺伝子型の頻度としては非常に高い値であった。そのため我々は、この偽遺伝子型の集団内における広がりが、適応的なものか、もしくは偶然によるものかを判断するために、TAS2R38 の遺伝子周辺領域および、非コード領域の塩基配列解析を行い、集団遺伝学解析により検討した。その結果、この頻度は中立的な遺伝子の動向ではなく、自然選択の影響を受けた適応的な広がりであることが示された。さらに最大でも1万年よりも短い、進化的には短期間の間に急速に紀伊半島由来の集団内に拡散していたことが示唆された[30]。TAS2R38 はアブラナ科の植物に含まれるグルコシノレートの他に、柑橘類に含まれるリモニンも受容する[31]。どちらの植物も農業により数百年から数千年の間に急速に増産されており、また、ニホン

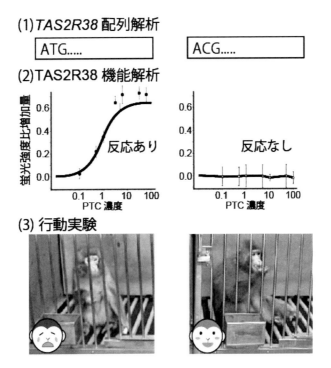

図6 ニホンザル TAS2R38 における遺伝子型と表現型との関係
TAS2R38 の開始コドンが ATG のタイプでは、培養細胞を用いた受容体機能解析で PTC に対する応答を示し、このタイプのホモ接合個体は PTC 溶液に浸したリンゴを、一度口に入れたが食べずに捨てた（左）。一方で、開始コドンが ACG に変異しているタイプでは、受容体機能解析で PTC に対する応答がみられず、このタイプのホモ接合個体は PTC 溶液に浸したリンゴを食べた（右）。両タイプの PTC 感受性は、リンゴを用いた実験だけでなく、二瓶法による給水実験からも有意な差が確認された（文献 29, 30）。

ザルはどちらの植物も採食することが知られている[32]。特に紀伊半島には、日本で最初の柑橘類であるタチバナが2800年前頃から日本に自生していたことが知られている。ニホンザルの採食対象となるこれらの植物の拡散と、TAS2R38感受性変異アリルの拡散が関係しているのかもしれない。

　ニホンザルでは、進化的には比較的最近、数千年から1万年の間にTAS2R38の感受性変異が生じたと推測されたが、ヒトやチンパンジーではいつこの変異が生じたのだろうか（図5）。TAS2R38周辺領域の解析により、ヒトでは160～30万年前に感受性変異が生じたと推測されており[33]、実際に、ネアンデルタール人でも非感受性AVI型と同様に49番目のアミノ酸がアラニンとなっていたことが確認されている[34]。そしてヒトでは、感受性、非感受性アリルのどちらも重要で、平衡選択の働きにより、どちらの遺伝子型も維持されてきたと考えられている[35]。ヒトにおける感受性の個人差は、偽遺伝子化ではなく、TAS2R38中の3つのアミノ酸の違いであるため、非感受性型でも受容体タンパク質がつくられており、他の物質を受容する役割をもつ可能性が残っているが、今のところ明確な証拠は得られていない。チンパンジーでは、チンパンジー4亜種の中で、ニシチンパンジーのみで非感受性アリルが確認されたことから、ニシチンパンジーと近縁なヒガシチンパンジーが分岐したのち、つまり約50万年前以降に非感受性アリルが生じたと推測されている[21]。さらに、ニシチンパンジーでは非感受性型が76％もの高い遺伝子頻度を示しており、進化解析の結果、このTAS2R38の偽遺伝子化の高頻度は、方向性選択という自然選択により維持されていることが示唆された。つまり、TAS2R38の感受性変異は、ニシチンパンジーで有利に働いて広がった、または他の亜種で不利に働いて淘汰された可能性が考えられる。

　このようにTAS2R38は、ヒト、チンパンジー、ニホンザルという霊長類の様々な種で受容体機能に個体差が生じている。一方で、霊長類、齧歯類の比較ゲノム解析により、TAS2R38は系統特異的な遺伝子重複がなく、種間で一対一のオーソログ関係がとれる保存的な遺伝子であることが示されている[15]。さらに、39種の霊長類でのTAS2R38全長配列を比較した研究でも、36種で機能的な遺伝子であること、同義置換・非同義置換率を用いた進化的解析から、TAS2R38には浄化選択が働いており、霊長類の進化過程の長期間にわたって保存的に進化してきたことが示唆されている[36]。TAS2R38は現在の種に分岐するまでの霊長類の進化過程の中では大変重要な役割を持っていたが、その後、現在の生息環境ではその役割に変化が生じ、様々な種で機能が多様化しているのかもしれない。機能の維持・多様化の背景には、先にあげたアブラナ科植物や柑橘類の植物に対する採食行動だけでなく、上気道に発現しているTAS2R38が細菌感染の防御の役割を担っているという口腔以外でのはたらきの関与も示唆される[37]。今のところ、上にあげた3種のみでしか遺伝子型と個体の感受性の両方が確認されていないが、PTCを用いた行動実験のみからは他の霊長類種でも非感受性個体が存在することが示唆されている[25]。今後、より多くの種でもTAS2R38の遺伝子解析および行動実験を行うことで、霊長類種内でのTAS2R38の進化、さらには今後TAS2R38がどのような進化を示すのかを探ることができ

第 3 章　霊長類の味覚

るかもしれない。

5　味覚受容体遺伝子の発現

　これまでに味覚受容体の遺伝子や，受容体タンパク質の機能について述べたが，実際に味覚受容体遺伝子が発現しているかどうかは，舌などの組織の mRNA 量を測定することで明らかになる。マウスとアカゲザルの舌での味覚受容体の発現パターンの比較から，どちらの種でも甘味，苦味，酸味，旨味の各味覚受容体が味蕾中のそれぞれ異なる細胞に排他的に発現していることが明らかになった。つまり，霊長類でも齧歯類と同様に基本味ごとに感知する味細胞が分かれていることが示唆された。一方で，舌上の受容体の発現位置を比較すると，マウスでは前方と後方で味覚受容体の発現パターンが異なるのに対して，アカゲザルでは各味覚受容体はいずれも，前方の茸状乳頭と後方の有郭乳頭の両方で発現しており，位置による発現パターンの違いはなかった。このように，霊長類と近縁な齧歯類では，先に示した味覚受容体の機能だけでなく，発現パターンが異なることが示唆されている[38]。

　近年，味覚受容体および味覚情報伝達にかかわるタンパク質が口腔以外の体中の様々な部位にも発現していることが報告されている[39,40]。腸管や膵臓などの消化器官に発現している甘味受容体は糖分のセンサーとして内分泌系を制御している[41]。気管や鼻腔などの気道に発現している苦味受容体（TAS2R4，TAS2R38）は，細菌が分泌する物質を受容し，細胞内カルシウムイオン濃度の上昇を通じて，繊毛運動や一酸化窒素により細菌を除去する免疫系の役割を担っている[37,42,43]。ヒト以外の霊長類では，新世界ザルに属するマーモセットおよび，旧世界ザルに属するニホンザルにおいて，様々な臓器における味覚受容体および味覚に関連する分子（ガストデューシン，TRPM5）の遺伝子発現パターンが調べられている[44]。マーモセットでは，盲腸と大腸において舌に匹敵する量のガストデューシンおよび TRPM5 が発現していた。また mRNA だけでなく，免疫染色を用いたタンパク質の局在解析でも，盲腸の細胞に味覚受容体とガストデューシンが共発現していることが確認された。マーモセットは樹液を摂食しそれらを盲腸などで発酵させることが知られており，マーモセット盲腸での味覚関連タンパク質の特異的な発現は，このマーモセットの特徴的な食性と関係している可能性が示唆された。たとえば，盲腸内での発酵の代謝産物や腸内細菌由来の物質を味覚受容体がモニターし，代謝系を制御している可能性が推測できる。

6　霊長類における味覚研究の展望

　従来の味覚基礎研究に用いられている齧歯類とヒトでは，先に示したように，味覚受容体に結合するリガンドタイプや活性，味覚受容体の発現パターンなどに違いがみられ，また，甘味受容体が細胞膜に移動する仕組みもヒトとマウスで異なることが報告されている[45]。そのため，霊長

類における味覚研究は,これまで明らかになったマウスでの知見をヒトへ応用する上で,架け橋となることが期待される。霊長類とヒトの類似点はヒトへの応用に,相違点はヒトの味覚の進化的背景の理解へとつながる。ヒトに近縁な霊長類での知見を積み重ねることで,霊長類の食性進化,ひいてはヒトの食文化形成過程を深く理解することができる。さらに,味覚受容体の摂食行動以外の役割である外部環境モニターとしての視点を加えることで,環境適応の背景にある分子メカニズムを探ることができる。霊長類の味覚研究の今後に期待したい。

文　　献

1) J. Chandrashekar *et al.*, *Nature*, **464**, 297-301 (2010)
2) Y. Ishimaru *et al.*, *Proc. Natl. Acad. Sci. USA.*, **103**, 12569-12574 (2006)
3) A. L. Huang *et al.*, *Nature*, **442**, 934-938 (2006)
4) G. Nelson *et al.*, *Cell*, **106**, 381-390 (2001)
5) G. Nelson *et al.*, *Nature*, **416**, 199-202 (2002)
6) X. Li, *et al.*, *PLoS Genet.*, **1**, 27-35 (2005)
7) H. Zhao *et al.*, *Mol. Biol. Evol.*, **27**, 2669-2673 (2010)
8) G. Liu, *et al.*, *Front. Zool.*, **11**, 79 (2014)
9) B. Liu *et al.*, *J. Neurosci.*, **31**, 11070-11076 (2011)
10) X. Li *et al.*, *Chem. Senses*, **36**, 453-475 (2011)
11) Y. Toda, *et al.*, *J. Biol. Chem.*, **288**, 36863-36877 (2013)
12) J. Chandrashekar, *et al.*, *Cell*, **100**, 703-711 (2000)
13) Y. Go, *Mol. Biol. Evol.*, **23**, 964-972 (2006)
14) D. Li and J. Zhang, *Mol. Biol. Evol.*, **31**, 303-309 (2014)
15) T. Hayakawa *et al.*, *Mol. Biol. Evol.*, **31**, 2018-2031 (2014)
16) A. Matsui *et al.*, *Mol. Biol. Evol.*, **27**, 1192-1200 (2010)
17) H. Imai *et al.*, *Biol. Lett.*, **8**, 652-656 (2012)
18) X. Wang *et al.*, *Hum. Mol. Genet.*, **13**, 2671-2678 (2004)
19) U. Kim *et al.*, *Hum. Mutat.*, **26**, 199-204 (2005)
20) T. Sugawara *et al.*, *Mol. Biol. Evol.*, **28**, 921-931 (2011)
21) T. Hayakawa *et al.*, *PLoS One*, **7**, e43277 (2012)
22) L. H. Snyder, *Science*, **74**, 151-152 (1931)
23) S. Wooding, *Genetics*, **172**, 2015-2023 (2006)
24) R. A. Fisher *et al.*, *Nature*, **144**, 750 (1939)
25) B. Chiarelli, *Folia Primatol.*, **1**, 88-94 (1963)
26) U. K. Kim *et al.*, *Science*, **299**, 1221-1225 (2003)
27) B. Bufe *et al.*, *Nat. Genet.*, **32**, 397-401 (2002)
28) S. Wooding *et al.*, *Nature*, **440**, 930-934 (2006)

第3章 霊長類の味覚

29) N. Suzuki *et al.*, *Primates*, **51**, 285-289 (2010)
30) N. Suzuki-Hashido *et al.*, *PLoS One*, **10**, e0132016 (2015)
31) W. Meyerhof *et al.*, *Chem. Senses*, **35**, 157-170 (2010)
32) 辻大和, 霊長類研究, **28**, 109-126 (2012)
33) M. C. Campbell *et al.*, *Mol. Biol. Evol.*, **29**, 1141-1153 (2012)
34) C. Lalueza-Fox *et al.*, *Biol. Lett.*, **5**, 809-811 (2009)
35) S. Wooding *et al.*, *Am. J. Hum. Genet.*, **74**, 637-646 (2004)
36) S. Wooding, *J. Mol. Evol.*, **73**, 257-265 (2011)
37) R. J. Lee, *et al.*, *J. Clin. Invest.*, **122**, 4145-4159 (2012)
38) Y. Ishimaru *et al.*, *PLoS One*, **7**, e45426 (2012)
39) K. Yamamoto and Y. Ishimaru, *Semin. Cell Dev. Biol.*, **24**, 240-246 (2013)
40) M. Behrens and W. Meyerhof, *Physiol. Behav.*, **105**, 4-13 (2011)
41) A. Laffitte, *Curr. Opin. Clin. Nutr. Metab. Care*, **17**, 379-385 (2014)
42) A. S. Shah, *et al.*, *Science*, **325**, 1131-1134 (2009)
43) R. J. Lee and N. A. Cohen, *Cell. Mol. Life Sci.* **72**, 217-236 (2015)
44) S. Gonda, *et al.*, *Biol. Lett.*, **9**, 20130409 (2013)
45) M. Shimizu *et al.*, *PLoS One*, **9**, e100425 (2014)
46) 二ノ宮裕三, 最新味覚の科学（佐藤昌康, 小川尚編）, 朝倉書店, p37-47 (1999)

第4章　味覚とおいしさの脳内情報処理

山本　隆[*]

1　おいしさとは

　おいしさとは，食べたときの快感である。したがって，おいしいものを食べることは楽しみであり，喜びでもある。さらに，「癒（いや）し」でもあり，元気の源でもある。

　「おいしい」という言葉は，自分の好物や，和食，フランス料理，中華料理などの吟味された調理品を食べたときに出るものであって，味覚のみではなく，におい（香り）や，口に入れて噛んだときの舌ざわり，歯ざわり，噛みごたえ，温度など，種々の感覚が同時に作用して生じる複合感覚，それに付随する快，不快を伴う感情的側面を含めた総合的な判断の結果である。もう1つおいしいと感じるのに大切なことは，「飲み込む」ことである。口に含んで咀嚼し，味わったとしても，それを飲み込まずに吐き出してしまっては，おいしさは感じられない。すなわち，おいしさとは口の中に入れたときただちに感じるものだけではなく，「のど越し」や消化・吸収による食後の体調も含めた諸感覚の統合作用の結果であり，脳のしくみでいえば，そのような情報が入力する前頭連合野，大脳辺縁系の扁桃体，視床下部，報酬系，帯状回などが主役をなすものと考えられる[1]。

2　脳内味覚伝導路

　図1はヒトとラットの味覚伝導の脳内経路を模式的に示したものである。まず，味蕾内の味細胞とシナプス結合をする味覚神経は味の情報を延髄の孤束核に運ぶ。孤束核からの経路の1つは，味覚に基づく顔面表情変化や唾液，消化液，インスリン分泌といった体性運動系，消化器系，内分泌系の反射性活動に関与するもので，他は味覚情報を上位の味覚中枢へ送る経路である。サルやヒトなどと異なり下等哺乳動物では，橋の結合腕傍核で中継されて視床の味覚野（後腹側内側核小細胞部）に至る。

　視床からの情報を受け取るヒトやサルの大脳皮質味覚野（第1次味覚野）は中心溝の腹側部（前頭葉と頭頂葉の境界部）の弁蓋部と島皮質に存在する。ここでは，甘い，苦いなどの味の質の分析がなされる。弁蓋部と島皮質からは眼窩前頭皮質（第2次味覚野）に投射する。そして，この部は，嗅覚，一般体性感覚，内臓感覚などの情報も同時に入力する連合野となっていて，食物の呈する複雑な感覚要素を総合的に判断する場所である。チョコレートを一粒口にして「甘い」

---

　[*]　Takashi Yamamoto　畿央大学　健康科学部　健康栄養学科　教授；大阪大学名誉教授

第4章　味覚とおいしさの脳内情報処理

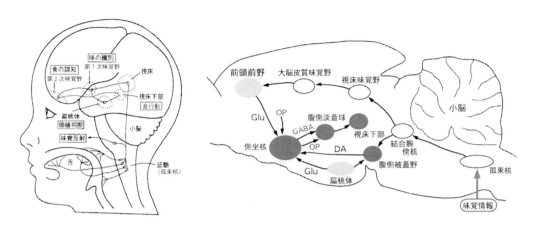

図1　ヒト（左）とラット（右）の味覚と食行動に関する脳部位の模式図
ヒトの模式図で省略した報酬系はラットの模式図で黒塗りの脳部位として示す。Glu, グルタミン酸；OP, オピオイド（モルヒネ様物質）；GABA, ガンマアミノ酪酸；DA, ドーパミン

と感じるのは第一次味覚野，「これは私の好物のミルクチョコレートで，まろやかで適度な苦味があっておいしい」と判断するのは第2次味覚野の細胞活動によるのである。

情動の座ともいわれる扁桃体へは，ラットなどでは脳幹部の各味覚中継核からの入力が知られているが，霊長類の扁桃体へは大脳皮質第1次味覚野からの入力が主なものである。扁桃体は味覚性入力を情動行動に結びつけるインターフェイスの役割を果たす。すなわち，味覚路を経由してきた味覚情報に対して，それが体にとって都合のいいものか否かの評価を下し，行動発現をひきおこす脳部位にその判断結果を送り出すという任務を果たしているのが扁桃体である。

味覚情報は，前頭皮質や扁桃体から報酬系（主として側坐核，中脳腹側被蓋野）に入り，視床下部（主として摂食中枢である外側野）に送られ，食行動に影響を及ぼす。

3　味の質の情報処理

基本味に応じる味細胞からの神経情報は味覚路においても部位特異的に投射する傾向にある。このような味質特異性の局在投射を chemotopy という。ラットの結合腕傍核[2]，ラットやマウスの大脳皮質味覚野[3〜5]に chemotopy の存在が示唆されている。ヒトでは，Schoenfeld ら[6]の機能的磁気共鳴画像法（fMRI）を用いた研究によると，5基本味のそれぞれに対する第1次味覚野の応答には chemotopy が認められる。大脳皮質味覚野における味の識別に関する情報処理の基本は，chemotopy の様式で配列されたニューロン群の味応答パターンの相違によるものと考えられる（図2）。

味細胞はいずれか1つの味覚受容体を発現するという分子生物学的研究の結果から，個々の神経線維は個別の味覚情報を伝えるとする，いわゆるラベルドライン（labeled-line）の考え方が提唱されている[7]。中枢の各レベルでは，種々の入力が収束すると考えられるので，末梢でみら

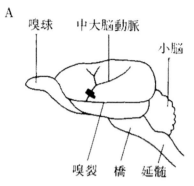

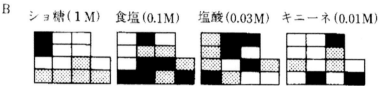

図2 ラット大脳皮質味覚野（上のラット脳側面図における黒塗りの部分）における味質局在性配列（chemotopy）
味覚野を小区画に分け，各枠内のニューロンの各基本味に対する平均応答量を求め，応答量の大きいものは黒塗り，中等度は網掛け，小さいものは白塗りで示す。文献3) より。

れるような純粋なラベルドラインの存在は考えにくい。ラベルドラインが脳部位局在性に投射すると考えれば，中枢での味質情報処理はニューロンの chemotopy とニューロンの経時的インパルスパターンを共に必要とする spatiotemporal pattern によるものと考えられる[3,8]。山本ら[9]は，大脳皮質味覚野に味の嗜好性（好き，嫌い）に応じるニューロンが存在することを示したが，Katsらの最近の研究によると，どの皮質ニューロンも刺激後数秒もすると，扁桃体などからの[10]入力を受けて嗜好性応答パターンに変化すると述べている。

4 おいしさの脳機序

4.1 神経回路によるおいしさ

すでに述べたように，第一次味覚野では味の質や強さが識別される。第1次味覚野からの情報は，第2次味覚野である前頭葉の眼窩前頭皮質に運ばれ，味覚情報以外の感覚情報も入力し，より統合された情報処理が行われる。

いちごを口にしたとき，甘い味は第一次味覚野，ブツブツした食感は体性感覚や，その香りは嗅覚野というように，大脳皮質の各感覚野で感覚要素が分析され，それらの情報が眼下前頭皮質に運ばれて「これはいちごだ」「おいしい」といった食べ物の認知と嗜好性の評価がなされる。これは神経回路としてのおいしさとも言えるもので，お料理などを口にして数秒以内に「おいし

第4章 味覚とおいしさの脳内情報処理

い」という快感発現に関与する情報の流れである。

実は，さらにその先に第3次とも呼べる味覚野がある。連合作用がより広範になり，より高次になる。もちろん味覚に特化した領域ではなくなる。学習・記憶，連想，情報の解釈，意思決定，意欲，創造，清潔感，モラル，抽象化など，枚挙にいとまがない。次項でも述べるが，解剖学的には前頭連合野とよばれる広い領域である。目の前に大好物に出てくれば，満腹でも食べられたり，まずくても健康に良いと思えばがまんして食する，好きなケーキも太るからとがまんするなど，本能行動としての食欲をも左右する。

これもすでに言及したが，大脳皮質味覚野からの情報は次に扁桃体に送られる。扁桃体は情動行動発現や情動学習の形成，維持に関係するとともに，体に加えられた刺激に対して快・不快の観点からの価値判断をする部位であるとされている。味覚についていえば，扁桃体は，嗜好度（おいしさ）の評価，味覚経験に対応した情動的反応の発現，脳内物質の放出の誘導などに重要である。

扁桃体からの情報は視床下部に直接，あるいは，後述の報酬系といわれる脳構造を通って送られる。視床下部は食行動とそれに伴う感情表出の実行系である。視床下部の外側野は食欲増進と摂食亢進を司る摂食中枢，腹内側部はその逆の働きをする満腹中枢である。視床下部の働きは眼窩前頭皮質からも支配されているので，おいしそうだとか大好物だという情報は摂食中枢を興奮させるのである。

4.2 脳内物質によるおいしさ

おいしさの発現から食行動に至る過程で種々の脳内物質が働く（図3）。アヘンやモルヒネなどの麻薬には，鎮痛作用や陶酔作用のほかに，摂食を促進する作用もある。このような薬物を全身性に投与すると，多くの動物種において摂食量が増加する。しかも，その効果は動物が本来好む味刺激に選択的に生じる。脳内に存在する内因性のモルヒネ類似物質（オピオイド）は β-エンドルフィンである。ラットに数種類の味溶液を摂取させ，脳内の β-エンドルフィン量を測定すると，ラットのもっとも好む砂糖やサッカリンを摂取したときに最も大きな値を示す[11]。β-エンドルフィンは脳内麻薬ともいわれ，いったん好きになったものを「やみつき」にさせる作用を有する。このほかに，抗不安作用や静穏作用のあるベンゾジアゼピン誘導体や，大麻（マリファナ）に代表されるカンナビノイド受容体作動薬の1つであるアナンダマイドなどもおいしさに関与する脳内物質として候補に挙げられている[12]。

おいしさの情報は，報酬系として知られる腹側被蓋野や側坐核へ送られ，もっと欲しいという意欲を生む（図1）。このときドーパミンを中心としていくつかの神経伝達物質が働く。ドーパミンは中脳の腹側被蓋野の細胞で作られ，側坐核を含む前脳部に送られる。ドーパミンは食べる意欲を引き起こす物質である[13]。自分の好物を見ただけで，ドーパミンが出て，食欲がかきたてられるのであるが，ましてや一口食べて，味覚情報が脳に入ると，報酬系はさらに活性化される。次に情報は視床下部に送られ，摂食促進物質が放出され，実際の食行動が生じる[14]。

ヒトに限らず動物もおいしいものなら摂食が促進される[15]。我々はそのしくみとしてオレキシ

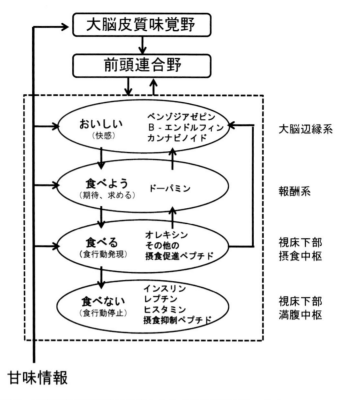

図3 甘味刺激が脳に送り込まれたときの食行動パターンと
　　　その各行動で働く代表的な脳内物質

ンに着目し研究を進めている。オレキシンは視床下部外側野（一般に摂食中枢といわれる）の細胞が産生し，脳のいろいろな場所に送られるペプチドである。オレキシンをラットの脳内に投与すると，好ましい味の溶液や食べ物の摂取量が増え，連動して胃の消化機能も活性化される[14,16]。また，ラットの咀嚼運動を詳細に分析すると，オレキシン投与により，前歯でエサをかじりとるときの力が大きくなり，かじりとる量が多くなる，臼歯で噛み砕くための咀嚼数はコントロールラットに比べて少ないことなどがわかった[17]。すなわち，ほうばるように一気に口に入れるのだが，それを十分に咀嚼せずに飲み込んでしまうのである。これは，ヒトでの摂食障害の一種でもある binge eating（ガツガツ食べ）の様相とよく似ていて，このような食べ方がオレキシンによる食べ過ぎの一つの原因であると考えられる。一方，マウスで砂糖水を摂取させる実験を行うと，オレキシンノックアウトマウスは，正常マウスと変わらない嗜好性を示すが，摂取量は低下する。松尾ら[18]は，オレキシンに満腹レベルの閾値を上げる（満腹感を覚えにくい）作用があるのではないかと推察している。以上述べた実験結果は，オレキシンがおいしいものを食べ過ぎるときにかかわる脳内物質の１つであることを示唆している。

　おいしい食べ物であっても，満腹感とともに摂食行動は停止する。胃の拡張による満腹情報も

あるが，血糖値の上昇による視床下部の摂食中枢の抑制と満腹中枢の興奮の結果である。血糖値上昇によって分泌されるインスリンも同じ働きをし，白色脂肪組織から分泌されるレプチンも強力な摂食抑制物質である。また，脳内ヒスタミンも摂食抑制に働く。

上記の「おいしさの実感」から「おいしさへの欲求」「摂食亢進」に至る本能ともいえる行動パターンは，前頭連合野（主に第3次味覚野）の活動により制御される（図3）。

5 おいしさと脳活動

ヒトが動物にない知恵を持ち，理性を持ち，文化を持ち，その他様々な知的活動ができるのは，大脳皮質の発達，とくに前頭連合野の発達である。前頭連合野のうち眼窩前頭皮質が食の認知や嗜好性に関わることは既述の通りである。味わうことに関するより高次の働きについてはfMRIや機能的近赤外線分光法（fNIRS）を用いて研究が進められつつある。

食べ物を見たときや連想したときの味の想起に関して，小林ら[19]は，fMRI法を用い，中前頭回，上前頭回は口腔内の味刺激によっては活動しないが，これらの部は味の想起に際して活動すること，一方，両側の島皮質（味覚野）は味刺激で活性化されるが，味の想起時には左側の島皮質のみが活性化すると報告している。彼らは，これらの前頭部は味に関する長期記憶の部位からの情報を検索し，その情報をトップダウン的に左側の大脳皮質味覚野に送っていると推測している。岡本ら[20]は，味を積極的に記憶させる課題を与えたときに働く部位をfNIRS法により調べ，両側の外側前頭前野（lateral prefrontal cortex）の腹側部と左側の外側前頭前野の後方部が活動すると報告している。これらの部位は，味覚以外の非言語記憶課題でも活性化する場所でもあるから，味覚記憶に特異的な部位というわけではないと彼らは述べている。なお，この部位が先ほど述べた第3次味覚野に相当する。

我々の研究室では，味わっているときの情動的側面，より具体的には，おいしさ・まずさの客観的評価を脳活動変化として捉えたいという目的でfNIRSを用いた研究を進めている。味溶液や実際の食べ物を味わったとき，外側前頭前野からは，その質的認知や情動的評価を直接反映する応答ではなく，「感覚的インパクト」とでも表現しうる漠然とした概念であるが，生じた感覚に対していかに質感，量感を持ったかを反映するような応答を得ている。それに対して，前頭前野の前方部（前額部に相当する部分）では，大好物を食べたときは酸素化ヘモグロビン量が低下（すなわち，脳活動が低下）し，もっと食べたいと思うときには増大する（すなわち，脳活動が上昇する）という知見を得ている。これが何を意味しているのかは今後の検討課題であるが，咀嚼中のおいしさの実感（陶酔感）と飲み込んだ後のもっと欲しいという欲求（期待感）を反映しているのではないかと考えている。そして，この欲求にはこの部に投射することが知られているドーパミンの作用によるのではないかと推測している。今後，より統制のとれた課題を開発し，味わっているときの情動的な側面を客観的に捉えたいと考えている。

6 おいしさの学習・記憶

　物心つくまでに経験したものは，大人になってからもおいしいもの，好きなものになるという根拠のひとつに，人を対象にした調査研究で，好きな食べ物が出来た時期を尋ねると，幼稚園以下と答える人がかなりいるということが挙げられる。人の調査研究では，本当に幼少期の経験が大切かどうかを科学的に明確にすることは難しいので，我々は離乳直後の幼若ラットが嗜好学習を獲得するかどうかを調べる実験を行っている。本能的に好きな甘い味の溶液にある香り（グレープやチェリー）をつけて与えると，甘い味と連合した香りを好きになるフレーバー嗜好学習という手法を用いている。その結果，離乳直後の3週齢のラットはこのフレーバー嗜好学習を獲得すること，いったん獲得したこの学習効果は成熟後（20週齢）も保持されていることがわかった[21,22]。つまり，幼若時においしい食べ物と連合された香りは，長期にわたり好ましいものとして記憶にとどめられることが科学的に明らかにされたのである。幼少期においしく食べることが大切であることを食育にも大きく反映させる必要がある。また，香りは食物選択の最初の手掛かりになるものであるから，食品開発に際しても，香りの重要性を無視してはならないことを示している。

文　　献

1) Small DM, Gregory MD, Mak YE et al., *Neuron* **39**, 701-711 (2003)
2) Yamamoto T, Takemura M, Inui T et al., *Ann NY Acad Sci* **1170**, 378-382 (2009)
3) Yamamoto T, Yuyama N, Kato T et al., *J Neurophysiol* **53**, 1356-1369, 1370-1386 (1985)
4) Accolla R, Bathellier B, Petersen CC et al., *J Neurosci* **27**, 1396-1404 (2007)
5) Chen X, Gabitto M, Peng Y et al., *Science* **333**, 1262-1266 (2011)
6) Schoenfeld MA, Neuer G, Tempelmann C et al., *Neuroscience* **127**, 347-353 (2004)
7) Chandrashekar J, Hoon MA, Ryba NJ, et al., *Nature* **444**, 288-294 (2006)
8) 山本隆，味覚行動の脳機構，生体の科学 **60**, 39-48 (2009)
9) Yamamoto T, Matsuo R, Kiyomitsu Y et al., *J Neurophysiol*, 1244-1258 (1989)
10) Fontanini A, Katz B, *J Neurophysiol* **96**, 3183-3193 (2006)
11) Yamamoto T, Sako N, Maeda S, *Physiol Behav* **69**, 345-350 (2000)
12) Shinohara Y, Inui T, Yamamoto T, Shimura T, *Neuroreport* **20**, 1382-1385 (2009)
13) Berridge KC, *Physiol Behav* **97**, 537-550 (2009)
14) 山本　隆，FFIジャーナル **213**, 328-335 (2008)
15) Inui-Yamamoto C, Furudono Y, Yamamoto T, *Physiol Behav* **96**, 717-722 (2009)
16) Furudono Y, Ando C, Yamamoto C, Kobashi M, Yamamoto T, *Behav Brain Res* **175**, 241-248 (2006)

17) Tsuji T, Yamamoto T, Tanaka S et al., *J Neurophysiol* **106**, 3129-3135 (2011)
18) Matsuo E, Mochizuki A, Nakayama K et al., *J Mol Neurosci* **43**, 217-224 (2011)
19) Kobayashi M, Takeda M, Hattori N et al, *NeuroImage* **23**, 1271-1282 (2004)
20) Okamoto M, Matsunami M, Dan H et al., *NeuroImage* **31**, 796-806 (2006)
21) Ueji K, Yamamoto T, *Physiol Behav* **106**, 417-422 (2012)
22) Ueji K, Minematsu Y, Takeshita D, Yamamoto T, *Chem Senses* **41**, 135-141 (2016)

第5章 摂食行動の脳内情報処理

中島健一朗*

1 はじめに

人類を含め動物にとって摂食は自身の生存や繁殖のために必須な行動である。また時に、食物を得るため長い距離を移動したり、競合相手と戦ったりするなど食の欲求は様々な行動を誘引する。現代の人類が直面する食の問題としては、途上国での飢餓や栄養失調が深刻である一方、先進国ではメタボリックシンドロームや摂食障害などの様々な疾患が健康問題に結び付く課題として指摘されている。このように食にまつわる問題は、生物学だけでなく社会・政治にも影響を及ぼすため幅広く注目を浴びている。

私たちは普段、体調や気分によって何を食べるかを決め、食事をしている。また、生理状態が異なると、たとえ同じものを食べても味わいが異なる事は経験的によく知られている。

近年、機能性食品が普及し、食と健康の関係が注目されるようになった。その背景として、食品の3つの機能（1次機能としての栄養面での働き、2次機能としての味覚面での働き、3次機能としての生体調節面での働き）に関する学問的な理解が深まった事がある（図1）。特に重要な研究成果としては、(i)栄養科学や医学分野における、栄養・生体調節因子が健康に与える影響の検証（肥満など）、(ii)味覚科学・神経科学分野における味物質とその受容機構の解明があげられる。

また、マウスなどの実験動物を用いた最近の研究から摂食行動は脳内の様々な部位を介して制御されることが明らかになりつつある。摂食は動物にとって根源的な欲求であるため、この脳内メカニズムは進化的にヒトでも保存されていると考えられる。

そこで本章では、摂食行動の脳内情報処理について最新の知見を含めて解説する。

2 摂食の目的：恒常性の維持か嗜好性か？

摂食の第1の役割は前項で述べたように個人の生存および子孫の繁栄など種の維持にある。一方、地域ごとに様々な食文化が存在し人々の生活に深く根ざしていることからも分かるように、食べること自体の喜び（おいしさ）も摂食の大きな役割である。本項では、摂食の持つ2つの性質について恒常性の維持と嗜好性の充足という側面から説明する（表1）。

---

* Kenichiro Nakajima　東京大学　大学院農学生命科学研究科　応用生命化学専攻　生物機能開発化学研究室　特任助教

第 5 章 摂食行動の脳内情報処理

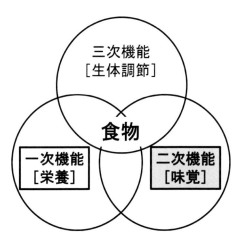

図1 食物の機能性

表1 摂食行動における味覚・栄養の役割

	目的	行動の性質＊
味覚	食物の質の評価 嗜好性の充足	欲求行動
栄養	生体恒常性の維持	完了行動

＊食物の味を味わった後（欲求行動），実際に食物を摂取し食欲を満たす（完了行動）。

2.1 恒常性維持のための摂食

体内の生理状態を一定に維持しようとするはたらきを恒常性という。例えば，避暑のため涼しい高原にいようとも，暑い夏の浜辺にいようとも，体温は外気温に関わらず，ほぼ一定に保たれる。また，体調不良による発熱時を除いて，何日・何年間にもわたって，体温はほぼ変化しない。この結果は，生体は体温を精密に調節する仕組みを有していることを示唆している。生体が恒常性を維持するはたらきはエネルギーについても同様である。生体内のエネルギーレベルが低下し空腹状態になると，これを一定に保つために新たに食物を摂取する。一方，食物を十分に摂取し，胃や腸管が拡張すると満腹になり，摂食行動が抑制されエネルギー状態を一定に保持しようとする。

2.2 嗜好性の摂食

すでに満腹状態でこれ以上食べられないような場合であっても，嗜好品として食物を摂取することがある。例えば別腹と言って，食後に甘いデザートを食べることなどである。この場合，デザートを食べることは生体恒常性維持のためになされるということにはならない。食物のおいしさという報酬を得るために摂食がなされるのである。このような性質の摂食を嗜好性の摂食と呼ぶ。また，食物の側から考えると，食物の1次機能である栄養を摂取するのが恒常性の摂食であり，2次機能である味や匂いなどのおいしさを味わうのが嗜好性の摂食であるといえる（表1）。

では実際に食事をする際，脳内で両者はどのように区別または統合されるのだろうか？

3 味や栄養は脳内にどのようにして伝わるのか？

3.1 味の感知と栄養の感知

　味と栄養の大きな違いの1つは生体がどのようにしてこれらを感知するかである。味と栄養のうち，食物を摂取する際，最初に感知されるのは味である。したがって，味覚の機能の1つは食物の価値の判断基準である。糖質やアミノ酸など好ましい味は基本的にその食物が高栄養価であり多く摂取するほうが生体にとって有利であることを表している。一方，腐敗物や毒物は酸味や苦味を呈し，本能的には有害で忌避される。いずれの場合も，味物質は口腔内上皮層に分布する味蕾中の味細胞に受容されることにより生じる。味蕾は味細胞が玉ねぎ状に集まって形成された特徴的な形状を持つ器官であり，ヒトの場合，甘味，旨味，苦味，酸味，塩味からなる5基本味を感知することが出来る。味蕾における味覚受容機構については分子レベルでの解析が進み，各味質の受容細胞は基本的に異なることが示されている[1]。

　味の感知中またはその直前に，食物は唾液および咀嚼によって部分的に消化される。その後，胃内では胃酸によってさらに消化がなされる。栄養の受容は腸管での吸収によってなされ，糖やアミノ酸などの栄養素は末梢の臓器や脳に血流を介して運搬される。腸管には栄養吸収を行う細胞と，それに応じてホルモンを分泌する細胞など多彩な細胞が存在する（詳細については，本章の趣旨からはずれるため割愛する）。この際，胃や腸管から放出されるホルモンは摂食を制御する役割を持つほか，消化器官の活動（腸の蠕動運動など）を調節する。

　味が舌上の味細胞で受容されるのに対し，栄養の感知機構はより多様であるといえる。例えば，栄養素の1つである糖はエネルギー源としても用いられるが，体内のエネルギーレベルを表す情報伝達因子でもあるからである。したがって，栄養情報の伝達は大きく以下の3つの方法からなる：(i)腸管での栄養吸収に伴う，腸管→迷走神経→脳からなる神経情報伝達 (ii)脂肪組織や膵臓など末梢器官から分泌され血中を介して伝達されるホルモンなどの内分泌シグナル (iii)血中を循環する栄養素そのもの。(iii)については，様々な脳部位が糖（グルコース）によって興奮または抑制されることが知られている。

3.2 味・栄養の感知細胞から延髄へ

　味蕾で受容された味の情報は味神経節とよばれる部位に密集している神経細胞（味神経）を介して後脳の延髄孤束核へと伝達される（図2）。一方，満腹になり胃が膨張した際の情報や腸管を介した栄養吸収の情報は胃や腸管に連絡している迷走神経とよばれる神経を介して，味覚情報と同様に延髄へと連絡している。ただし，味と栄養の情報は延髄内の異なる部位に伝達される。

3.3 延髄からより高次の脳部位へ

　味覚の情報は延髄孤束核からヒトでは直接，マウス・ラットなどの齧歯類では橋結合腕傍核を介して，視床後内側腹側核へと伝達される（図2）。その後，味情報は視床から大脳皮質味覚野に到達し，味の認知・識別がなされる[2]（図2）。また，大脳皮質味覚野から眼窩前頭皮質へ味の情報が伝達され，味の評価・価値判断がなされる[2]（図2）。例えば，ブドウ糖溶液など単純な味の溶液をサルに何回も繰り返し飲ませた時の眼窩前頭皮質の活動を計測すると，最初に比べ後半になると活動が低下する[3]。これは，その溶液の価値の低下，すなわち味に飽きたということを示していると考えられる。

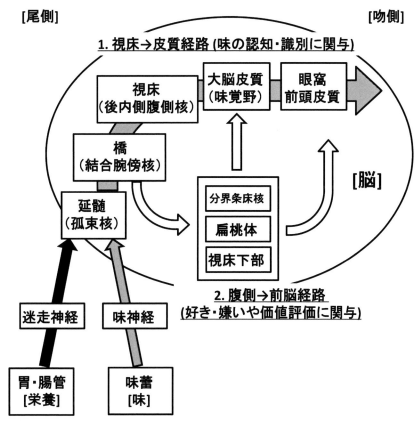

図2　味覚伝達経路の概略

3.4 味と栄養の情報の統合

以上述べてきたように，国内外の最近の多くの研究で脳が味覚や栄養の情報を別々の伝導路を介して受け取り，身体全体の活動を制御することが明らかになりつつある[4]（図2）。一方，なぜ満腹・空腹といった生理状態の変化により味の感じ方や食物の好みが変わるのかは未だに不明なままである。

例えば，空腹であるときには脳神経の活動だけでなく他にもさまざまな変化が生じる。代表的な例として，空腹時に胃で産生されるホルモンであるグレリンは脳へも伝達され，摂食を促進することが知られている[5]。反対に，満腹時には，脂肪組織からレプチンが分泌され摂食を抑制する[5]。これらホルモンのターゲットは脳内の様々な部位に加え，末梢の多くの臓器に存在し複雑な応答パターンを示すことが知られている。

したがって，満腹・空腹時に脳内で味の感受性がどのように変化するかを知るには，味覚と栄養の情報の統合・評価に重要な神経ネットワークの活動と機能を正確に把握しなければならない。今後の重要な研究課題である。

4 恒常性維持のための摂食を制御する脳部位

4.1 視床下部

間脳の基底部に存在する視床下部は摂食・生殖・睡眠など根源的な欲求の制御に関連することが知られている。

4.1.1 視床下部弓状核

このうち，弓状核とよばれる部位には摂食亢進に関わる神経であるアグーチ関連ペプチド産生神経（AgRP神経）と摂食抑制に関わる神経であるプロオピオメラノコルチン産生神経（POMC神経）が存在している[6]。AgRP神経は摂食亢進だけでなく末梢の臓器（肝臓や脂肪組織）に指令を出し，同化作用を高めエネルギーの体内への貯蔵を促進する。一方，POMC神経はこれとは逆で，異化作用を高めることがわかってきており，両者は拮抗的に働いて全身の代謝を調節し生体恒常性を維持する。また，空腹時に胃から放出される摂食亢進ホルモンであるグレリンは，血中を通じて脳まで運搬され脳血流関門近傍に存在するAgRP神経へと作用し摂食を促進する。一方，脂肪組織から分泌され摂食抑制効果のあるホルモンであるレプチンは，AgRPおよびPOMC神経に作用し摂食およびエネルギー消費を制御する。

4.1.2 AgRP神経の機能と役割

AgRP神経はアグーチ関連ペプチドだけでなくニューロペプチドY（NPY）とGABAという計3種の摂食亢進ペプチドを産生するユニークな性質をもつ。NPYは36アミノ酸残基からなり，脳室内投与を行うとその後数時間，摂食量が大きく増加する[7]。一方，AgRPは132アミノ酸残基からなり，数日間にわたって摂食量が増加する[8]。したがって両者は摂食亢進効果をもつ点では共通であるが，化学構造および薬効に違いがある。また，AgRP神経内でNPYとAgRP

の放出メカニズムは別々に制御されていると考えられる[9,10]。

また，最近の研究から，AgRP神経を人工的に活性化させることで急性の摂食行動が誘引されることが示された[11,12]。一方，大人のマウスにおいてAgRP神経を遺伝学的に除去すると食欲が消失し，究極的には餓死に至る[13]。これらの実験結果から，AgRP神経は絶食時に脳内で最初に興奮し，摂食行動を誘引する重要な役割を担うことが明らかになった。

4.1.3 視床下部室傍核

室傍核を物理的に破壊することでマウスやラットが肥満になることから，室傍核は満腹中枢として機能することが予想されている。また実際，電気生理学的測定により満腹の際に興奮する神経が多く存在する事が知られている。弓状核の神経の主要な投射先の1つであり，両部位の神経は栄養状態に応じて活動レベルが変化する。室傍核の多くの神経はメラノコルチン4受容体（MC4R）を発現している。AgRP神経の産生するAgRPはMC4Rの阻害剤として機能し，室傍核の神経活動を抑制するのに対し，POMC神経の産生するα-MSHはこれとは逆にMC4Rを活性化し，摂食抑制を引き起こす（図3）[6]。以上より，室傍核の神経の活動はMC4Rを標的として摂食亢進シグナル（AgRP神経）と摂食抑制シグナル（POMC神経）によって拮抗的に制御されていると考えられる。

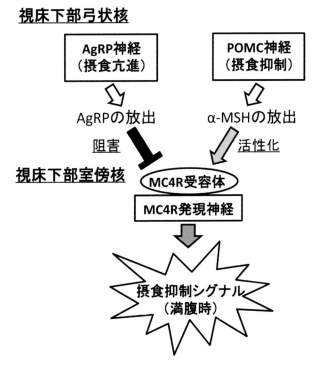

図3　視床下部におけるメラノコルチンを介した摂食制御

4.1.4 視床下部外側野

視床下部外側野は弓状核や室傍核の外側に存在する部位である。電気刺激することで摂食や飲水行動を誘引することから摂食中枢の1つであることが知られていた[14]。様々な種類の神経が存在する事が知られているが，その中でもオレキシンとメラニン凝集ホルモンという神経ペプチドを産生する神経は摂食だけでなく睡眠を制御する神経として知られている。視床下部外側野は報酬系を構成する腹側被蓋野と側坐核にも双方向性の連絡がある。

5 生体恒常性維持のための生体調節機構

5.1 摂食リズム

体内のエネルギーレベルが極端に低い状態になると動物は食物を探し回ることもできなくなるうえ，食物の摂取も非常に困難になる。このような死亡リスクの高い状態を回避するため，実際には動物はエネルギーレベルが完全に低くなる前に食物を探索し摂食を行う。また，実験室など人工的な飼育環境でマウスが常にエサを摂取できる場合は，およそ1日のリズムの中で摂食を行う時間帯が決まっており，定期的に食物を摂取する。このような周期性は脳だけでなく肝臓や脂肪組織など体全体のエネルギー状態の制御に重要な臓器の代謝リズムにも影響を与えると考えられる。実際，視床下部のAgRP神経は，飢餓状態の時に活動が高まるだけでなく，定期的な食物摂取のスケジュールに合わせて，その活動レベルが1日の中で変動する[15]。

5.2 食物選択行動

空腹や満腹など生理状態の変化は，行動や感覚にも大きく影響を与える。例えば，空腹状態の動物は食物を探すため，通常よりも覚醒状態が高まり，積極的に動き回るようになる。また，通常は忌避するような苦い食物を飢餓状態の動物に提示すると，このような餌でも摂取するようになる。これは，腐敗物や毒を含む餌を摂取し体調を崩すリスクと餓死のリスクを脳内で評価した結果，生じる行動変化と考えられる。一方，糖質を豊富に含む餌と脂質を含む餌の両方を提示すると，通常マウスは脂質の多いエサを好むが，絶食を行うと糖質に対する嗜好性が高まることが知られている。この変化は，飢餓など緊急に栄養が必要な際に，脂質よりも効率的に代謝しエネルギーを利用できる糖を選択的に摂取することで速やかなエネルギー補給を行うためと考えられる。以上のように，その実体は明らかではないが脳内にはエネルギー状態に応じて，食物の味や代謝効率を評価して，摂食行動を調節する仕組みがあると考えられる（図4）。

6 嗜好性の摂食を制御する仕組み

これまでに説明してきた味覚の経路は図2に示したように視床→皮質経路とまとめることができる。この経路は味の認知や識別に関与していると考えられる。一方，腹側→前脳経路は視床→

第5章 摂食行動の脳内情報処理

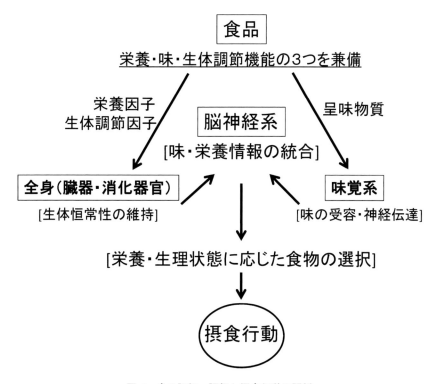

図4 食の認知・評価と摂食行動の関係

皮質経路の各部位から扁桃体・視床下部・分界条床核などと相互連絡する経路で，好き・嫌いや価値の評価に関わる部位と考えられている[2]。したがって，嗜好性の摂食は後者の経路との関わりが大きいと考えられる。

6.1 本能行動としての摂食

本能行動は，刺激を探索したり欲したりする欲求行動とこれを完了させようとする完了行動からなることが提唱されている。本能行動の例として摂食について考えると，食物を探索し，味や匂いを感じ評価することが欲求行動であり，実際に食物を摂取し栄養を摂取することで空腹感を解消しようとすることが完了行動になる。このように味と栄養の感知の間には時間差があり，この2つのフェーズによって摂食行動が構成されていると考えられる（表1）。

最近，この概念が現実のものであることがマウスの外側視床下部の神経に関する研究で明らかになった。微小顕微鏡を用いて摂食行動中の外側視床下部GABA作動性神経について神経活動のリアルタイムモニタリングを実施した結果，欲求行動中に活動の高まる神経細胞と完了行動中に活動の高まる神経は異なる事が明らかになった[16]。したがって外側視床下部に存在するGABA作動性神経は両フェーズを制御するが，同一の神経が両者を制御するのではなく，異なる神経からなる複数の経路により制御がなされていることが判明した。

味覚に関連する経路のうち腹側→前脳経路で外側視床下部へと投射している神経の種類や活動パターンを明らかにすることで，欲求行動中に応答する神経の性質が明らかになると考えられる。また，外側視床下部は摂食だけでなく，飲水や睡眠など他の本能行動の制御にも関与することが知られていることから，摂食とそれ以外の行動とで活動する神経が異なるのかどうかに興味が持たれる。

6.2 神経調節

通常，神経はシナプス接続している下流の神経に情報伝達を行う。一方，ドーパミンやセロトニンといったモノアミン系の神経伝達物質は，自由拡散により広範囲にわたって伝搬し他の神経の活動をゆっくりと変化させることが知られている。これらは睡眠や社会性行動などにも影響を与えることが知られているが，摂食行動の調節にも大きく影響を与える。

6.2.1 ドーパミン

外側視床下部は報酬系の一部である中脳の腹側被蓋野に投射している。甘味など好ましい味の食物を味わうと，腹側被蓋野にあるドーパミン作動性神経の一部が興奮し，ドーパミンが放出される。これにより，さらに積極的な食物の摂取が促進される。ドーパミン作動性神経も他の神経同様ホルモンの影響を受けると考えられており，例えば脂肪組織から分泌される摂食抑制ホルモンであるレプチンは腹側被蓋野のドーパミン神経に作用し，甘味刺激によるドーパミン神経の活性化を抑制する[17]。また，肥満になるとそうでないときと比べて好ましい味・栄養の食事（例えば，脂肪・糖・塩を豊富に含む）をしてもドーパミンの放出量が減少することが知られている。これを補うため，さらにたくさん食事をするという悪循環に陥る状態を，食物依存症とよび，過度の肥満状態でみられる[18]。

6.2.2 セロトニン

脳内でセロトニン神経の細胞体は大部分は脳幹の縫線核に存在している。縫線核にあるセロトニン神経は脳内の様々な部位に投射しているが，摂食行動に関連する部位としては視床下部，腹側被蓋野，眼窩前頭皮質などと連絡している。セロトニンは摂食や肥満の制御にも関与すると考えられている。例えば，セロトニンは視床下部弓状核の摂食亢進神経（AgRP神経）の活動を抑制するとともに，近接する摂食抑制神経（POMC神経）を活性化することで摂食を調節することが知られている[19]。また，延髄孤束核にもセロトニン受容体が発現しており摂食の抑制に寄与している[20]。一方，ドーパミン神経と同様にセロトニン神経の活動は甘味など好ましい刺激が起こった時に高まることから，中脳のドーパミンの報酬回路と並列して機能していると考えられる[21]。

7 摂食を抑制する仕組み

これまで主に，摂食を促進する仕組みについて説明してきたが，脳内には摂食を抑制する仕組みも存在する。摂食の抑制は心地よい感覚を伴うものと，不快感を伴うものが存在すると考えら

れる。前者の例は，適度な満腹感であり，後者の例は過度の満腹や風邪に伴う食欲不振があげられる。後脳の橋結合腕傍核には，摂食抑制ホルモンや食欲不振によって興奮する神経が存在しており，この神経の活動によって，不快感を伴う摂食抑制が生じることが知られている[22,23]。最近，心地よい感覚を伴う満腹による摂食抑制も結合腕傍核の神経が担っていることが明らかになった。興味深いことに，それらは不快感を伴う摂食抑制を誘導する神経とは異なる部位に存在していた[24]。したがって，結合腕傍核は快・不快いずれの感覚を伴う場合も摂食抑制シグナルを伝達することが明らかになった。また，視床下部弓状核のAgRP神経は結合腕傍核に投射し，摂食抑制神経の活動を抑制することで食欲を維持することが明らかになった[25]。

8 健康や生理状態が摂食行動に与える影響

空腹や満腹など日々の生理状態の変化だけではなく，肥満など長期的な体の変化によっても味や食物の嗜好性が変化することが知られている。例えば，肥満の人ほど脂質を含む食品をより好む傾向があることが知られている[26]。また，女性の場合，妊娠に伴って食物の好みが変化することも知られている。これら嗜好性の変化の原因の1つは，脳および末梢臓器で分泌されるホルモンの量やバランスの変化によると考えられている。例えば，脂肪組織から放出されるホルモンであるレプチンの受容体は脳内の様々な神経に発現しているが[6]，肥満が進行することで，これら神経のレプチン感受性が低下する。そのため，様々な神経の活動が変化するなかで，特にどの神経のレプチンに対する活動性の変化が摂食行動に影響を及ぼすかを明らかにすることが今後重要になるであろう。

9 今後の展望

食品は栄養・味・生体調節機能の3つを兼備するものである（図1）。これまでの食品科学では，これらの機能を栄養科学と味覚科学の別々の視点から研究してきた。前者の成果として，栄養・生体調節因子がどのように全身の臓器や消化器官に作用し，生体恒常性が維持されるのか（例えばホルモンや血糖値の制御）という「食と代謝」に関する理解が深まった。後者の成果として，呈味物質の受容・神経伝達機構の一端が（特に舌上の味覚受容体の同定により）明らかになった。一方，近年の脳科学の進展により，脳において栄養・生理状態と味の情報は統合され，食物の選択がなされることが明らかになってきた。また，中枢神経系は幾重ものネットワークを通じて摂食行動を厳密に制御すること，これらの神経は末梢の臓器と同様に栄養・生理状態に応じて，その活動レベルが複雑に変化することもわかってきた。

また，最新の神経科学においては，この複雑な神経ネットワークの活動を人工的に調節することで，神経活動の種類や強さによって味や食物の好みがどのように変化するのかを対応付けることが可能になりつつある。もし，この変化に必須な神経回路や分子機構を同定することができれ

ば，脳内で食物の機能性がどのように認知・評価されることで食物選択がなされ，摂食行動が起こるのかという食の認知・行動プロセスの一端が解明できるであろう（図4）。また，食の認知・行動プロセスの理解は，健康・生理状態の変化が食の選択・嗜好に及ぼす影響を解析する上でも有益だろう。

10 おわりに

近年，我が国をはじめ世界的にも急増しているメタボリックシンドロームやその予備群の人にとって，適切な質・量の食事を継続的にとることは健康状態の改善に大変有効であるが，食事を改善しようとしても，実際には病気になるまで高カロリー食を是正できないことが多い。この原因の1つは，肥満の人ほど脂質を好む傾向にあることである[26]。栄養や生理状態に呼応して，食物の嗜好性を変動させる神経回路や分子機構が解明されれば，このような状況の是正に役立つであろう。例えば，空腹時にカロリーを優先して摂取するように食行動を変化させる分子は，肥満状態の脳内では，空腹でなくとも活性化しており，常に高カロリーの食事を好むようになっている可能性がある。もし，この分子の活性を抑制する薬剤・食品成分が明らかになれば，これを用いて，嗜好性を調節し，健康的な食生活を送れるようになるだろう。

以上を要するに，摂食行動の脳内情報処理のメカニズムの研究は，きわめてタイムリーにしてグローバルな意義を持つうえ，様々なライフスタイルで生活する人々にとって「食と健康」に関する有益な科学情報を提供することができると期待される。

文　　献

1) D. A. Yarmolinsky *et al.*, *Cell* **139**, 234 (2009)
2) A. Carleton *et al.*, *Trends Neurosci* **33**, 326 (2010)
3) E. T. Rolls *et al.*, *Eur J Neurosci* **1**, 53 (1989)
4) H. R. Berthoud, *Physiol Behav* **91**, 486 (2007)
5) M. O. Dietrich *et al.*, *Nat Rev Drug Discov* **11**, 675 (2012)
6) G. J. Morton *et al.*, *Nat Rev Neurosci* **15**, 367 (2014)
7) J. T. Clark *et al.*, *Endocrinology* **115**, 427 (1984)
8) M. M. Hagan *et al.*, *Am J Physiol Regul Integr Comp Physiol* **279**, R47 (2000)
9) M. J. Krashes *et al.*, *Cell Metab* **18**, 588 (2013)
10) K. Nakajima *et al.*, *Nat Commun* **7**, 10268 (2016)
11) Y. Aponte *et al.*, *Nat Neurosci* **14**, 351 (2011)
12) M. J. Krashes *et al.*, *J Clin Invest* **121**, 1424 (2011)

13) S. Luquet *et al.*, *Science* **310**, 683 (2005)
14) G. D. Stuber *et al.*, *Nat Neurosci* **19**, 198 (2016)
15) Y. Mandelblat-Cerf *et al.*, *Elife* **4** e07122 (2015)
16) J. H. Jennings *et al.*, *Cell* **160**, 516 (2015)
17) A. I. Domingos *et al.*, *Nat Neurosci* **14**, 1562 (2011)
18) P. J. Kenny *et al.*, *Curr Opin Neurobiol* **23**, 535 (2013)
19) L. K. Heisler *et al.*, *Neuron* **51**, 239 (2006)
20) Q. Wu *et al.*, *Nature* **483**, 594 (2012)
21) Y. Li *et al.*, *Nat Commun* **7**, 10503 (2016)
22) M. E. Carter *et al.*, *J Neurosci* **35**, 4582 (2015)
23) M. E. Carter *et al.*, *Nature* **503**, 111 (2013)
24) A. S. Garfield *et al.*, *Nat Neurosci* **18**, 863 (2015)
25) Q. Wu *et al.*, *Cell* **137**, 1225 (2009)
26) D. J. Mela *et al.*, *Am J Clin Nutr* **53**, 908 (1991)

第6章 生理状態や食経験に起因する味嗜好性の変化

成川真隆*

1 はじめに

「食べる」という行為は生命を維持し，健康な生活を営む上で欠くことができない。おいしい食べ物を食べることは活力を生み出す根源であり，人生を豊かにしてくれる。我々は食べ物を口に入れたときに感じる味の違いにより，食べ物の状態を判断し，好ましい味であれば飲みこみ，受けつけられない味であれば摂食を中断する。食べ物に対する嗜好を決める要因として，味，におい，歯触りや温度，そして形状や色などが挙げられる。このうち味は，食物と直接接して生じる感覚であることから，嗜好性を決定する最も重要な要因といえる。

食べ物の味はその食物に固有の性質であるものの，疲れているときに甘いものがいつもよりおいしかったり，のどが渇いた時に飲むビールが心地よく感じられたりするように，味の感じ方は生理状態に強く依存している。一方で，子供の頃に食べられなかった食べ物が大人になると好きになったり，ある食べ物を食べて食中毒を起こすとその食べ物を受け付けなくなったりするように，年齢や食経験によっても好き嫌いは変化する。したがって，個人の食に対する嗜好性は変動しうるものであるといる。本稿では，生理状態の変化や食経験の有無に起因して生じる味嗜好性の変化について，我々が得た最近の知見を含め概説する。

2 本能的な味の嗜好性

食物の味は甘，酸，塩，苦，旨味の5つの基本味から構成される。辛味や渋味，えぐ味などは基本味ではなく，広義の味（食味）として位置づけられる。

基本味はそれぞれ，栄養学的な意味を持つとされている[1]。甘味は食物に含まれるエネルギー源を意味し，塩味はミネラル，旨味はタンパク質の存在を示す。生物はこれら味質を好み，積極的に摂取することから，嗜好性の味質といえる。一方，苦味や酸味は毒物の存在や未熟あるいは腐敗のシグナルを意味する。生物はこれら味質の摂取を避けることから，忌避性の味質といえる。官能評価の結果もこれと一致し[2]，嗜好性味質であるスクロース（甘味），塩化ナトリウム（塩味），グルタミン酸ナトリウム（旨味）に対する検知閾値はそれぞれ5 mM，1 mM，1 mM程度

---

* Masataka Narukawa 東京大学 大学院農学生命科学研究科 応用生命化学専攻
生物機能開発化学研究室 助教

第6章　生理状態や食経験に起因する味嗜好性の変化

であるのに対し，酒石酸（酸味）や硫酸キニーネ（苦味）に対する検知閾値はそれぞれ60 μM，2 μMと嗜好性味質の閾値に比べ著しく低い。これは忌避性味質に対する検出感度を上げ，有害な物質の摂取を避けるためだと考えられる。このように，味は食べ物を食べる・食べないを判断する材料となると言える。

　味の認識能力の獲得時期について興味深い知見が報告されている。Steinerは生後すぐの乳児に味溶液を与えた際の顔面表情の変化を観察した[3]。乳児に砂糖水をなめさせるとにこやかな表情を示すのに対し，酸っぱい溶液や苦い溶液の場合には顔をしかめたり口を大きく開けたりして，嫌悪性の表情を示すことを見出している。つまり，ヒトは生得的に味に対する嗜好性は獲得していると考えられる。しかし一方で，塩味に対する嗜好性は生後4ヶ月以降に確立することが報告されていることから[4]，基本味の識別能力の獲得時期は一様ではなく，味質によってタイムラグがあると考えられる。

3　食経験による嗜好性の変化

　新生児においても好きなものと嫌いなものとの味の違いを認識することができる。一方で，自分がおいしいと思ったものでも，他の人が必ずしもおいしいと思うわけではない。すなわち，食の嗜好性には個人差が存在する。食べ物の好き嫌いは様々な要因によって生まれてくるが，摂取時に感じた快・不快をもとにした繰り返しの学習，つまり食経験によっても影響される。

　Steinらは生後6ヶ月齢の乳児を対象とし，塩味に対する嗜好性テストを実施した[5]。離乳期にシリアルのような塩分を比較的多く含む食物を経験した乳児と，そうではない乳児に分けて分析した結果，塩分を含む食事の摂取経験がある乳児では食塩水に対する嗜好性が大きく上昇していた。さらにこの塩味に対する嗜好性の上昇が就学前まで継続することも報告している[5]。成人を対象とした香辛料の摂取頻度と嗜好性を調査したLudyらの報告では，香辛料の摂取頻度が低い被験者よりも高い被験者において，唐辛子に対する嗜好性が高いことが報告されている[6]。これらの報告は，個人における過去の食経験が嗜好性を変化させる可能性を強く支持しているといえる。

　我々の研究グループにおいても，食経験が味嗜好性に与える影響に関して評価を行っている。例えば，離乳期のマウスに強い甘味刺激を経験させることにより，成長後の甘味溶液に対する嗜好性が有意に上昇することを確認した（図1）。また，この嗜好性の上昇は甘味溶液に対してのみで観察され，苦味や酸味など他の基本味に対する嗜好性に大きな変化は見られなかったことから，嗜好性の上昇は過去に経験したことのある味質に対してのみ生じることがわかった。さらに，この嗜好性変化が離乳期のみで観察される効果かどうかを調べるために，生育ステージの異なるマウスを用いて評価を行った。その結果，成長期や成熟期のマウスを用いても同様に嗜好性変化が導かれた。したがって，食経験により導かれれる嗜好性の変化は時期特異的な作用ではないことが示唆される。

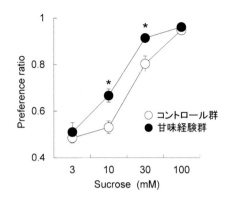

図1 食経験による味嗜好性の変化
甘味刺激を経験したマウスでは甘味溶液（Sucrose）に対する嗜好性が上昇した。*$p<0.05$（n=6）

一方，食あたりなどで腹痛や下痢などの消化器系の異常を生じると，強く長く続く不快感を経験してしまう。これをたった一度でも経験すると，それ以後同じものをなるべく避けるようになる。このような「ある食べ物を食べた後で不快な経験をすると，その食物の味やにおいを記憶にとどめ，嫌いになる」現象を味覚嫌悪学習と呼ぶ。これは過去に経験した嫌な記憶とそのとき食べた食べ物とが強く結びついてしまうために生じてしまう。この味覚嫌悪学習の成立に関しては多くの知見が蓄積されており，中枢の味覚伝導路の他に，扁桃体，側坐核や腹側淡蒼球といった報酬系回路の関与が示唆されている[7]。

4　食経験による脳内分子の発現変動

味や食感などの食関連情報は口腔内において受け取られた後に，大脳皮質の味覚野・体性感覚野に伝えられ，味や食感が認識される。このような食関連情報が処理される大脳の領域についてはある程度明らかにされているものの，食に関する情報が脳にどのような影響をもたらすかについて，これまでほとんど解析されてこなかった。一方で，食経験により嗜好性の変化が生じる多くのエビデンスから，食経験が脳神経回路に何らかの変化をもたらす可能性が考えられてきた。

味覚以外の感覚，例えば視覚や聴覚においては，幼少期の特定の時期に刺激を受けることで脳の関連領域が発達し，特別な能力を獲得するに至ることが示されている。視覚系では発達期における光刺激により大脳皮質の不可逆的な可塑性が生じ，ある特定の時期に光刺激の入力がないと，完全な視力の獲得ができないことが報告されている[8]。また聴覚においても絶対音感や語学能力など，我々の生活に直接関わるような能力の獲得に，幼少期の感覚刺激が必須なものとして認識されている[9]。一方，味覚に関連する現象については，味刺激がどのように脳に影響を与え，またそれが脳の発達にどう影響するのかという疑問に関するエビデンスはほとんど実証されてこなかった。そこで，我々の研究グループでは，哺乳類において生後の食環境が劇的に変化する離

第 6 章　生理状態や食経験に起因する味嗜好性の変化

乳期に着目し，離乳期マウスの食経験が脳に及ぼす効果について検証を行った[10, 11]。

　まず，離乳期の食刺激が脳内分子の発現変動に関与しうるかどうかについて DNA マイクロアレイ法を用いた網羅的解析を実施した[11]。離乳前後における大脳皮質食関連領域（一次味覚野および一次体性感覚野を含む領域）の遺伝子発現変動を調べた結果，ほとんどの遺伝子の発現プロファイルには離乳前後において有意な発現量変動が認められなかった一方で，離乳後の時間経過に伴い発現上昇・発現低下する一部の遺伝子群の存在が明らかとなった（図 2）。発現変動する遺伝子群には複数の即初期遺伝子が含まれており，離乳期における何らかの食刺激入力が大脳皮質食関連領域の可塑性をもたらす因子として機能することが示唆された。

　また，大脳皮質領域におけるタンパク質発現解析も実施した[9]。その結果，離乳期マウスが固形食を摂取し始める時期にシナプス関連タンパク質の一つである synaptosomal-associated protein 25（SNAP25）の蓄積量が増加することを見出した（図 3）[10]。SNAP25 は SNARE 複合体の構成要素であり，シナプス終末における神経伝達物質放出に関与していることから[12]，SNAP25 の発現変動は局所における神経伝達に変化が生じている可能性を示唆する結果といえる。さらに，マウスが味わったことのない新規刺激として甘味（サッカリン溶液）や辛味（カプサイシン溶液）を離乳期のマウスに与えたところ，どちらを与えた場合においても，食関連領域において SNAP25 が顕著に蓄積する様子が観察された[10]。その際の大脳皮質食関連領域における SNAP25 の局在は味刺激の種類によって局在パターンが異なる傾向が認められたことから，刺激の種類により異なる領域に影響を与えている可能性が示唆された。SNAP25 の発現はシナプス形成や神経細胞の成熟化とも関連するという報告があることから[13]，これらの結果は，特定の時期における食事経験が大脳皮質の食関連領域において，神経回路網を大きく変化させる可能性を強く示唆している。

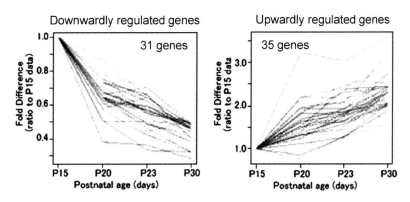

図 2　離乳期マウスの味覚野・体性感覚野の DNA マイクロアレイ解析
　離乳前後の時期において，31 遺伝子で発現量が低下した一方，35 遺伝子の発現量が上昇した。発現量が増加した遺伝子には即初期遺伝子群が含まれていた（文献 10 より引用）。

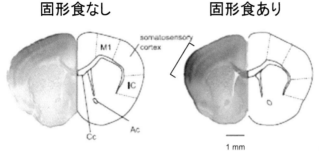

図3 固形食摂取と SNAP25 タンパク質蓄積との関連
固形食摂取により味覚野・体性感覚野において抗 SNAP25 抗体に対する
免疫反応が増加する（文献9より引用）。

5 母親から子に伝えられる味の記憶

　子どもの食嗜好性の形成は家庭，特に母親の食べているものに強く依存する。新生児は母乳から成長に必要な栄養を獲得する。母乳にはタンパク質や脂質，乳糖の他，グルタミン酸などのアミノ酸類，そしてナトリウムなどのミネラル類などの呈味成分が含まれている。その組成は季節や泌乳時期，そして何よりも母親の食事内容により影響を受けるため[14]，母親の食習慣は子供の嗜好性を形成する上で大きなウエイトを占めるということが分かってきた。

　ヒトにおいては胎生3ヶ月齢以降の時期に味蕾の形成が認められており[15]，胎児期にはすでに羊水を通じて味を感じることができると考えられる。動物実験では妊娠期の母親の食事は生まれてきた子供の嗜好性にも影響を与えることが示されている。高ショ糖・高脂肪食で飼育したラットから生まれた仔の味嗜好性を調査した実験においては，高脂肪・高ショ糖食を与えた母から生まれた仔ラットは，通常食を与えた母から生まれた仔に比べ，脂肪に対する嗜好性が上昇していた[16]。また，妊娠・授乳期の母マウスを人工甘味料を含む餌で飼育したところ，その母親から生まれた仔マウスの人工甘味料に対する嗜好性が上昇することも報告されている[17]。同様の報告が匂い刺激に関しても報告されており，ヒトで妊娠中の母親が経験した匂いをその子供が嫌がらないことや[18]，母が摂取した匂い物質に対する嗜好性が仔マウスで高まることなども報告されている[19]。よって，生まれる前から食べ物の味や匂い刺激に対するすり込みが生じており，これが成長とともに強化され，子に受け継がれていくと考えられる。

第6章 生理状態や食経験に起因する味嗜好性の変化

6 栄養状態に起因した味嗜好性変化

　食経験や食環境と同じく，栄養状態も味嗜好性に影響を与える．特にビタミンやミネラル欠乏は味覚感受性に大きな影響を与えることが知られている．その中でも，亜鉛欠乏と味覚感受性の関係に関して数多くの知見が得られている．

　最近我が国において，味覚減衰や味覚脱失などの味覚障害の患者数が増加しているが，この主な原因として亜鉛の欠乏が挙げられている[20]．味覚障害の症状を示した一部の患者においては，亜鉛サプリメントを服用することで症状の改善が認められている[20]．亜鉛欠乏状態では味細胞先端部の微絨毛の断裂や細胞内の空胞変性など味細胞の形態学的な変化が出現する．また，亜鉛欠乏により味細胞の代謝速度の遅延も報告されている[21,22]．よって，亜鉛欠乏では味細胞の異常により，味に対する感受性が低下するという可能性が考えられている．この味覚障害発現に味覚関連分子の味細胞における発現量の変化が関与するのかについて，我々はモデル動物を用いた in situ hybridization 法により検討を行った．その結果，亜鉛欠乏ラットと通常ラットで味覚関連分子のmRNA発現に著しい差は認められなかった（未発表データ）．しかし一方で，亜鉛欠乏ラットにおいて苦味受容体の発現量の低下を報告している結果もあることから[23]，亜鉛欠乏による味細胞の形態や代謝速度の変化が味関連分子の発現量を変化させるのかについて，更なる検討が必要であると考えられる．

　亜鉛欠乏状態では味を伝える味覚神経の応答の低下とともに，味嗜好性が変化することが知られている[24,25]．基本味の中でも，特に食塩に対する嗜好性が著しく変化し，亜鉛欠乏状態では塩に対する嗜好性が増加する（図4）[25]．この食塩に対する嗜好性の変化は亜鉛欠乏食で飼育するとわずか数日で検出されること，また通常食に戻すことで速やかに回復することから[25]，塩味嗜好性の変化は食事中の亜鉛不足をただちに反映すると考えられる．また，亜鉛欠乏による嗜好性

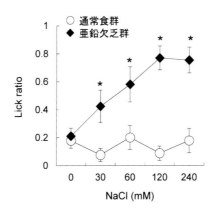

図4　亜鉛欠乏による塩味（NaCl）に対する嗜好性の変化
亜鉛欠乏状態ではNaClに対する嗜好性が著しく増加する．
*$p<0.05$（n = 10）

変化の発症機構を明らかにするため，味覚情報伝達の中継を行い，自律神経の中枢でもある間脳における遺伝子発現プロファイルについても解析した[25]。その結果，亜鉛欠乏により，ホルモン応答性や栄養素応答性に関わる分子を含む200遺伝子で発現量の有意な変化が認められた。これら遺伝子のうち，およそ8割の遺伝子で亜鉛欠乏状態の回復により発現量が通常レベルに戻ることも確認され，行動レベルで見られた嗜好性変化が，発現遺伝子の側面からも観察されることが判明した。今後，これら変動遺伝子について詳細に解析し，亜鉛欠乏における味覚感受性変化のメカニズムについて明らかにしていく予定である。

7 加齢による味感受性の変化

加齢と味感受性の関係は古くから研究されている。例えば，Mojetらは五基本味で認知閾値を検査し，高齢者で塩味，旨味，酸味と甘味に対する閾値が上昇することを報告している[26]。また，Mooreらは高齢者で甘味閾値の上昇を観察しており[27]，加齢により味感受性が変化することが強く示唆されている。しかし一方で，Weiffenbachらは高齢者で塩味や苦味に対する閾値が上昇するものの，甘味や酸味に対する閾値に変化はないと報告している[28]。また，HydeとFellerは高齢者が酸味と苦味に対する感受性が低下する一方で，塩味と甘味に対する感受性に差はないと報告している[29]。このように加齢が味覚感受性に与える影響に関して，統一的な見解は得られていない。この理由として，各実験間における実験手法の違いと共に，被験者の背景が強く影響していることが考えられる。高齢者を対象とした場合，被験者の飲酒・喫煙歴，薬剤服用の有無などが若齢者と比べ著しく異なる。そのため，個々人のばらつきが大きく，結果として，加齢が味覚感受性に与える影響を正確に評価することが困難になると考えられる。

一方，加齢による味感受性が変化する主な原因として，味を検出する味細胞の数の減少が考えられている[30]。さらに，加齢により口腔内の感覚能力も低下することから[31]，加齢による味覚感受性の変化には味覚器だけではなく，体内の代謝機構の変化も含めた様々な要因が複合的に作用していると考えられる。

8 おわりに

これまでに示した例のほかにも，運動，ストレス，妊娠や性周期なども味覚に影響を与えることが知られている[32〜36]。生理状態の変化は，老化や栄養状態のように長い時間をかけて顕在化するものもあれば，運動やストレスのような短時間で生じるものもある。長い時間を要する変化は，味覚機能の変化に末梢の味受容器の変化を伴う場合が考えられるが，短時間で導かれるものは末梢の変化を伴うとは考えにくい。したがって，生理状態を反映し，味シグナルを修飾する何らかの因子の存在が考えられる。

近年，レプチンやグルカゴン様ペプチド-1（GLP-1）といった様々な摂食関連ホルモンが味

第6章 生理状態や食経験に起因する味嗜好性の変化

表1 血清因子の味覚修飾に関する知見

血清因子	味覚修飾作用	文献
Leptin	Sweet ↓	Kawai et al., 2000 ; Yoshida et al, 2013
GLP-1	Sweet ↑	Shin et al., 2008 ; Takai et al., 2015
Endocannabinoids	Sweet ↑	Yoshida et al., 2010
Angiotensin II	Salt ↓, Sweet ↑	Shigemura et al., 2013
Ghrelin	Salt ↓, Lipid ↑	Cai et al., 2013
Oxytocin	Sweet ↓	Sinclair et al., 2010

覚感受性を変化させるという可能性が報告されている[37～44]（表1）。この理由として，味細胞にレプチンやGLP-1などに対する各種ホルモン受容体が発現しており，食事摂取や生理状態による血中のホルモン濃度の変化を感知することで，味感受性を変化させていることが考えられている。このことは血清因子が生理状態の変化に伴う味嗜好性の変化に関与する可能性を強く示唆する。

我々の研究成果から，幼少期における食刺激が大脳の神経回路網を変化させうることが示唆された。嗜好性の変化はどの年代でも起こる可能性があるものの，幼少期に何を食べたかということは，その後の人生に長く影響を与えてしまう。将来的には，幼少期における食経験がどのようにして大脳の味覚関連領域に影響を及ぼし，それが大人になってからの食行動・味覚感度にどのように影響するかといった知見を集積することで，我々が幼少期において，いつ，どのようなものを食べ始めるべきかという疑問に対するエビデンスを提案していきたいと考えている。

文　献

1) D. A. Yarmolinsky et al., Cell, **139**, 234 (2009)
2) 山口静ほか，日本味と匂学会誌，**2**, 467 (1995)
3) J. E. Steiner, Ann. N. Y. Aca. Sci., **237**, 229 (1974)
4) G. K. Beauchamp et al., Am. J. Clin. Nutr., **95**, 123 (2012)
5) L. J. Stein et al., Am. J. Clin. Nutr., **95**, 123 (2012)
6) M. J. Ludy and R. D. Mattes, Appetite, **58**, 19 (2012)
7) 乾賢ほか，日本味と匂学会誌，**16**, 141 (2009)
8) T. N. Wiesel and D. H. Hubel, J. Neurophysiol., **26**, 1003 (1963)
9) A. Kral, Neuroscience, **247**, 117 (2013)
10) S. Kawakami et al., Neuroscience, **218**, 326 (2012)
11) N. Maeda et al., Biochem. Biophys. Res. Commun., **431**, 437 (2013)
12) Jahn R, Lang T, and Sudhof TC, Cell, **112**, 519 (2003)

13) S. Catsicas et al., *Proc. Natl. Acad. Sci. U. S. A.*, **88**, 785 (1991)
14) 磯村晴ほか，母性衛生，**47**, 616 (2007)
15) 真栄城徳，耳鼻咽喉科臨床，**58**, 471 (1965)
16) Ong ZY, and Muhlhausler BS, *Faseb Journal*, **25**, 2167 (2011)
17) Z. Y. Ong and B. S. Muhlhausler, *Faseb J.*, **25**, 2167 (2011)
18) E. Underwood, *Science*, **345**, 750 (2014)
19) J. Todrank et al., *Proc. Biol. Sci.*, **278**, 1949 (2011)
20) 阪上雅，医学のあゆみ，**214**, 275 (2005)
21) T. Kobayashi and H. Tomita, *Chem. Senses*, **8**, 253 (1984)
22) H. Hamano et al., *Biofactors*, **28**, 185 (2006)
23) H. Sekine et al., *Laryngoscope*, **122**, 2411 (2012)
24) T. Goto et al., *J. Nutr.*, **131**, 305 (2001)
25) S. Okada et al., *Biofactors*, **38**, 203 (2012)
26) J. Mojet et al., *Chem. Senses*, **26**, 845 (2001)
27) L. M. Moore et al., *J. Gerontol.*, **37**, 64 (1982)
28) J. M. Weiffenbach et al., *J. Gerontol.*, **37**, 372 (1982)
29) R. J. Hyde and R. P. Feller, *Neurobiol. Aging*, **2**, 315 (1981)
30) L. B. Arey et al., *Anat. Rec.*, **64**, 9 (1935)
31) 櫻井晶ほか，新潟歯学会雑誌，**39**, 143 (2009)
32) M. Narukawa et al., *Food Sci. Technol. Res.*, **15**, 195 (2009)
33) M. Narukawa et al., *Food Sci. Technol. Res.*, **16**, 513 (2010)
34) M. Nakagawa et al., *Chem. Senses*, **21**, 195 (1996)
35) 久我むつみ，日本耳鼻咽喉科学會會報，**99**, 1208 (1996)
36) 喜多村尚ほか，日本栄養・食糧学会誌，**62**, 291 (2009)
37) K. Kawai et al., *Proc. Natl. Acad. Sci. U. S. A.*, **97**, 11044 (2000)
38) R. Yoshida et al., *Diabetes.*, **64**, 3751 (2013)
39) Y. K. Shin et al., *J. Neurochem.*, **106**, 455 (2008)
40) S. Takai et al., *FASEB J.*, **29**, 2268 (2015)
41) R. Yoshida et al., *Proc. Natl. Acad. Sci. U. S. A.*, **107**, 935 (2010)
42) N. Shigemura et al., *J. Neurosci.*, **33**, 6267 (2013)
43) H. Cai et al., *Plos One*, **8**, e76553 (2013)
44) M. S. Sinclair et al., *Physiol. Behav.*, **141**, 103 (2015)

第7章　レプチンによる甘味感受性調節機構

吉田竜介[*1]，二ノ宮裕三[*2]

1　はじめに

　ヒトやマウスでは先天的に甘味やうま味，適度な塩味を嗜好し，苦味や酸味，強い塩味を忌避する。これら味覚は飲食物中に含まれる化学物質により生じ，体内で必要とされるエネルギーやミネラル，体内に取り込むと有害な毒物などを検知し，その取捨選択のための重要な情報となる。近年の研究により，味覚感受性は常に一定というわけではなく，体内外の様々な因子（温度や体内エネルギー・ミネラル環境を伝えるホルモンなど）による調節を受け，体内環境を維持するよう適切に機能することが明らかとなってきた。このような味覚を調節する因子の中で，最初に明らかとされたのが飽食ホルモンであるレプチンの味覚感受性に対する効果である。本稿ではレプチンによる味覚感受性調節機構について最新の知見を交え概説する。

2　レプチン

　レプチンは食欲や代謝を調節する代表的なホルモンの1つで，脂肪細胞より分泌され，主に視床下部に存在する受容体を介し食欲を抑制し，さらに交感神経の活性化により熱産生量を増加させ脂肪量を減少させる。このようにレプチンは抗肥満作用を有する。レプチンは1994年にFriedmanらにより発見され，肥満遺伝子 ob がコードする約16 kDaのタンパク質分子であることが明らかとなった[1]。その遺伝子に変異を持つ ob/ob マウスはレプチンの持つ抗肥満作用が失われることで，過度の肥満を呈する。レプチンの受容体（Ob-R）には幾つかのスプライシングバリアントが存在することが知られており，なかでもOb-Rbが機能的受容体であると考えられている[2]。レプチン受容体はマウスでは第4染色体に存在する db 遺伝子によりコードされ，この遺伝子の変異マウスである db/db マウスも ob/ob マウスと同様，過度の肥満を呈する（図1）。ヒトでもレプチン遺伝子異常症やレプチン受容体遺伝子異常症の家系が見つかっており，著しい肥満を呈することから，レプチンシグナルの作用不足は肥満発症に重要な役割を持つと考えられている。

[*1]　Ryusuke Yoshida　九州大学大学院　歯学研究院　口腔機能解析学分野；歯学部OBT研究センター

[*2]　Yuzo Ninomiya　九州大学　味覚・嗅覚センサ研究開発センター；米国モネル化学感覚センター

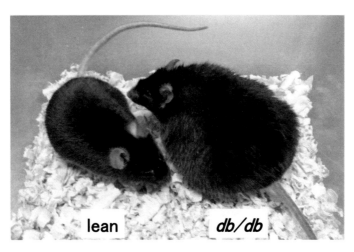

図1 野生型マウス(左)と db/db マウス(右)

3 レプチンと味覚感受性

　レプチンと味覚感受性との関連についての研究は，1980年代のマウス遺伝学の研究に端を発する。当時，C57BL/6系統とBALB/c系統のマウスを交配しF1を得て，F1同士を交雑させたF2の遺伝解析を行い，マウス第4染色体の毛色遺伝子(ブラウン)とアミノ酸の甘味感受性が連鎖することを発見し，その甘味感受性遺伝子(dpa)が第4染色体にあることが推定された[3]。また同じ第4染色体にあるdb遺伝子の変異により糖尿病発症以前に膵臓β細胞が高いグルコース感受性を示すことが報告されていた[4]。これらのことから，db遺伝子がグルコース(甘味)の感受性に影響する可能性が考えられ，db/dbマウスの味覚応答を解析した。野生型マウスとdb/dbマウスを用い，様々な味刺激に対する鼓索神経応答を記録すると，NaCl(塩味)やHCl(酸味)，キニーネ(苦味)に対する神経応答は野生型マウスとdb/dbマウスで差は見られなかったが，シュクロース，フルクトース，グルコース，マルトースといった糖に対する応答やサッカリンなど人工甘味料に対する応答がdb/dbマウスで増大していた[5~7](図2)。また，2瓶法により行動応答を調べると，db/dbマウスは野生型マウスと比較し糖に対し高い嗜好性を示した。肥満・糖尿病発症以前の幼児マウス(7～9日齢)において鼓索神経応答を記録すると，やはりdb/dbマウスは野生型マウスと比較し大きな糖応答を示した。さらに，ストレプトゾトシンを投与し人工的に糖尿病を発症させたマウスではこのような糖に対する鼓索神経応答の増大は見られなかった(図2)。これらの結果から，db遺伝子の働きにより甘味応答の増大が生じていることが示唆された。しかし，その当時はまだdb遺伝子がコードする分子については不明であった。

　db遺伝子がレプチン受容体をコードすることが判明すると，その変異が甘味応答の増大に繋がることから，レプチンが甘味感受性に影響を与えるという仮説が立てられた。これを検証するため，マウス味覚応答に対するレプチン投与の影響について調べた[7]。レプチンを野生型マウス

第7章　レプチンによる甘味感受性調節機構

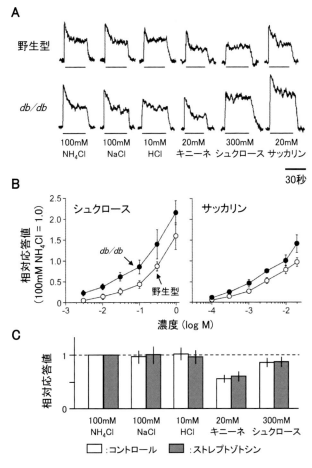

図2　db/db マウス味覚応答（文献7より引用・改変）
A：野生型マウスと db/db マウスの鼓索神経応答例，B：野生型マウスと db/db マウスのシュクロースとサッカリンに対する鼓索神経濃度応答，C：ストレプトゾトシン誘導糖尿病マウスとコントロールマウスにおける鼓索神経応答

に腹腔内投与すると，NaCl, HCl, キニーネといった味物質に対する鼓索神経応答は変化しなかったが，シュクロースやサッカリンといった甘味物質に対する鼓索神経応答は有意に抑制された（図3）。db/db マウスでは高濃度レプチン（500 ng/g 体重）を投与しても甘味刺激に対する鼓索神経応答に変化は見られなかった。レプチンの甘味抑制効果はマウスの短時間リック応答を調べた場合にも観察された[8]。また，各鼓索神経線維の味覚応答に対するレプチンの効果を調べると，甘味ベスト線維の応答のみレプチンにより抑制された。このように，レプチンはマウスの甘味応答を選択的に抑制することが明らかとなった。野生型マウスにおいて血漿レプチン濃度とシュクロースに対する鼓索神経応答との関連性を調べると，血漿レプチン濃度が増加するに伴い甘味応答が低下するが，その効果はおよそ 10～15 ng/ml の濃度で最大に達していた。受容体変

おいしさの科学的評価・測定法と応用展開

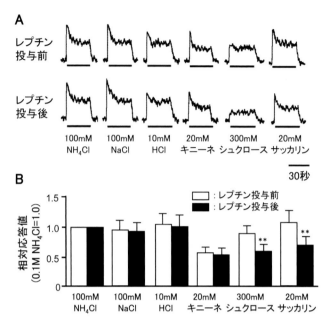

図3 鼓索神経応答に対するレプチンの効果（文献8より引用・改変）
A：レプチン投与前後の野生型マウスの鼓索神経応答例，B：鼓索神経応答に対するレプチンの効果

異 db/db マウスではレプチンによる甘味抑制が生じず，脱抑制により甘味応答の増大が生じている可能性が考えられた。

4 レプチンによる甘味抑制機構

レプチンの甘味抑制効果は鼓索神経線維の応答でも見られたことから，レプチンは末梢の味細胞に働きその効果を発揮すると考えられた。機能的レプチン受容体である Ob-Rb の発現を味蕾内で検索すると，RT-PCR や in situ hybridization によって味細胞に Ob-Rb が発現することが明らかとなった[8,9]。近年，Ob-Rb 発現細胞で yellow fluorescent protein（YFP）を発現する遺伝子改変マウス（LepRb-YFP マウス）を用い味蕾での YFP 発現が調べられ，phospholipase C β2（PLCβ2）を発現する味細胞に YFP の発現が見られることが示されている[10]。味蕾内では，味細胞は形態学的に大きく4つのタイプ（I～IV 型）に分類されており，PLCβ2 はその中でも II 型細胞に発現する。II 型細胞はその他にも甘味・うま味受容体（T1R2/T1R3，T1R1/T1R3），苦味受容体（T2R），gustducin, transient receptor potential channel M5（TRPM5）といった甘味，うま味，苦味の受容に関わる受容体やシグナル分子を発現している。さらに詳細に味蕾内での Ob-Rb の発現パターンを調べると，Ob-Rb の発現は主に甘味・うま味受容体コンポーネントである T1R3 を発現する味細胞に見られ，酸や電解質の受容に関わると考えられる III 型細胞

第7章 レプチンによる甘味感受性調節機構

のマーカーである glutamate decarboxylase 67（GAD67）やグリア様細胞と考えられる I 型細胞のマーカーである glutamate aspartate transporter（GLAST）を発現する味細胞では見られなかった[11]。すなわち，レプチン受容体 Ob-Rb は甘味受容体発現味細胞で機能する可能性が示された。

　T1R3 発現細胞が green fluorescent protein（GFP）を発現する T1R3-GFP マウス，GAD67 発現細胞が GFP を発現する GAD67-GFP マウス，gustducin 発現細胞が GFP を発現する gustducin-GFP マウスといった遺伝子改変マウスを用いることで GFP 発現味細胞を同定し，その味応答を記録することが出来る[12]。これらマウスを用い甘味（T1R3-GFP 味細胞），酸味（GAD67-GFP 味細胞），苦味細胞（gustducin-GFP 味細胞）の味応答に対するレプチンの効果を解析すると，GAD67-GFP 味細胞の HCl 応答や gustducin-GFP 味細胞のキニーネ応答はレプチン投与の影響を受けなかった。一方，T1R3-GFP 味細胞の甘味物質（サッカリン，シュクロース，シュクラロース）に対する応答は，およそ半数の細胞でレプチンにより抑制された[11]（図4）。その効果は濃度依存的で，10〜15 ng/ml で最大に達した。このレプチンの効果範囲は甘味神経

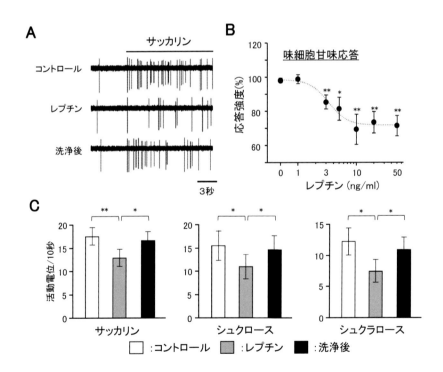

図4　甘味細胞の応答に対するレプチンの効果（文献 11 より引用・改変）
A：T1R3-GFP 味細胞のサッカリン応答に対するレプチンの効果，B：レプチンの甘味細胞応答に対する抑制効果を示す濃度応答曲線，C：T1R3-GFP 味細胞の各種甘味物質応答に対するレプチンの効果

応答に対するレプチンの効果範囲と一致する。味細胞を効果範囲（1～10 ng/ml）のレプチンで順応させ，その後更に高濃度のレプチンを与えた場合，1～5 ng/mlで順応させると更に高濃度のレプチンにより甘味応答の抑制が見られたが，10 ng/mlに順応させた場合は更に高濃度のレプチンを与えても甘味応答の抑制効果は見られなかった。通常マウスの血漿レプチン濃度は～10 ng/mlであることから，レプチンはその生理的濃度範囲で甘味感受性を調節することができると考えられる。

　レプチンの効果が味細胞に発現するレプチン受容体を介し生じるかを検討するため，db/dbマウスとT1R3-GFPマウスを掛け合わせdb/db, T1R3-GFPマウスを作成し，そのGFP発現味細胞の甘味応答に対するレプチンの効果を調べると，レプチンによる応答抑制効果は見られなかった。また，味細胞の甘味応答に対するレプチンの抑制効果はレプチンアンタゴニスト（mutant L39A/D40A/F41A）投与により阻害された。これらの結果から，レプチンの甘味抑制効果は甘味細胞（T1R3発現細胞）に発現するOb-Rbを介し生じると考えられる。以前の研究で，我々は単離味細胞にレプチンを投与するとKチャネルが活性化されることを報告していた[8]。また，ラットのインシュリン分泌細胞（CRI-G1細胞）やマウスの膵臓β細胞，ラットの視床下部ニューロンではKチャネルの一種であるATP感受性Kチャネル（K_{ATP}チャネル）がレプチンにより活性化されることが報告されていた[13～15]。更に近年，このK_{ATP}チャネルが味蕾内で主にT1R3発現細胞に発現することが報告された[16]。これらの証拠から，レプチンは味細胞においてもK_{ATP}チャネルを活性化することにより甘味抑制効果を発揮する可能性が考えられた。K_{ATP}チャネルは2種類のサブユニット（スルフォニルウレア受容体SURと内向き整流性KチャネルKir6）により構成される。このうちSUR1とT1R3およびOb-Rbの味蕾内での共発現パターンを検索すると，T1R3とOb-Rbの両方を発現するほぼ全ての細胞がSUR1を発現していたことから，甘味受容体，レプチン受容体，K_{ATP}チャネルの3者が同じ細胞に存在すると考えられる[11]。味細胞において，レプチンの甘味応答抑制に対するK_{ATP}チャネル阻害剤（glibenclamide）の効果を調べると，レプチンの甘味抑制効果はglibenclamideによって濃度依存的に阻害された。一方K_{ATP}チャネル活性化剤（diazoxide）を投与すると，それだけで甘味応答抑制効果が見られた。これらの結果から，レプチンは甘味細胞に発現するK_{ATP}チャネルを活性化させることで甘味応答を抑制するものと考えられる。

　しかしながら，レプチン受容体とK_{ATP}チャネル活性化を結びつける細胞内情報伝達系については未だ不明な点が多い。CRI-G1細胞や視床下部ニューロンではphosphoinositide 3-kinase（PI3K）がK_{ATP}チャネルの活性化に重要であることが示されている[17,18]。また別の研究では，レプチンがphosphatase and tensin homolog deleted from chromosome 10（PTEN）を抑制することでK_{ATP}チャネルを活性化することが示されている[14]。近年，膵臓β細胞ではレプチンがAMP-activated protein kinase（AMPK）やcAMP-dependent protein kinase（PKA）を介しOb-Rbの細胞膜への移行を促進することが報告されている[19,20]。これらのメカニズムがレプチン受容体とK_{ATP}チャネル活性化を結びつける鍵となっていると考えられる。

第7章 レプチンによる甘味感受性調節機構

5 レプチンによる甘味抑制と肥満

　先ほども示したように，通常マウスの血漿レプチン濃度は〜10 ng/mlであり，レプチンの味細胞への効果範囲と一致する。すなわち通常マウスでは血中レプチンにより甘味感受性が調節されている可能性が考えられる。実際血中のレプチンが甘味感受性調節に寄与するかを明らかとするため，通常マウスにレプチンアンタゴニストを投与した場合の味覚神経応答について解析した[21]。レプチンを投与した場合と逆に，甘味刺激に対する鼓索神経応答はレプチンアンタゴニスト投与により増大した。その効果は甘味に対し選択的で，塩味，酸味，苦味，うま味応答には影響を与えなかった。マウスを24時間絶食させると血漿レプチン濃度は低下する（絶食：2.46±0.16 ng/ml，普通食：5.22±0.16 ng/ml）。この絶食マウスにレプチンアンタゴニストを投与し味覚神経応答を調べると，甘味に対する神経応答は非投与群と比較し差が無かった。絶食マウスでもレプチン投与による甘味抑制効果は見られたことから，絶食によりレプチンの効果自体がなくなったわけではなく，血中レプチンが低下することで甘味抑制効果が発揮されていないと考えられる。

　レプチンの血中濃度は体脂肪量と正の相関を示すため，肥満になると血中レプチン濃度は増加する。このような肥満マウスでレプチンの甘味効果がどのように変化するのかについて調べた。マウスに摂取カロリーの60%が脂質由来となる高脂肪食を与え続けると，通常食を与え続けたマウスと比較して体重が大幅に増加し，肥満を呈する（Diet induced obesity, DIO）。この肥満モデルを利用することで，健常から肥満への移行過程を再現することができる。通常食を与えたマウスではレプチンアンタゴニストによる甘味応答の増大が見られたが，4〜8週間高脂肪食を与えたマウスではレプチンアンタゴニスト投与の甘味応答に対する効果が徐々に弱くなり，8〜12週間高脂肪食を与えることでその効果はほぼ消失した[21]。その分岐点は血漿レプチン濃度がおよそ20 ng/mlあたりで，この濃度ではすでにレプチンの甘味抑制効果は飽和状態（10〜15 ng/mlで最大）に達している（図5）。同様に12週間高脂肪食を与えたT1R3-GFPマウスのT1R3-GFP味細胞では甘味応答に対するレプチンの効果が消失していた[11]。これらの結果は，肥満により血中レプチン濃度が慢性的に増大することで味細胞においてレプチン抵抗性が形成され，レプチンによる甘味調節機構が破綻している可能性が考えられる。

　我々はレプチンとは逆に甘味応答を増強する因子として内因性カンナビノイドの効果を明らかとしている。内因性カンナビノイドは中枢でレプチンと拮抗し摂食促進に働き，血中濃度もレプチンと負の相関を示すことが報告されている。内因性カンナビノイドも甘味細胞に働きかけ，カンナビノイド受容体（CB_1）を介し甘味細胞の味応答を増大させる[22]。通常食を与えたマウスにCB_1阻害薬であるAM251を投与してもその効果は見られないことから，内因性カンナビノイドは通常生体内で慢性的には機能していないと考えられる[21]。しかし，高脂肪食を与え肥満誘導するとAM251投与により甘味応答が抑制されるように変化する（図5）。同様にレプチン受容体変異マウスである*db/db*マウスでもAM251により甘味応答は抑制される。このように，肥満に

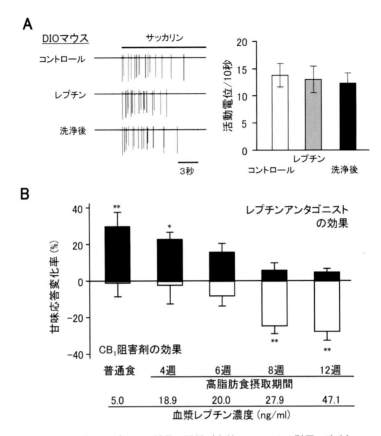

図5 肥満とレプチンの効果の関係（文献 11, 13 より引用・改変）
A：肥満誘導マウス（DIO マウス）の甘味細胞サッカリン応答に対するレプチンの効果，B：DIO マウスにおけるシュクロース鼓索神経応答に対するレプチン受容体阻害剤およびカンナビノイド受容体阻害剤の効果の変遷

従ってレプチン系が破綻するのみならず，逆の効果を持つ内因性カンナビノイドの効果が顕在化してくる．内因性カンナビノイドである 2-arachidonoyl glycerol（2-AG）は生体内では diacylglycerol lipase（DAGL）の働きにより合成され，monoacylglycerol lipase（MAGL）により分解される．これら 2-AG 合成・分解酵素の発現を味蕾内で検索すると，*db/db* マウスでは野生型マウスと比較し合成酵素である DAGL の発現細胞数が増加し，分解酵素である MAGL の発現には差が見られなかった[21]．これは，*db/db* マウスでより多くの 2-AG が産生される可能性を示し，実際，*db/db* マウスの味蕾を含む舌組織の 2-AG 濃度は野生型マウスの約 2 倍であった．このように，2-AG 合成はレプチン制御下の野生型マウスでは抑制され，レプチン機能破綻に伴い増加する可能性が示唆される．

第7章　レプチンによる甘味感受性調節機構

6　ヒト味覚感受性とレプチンの関係

　レプチンが甘味応答を抑制する論文を発表したとき，臨床医学誌のランセットに"レプチンの味覚への効果はダイエットがなぜ難しいのを説明する"と紹介された。すなわち，ダイエットで痩せると体脂肪が減少し血中レプチン濃度が低下することにより甘味感度は上昇し，食べ物がよりおいしく感じるようになる。そのため摂取量が増加し，体重が増加してしまうという考え方である。論文ではマウスのデータを示していたが，実際にヒトでレプチンが甘味感受性に影響を及ぼすかはまだ不明であった。

　血中レプチン濃度は体脂肪量（肥満度）に応じて高くなるが，各個体においても日内変動することが知られている[23,24]。レプチンはインスリンなどと異なり3食に伴い変化せず，ヒトの場合朝低く夜高いという日内変動を示す。ただし，食事との関連性も存在し，朝食を抜くと血中レプチン濃度の増加が生じず，また朝食に高炭水化物食を取るとその上昇が急になる。この各個体におけるレプチンの日内変動と食事のタイミングによるそのシフトを利用し，健康成人における血中レプチン濃度と味覚感受性との関連を調べた[25]。実験では，健常非肥満者（BMI：16.7～24.8）を3食摂取する群，朝食を抜いた2食を摂取する群，朝食と昼食を抜いた1食を摂取する群の3群に分け，8～22時に渡り全部で7回（8時，〈朝食〉，9時半，12時，〈昼食〉，14時，17時，〈夕食〉，19時，22時）採血と各種味溶液に対する味覚認知閾値を調べた。血中レプチン濃度は，3食摂取群では朝低く夜高いリズムを示し，2食摂取群ではそのリズムが右にシフトし昼に最も低くなり，1食摂取群ではリズムがなくなりほぼフラットになった。このレプチンの日内変動に対応しシュクロースやグルコースの認知閾値は変動し，3食摂取群では朝低く夜高くなり，2食摂取群ではリズムの右方シフトが，1食摂取群ではリズムの消失が見られた（図6）。しかし他の味物質（NaCl，クエン酸，キニーネ，グルタミン酸ナトリウム）に対する認知閾値は有意な日内変動を示さなかった。この結果は，健常ヒトにおいても血中レプチンにより甘味感受性が調節されることを示している。また，食後血糖値の変動は3食摂取で小さく，2食摂取では昼食後が大きく，1食摂取では夕食後に非常に大きくなった。これは，レプチン濃度の低下が食後血糖値の一過性の上昇を招くことを示唆し，レプチンは口腔での甘味感受性と共に消化管における糖吸収も同調して調節していると推測される。

　血中レプチン濃度と甘味認知閾値の相関をBMI＞25.0の肥満者で調べると，血中レプチン濃度は朝低く夜高い日内変動を示したが，シュクロースやグルコースの認知閾値の日内変動は見られなかった。これら肥満者の平均血中レプチン濃度は20 ng/mlを超えており，これはマウスで既にレプチンの効果が頭打ちになる濃度である。このように血中レプチン濃度が高い肥満者ではレプチンが変動してもそれに伴って甘味認知閾値は変化しない。また肥満マウスと同様，これら肥満者では味細胞でレプチン抵抗性が形成され，レプチンの効果自体が消失している可能性も考えられる。

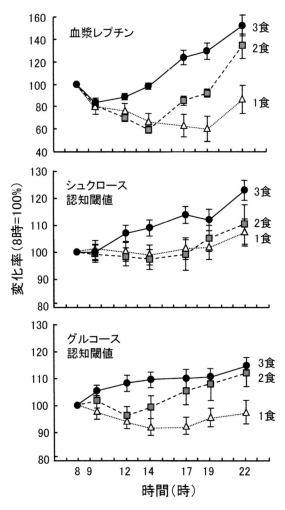

図6 健康ヒト（BMI：16.7〜24.8）における血漿レプチン濃度とシュクロース・グルコース認知閾値の日内変動（文献25より引用・改変）

7 腸管内分泌細胞モデルにおけるレプチンの効果

近年，味覚の受容体は味細胞のみならず全身の様々な器官に発現し，様々な機能に関連することが明らかとなりつつある。中でも口腔と繋がる腸管では腸管内分泌細胞にT1Rやgustducin，TRPM5などの味覚関連分子が発現し，味物質への応答に関わると考えられる。しかし，腸管内分泌細胞の味物質に対する応答を直接測定するような研究は未だ無く，それら細胞に由来する培養細胞（STC-1やGLUTag細胞）を利用した研究が行われている。マウス腸管内分泌細胞由来のSTC-1細胞はT1R，gustducin，TRPM5に加え，レプチン受容体Ob-RbやK_{ATP}チャネルサブユニットSUR1も発現する。STC-1細胞の味応答を調べると，甘味物質に対する応答はマウ

第7章 レプチンによる甘味感受性調節機構

スの甘味阻害物質であるグルマリンによって抑制される。その甘味応答は味細胞と同じくレプチン投与により濃度依存的に抑制され，また甘味刺激で生じるGLP-1分泌もレプチン投与により抑制された。レプチンの甘味抑制効果はレプチンアンタゴニストやK_{ATP}チャネル阻害剤glibenclamideにより抑制されることから，味細胞と同様Ob-Rbを介しK_{ATP}チャネルを活性化することで抑制効果を発揮すると考えられる[26]。このような，腸管内分泌細胞に対するレプチンの効果は腸管での糖受容や糖吸収に影響を及ぼし，体内のエネルギーホメオスタシスに重要な役割を持つと考えられる。

8 おわりに

これまで示してきたように，中枢で摂食抑制に働くホルモンであるレプチンは末梢味覚器にも機能し，甘味感受性を減少させる。これにより食べ物のおいしさは減じられ，過度な摂食を防ぐこととなる。このようにレプチンは中枢と末梢の両者に働きかけ，体内エネルギー量を抑えるという目的に沿って各器官の機能を調節すると考えられる。その意味では，腸管内分泌細胞モデルで示される甘味感受性に対するレプチンの抑制効果も合目的的であると考えられるが，今後，実際の腸管内分泌細胞を用い証明していく必要がある。肥満によりレプチン抵抗性が形成されると，レプチンによる甘味抑制が効かなくなり，逆に甘味感受性を増加させる内因性カンナビノイドの効果が顕在化する。これは食べ物をよりおいしくする方向へ傾くこととなり，肥満やそれに伴う生活習慣病の増悪因子となりうる。これを防ぐための手立てを考える上で，肥満に伴い生じる甘味調節系の変移メカニズムを明らかにする必要があると考えられる。

文　献

1) Zhang Y *et al., Nature* **372**, 425-432 (1994)
2) Lee GH *et al, Nature* **379**, 632-635 (1996)
3) Ninomiya Y *et al, Ann NY Acad Sci* **510**, 527-529 (1987)
4) Basabe *et al., Diabetologia* **29**, 485-488 (1986)
5) Ninomiya Y *et al., Am J Physiol* **268**, R930-R937 (1995)
6) Sako *et al., Chem Senses* **21**, 59-63 (1996)
7) Ninomiya Y *et al., Am J Physiol* **274**, R1324-R1330 (1998)
8) Kawai K *et al., Proc Natl Acad Sci U S A* **97**, 11044-11049 (2000)
9) Shigemura N *et al. Endocrinology* **145**, 839-843 (2004)
10) Glendinning JI *et al., Chem Senses* **40**, 223-231 (2015)
11) Yoshida R *et al., Diabetes* **64**, 3751-3762 (2015)

12) Yoshida R *et al.*, *J Physiol* **587**, 4425-4439 (2009)
13) Harvey J *et al.*, *J Physiol* **504**, 527-535 (1997)
14) Ning K *et al.*, *EMBO J* **25**, 2377-2387 (2006)
15) Spanswick D *et al.*, *Nature* **390**, 521-525 (1997)
16) Yee KK *et al.*, *PNAS* **108**, 5431-5436 (2011)
17) Harvey J *et al.*, *J Biol Chem* **275**, 4660-4669 (2000)
18) Mirshamsi S *et al.*, *BMC Neurosci* **5**, 54 (2004)
19) Park SH *et al.*, *PNAS* **110**, 12673-12678 (2013)
20) Chen PC *et al.*, *J Biol Chem* **288**, 34098-34109 (2013)
21) Niki *et al.*, *J Physiol* **593**, 2527-2545 (2015)
22) Yoshida *et al.*, *PNAS* **107**, 935-939 (2010)
23) Sinha MK *et al.*, *Biochem Biophys Res Commun* **228**, 733-738 (1996)
24) Schoeller DA *et al.*, *J Clin Invest* **100**, 1882-1887 (1997)
25) Nakamura *et al.*, *Diabetes* **57**, 2661-2665 (2008)
26) Jyotaki *et al.*, *Neuroscience, in press*

第8章 タンパク質・脂質・炭水化物の バランス変化による代謝変化

永井俊匡*

1 タンパク質・脂質・炭水化物のバランス変化

　私たちは，生きるために必要なエネルギー源をタンパク質（Protein, P），脂質（Fat, F），および炭水化物（Carbohydrate, C）から摂取しており，これら三大栄養素のバランス（PFCバランス）を適正に保つことは，健康的な食生活を営む上で非常に重要である。このことは栄養学においても十分に認識されていることであり，PFCバランスは最も重要な食事パラメータの一つである。厚生労働省「日本人の食事摂取基準（2015年版）」では[1]，炭水化物にアルコールを含めてエネルギー産生栄養素（energy-providing nutrients, macronutrients）と呼び，その摂取エネルギーの配分をP：13～20％，F：20～30％，C：50～65％が目標量であるとして，それぞれの栄養素を過不足なく摂取するための目安となっている。

　摂取エネルギー比率は，以下のような根拠によって設定されている。まずタンパク質の推奨量が，窒素平衡維持量に基づいて算定された。脂質エネルギー比率の目標量は，血中のHDLコレステロール，総コレステロール／HDLコレステロール，トリアシルグリセロールの血中濃度を適正なものにするために，20％以上が良いとしている[2]。一方，高脂質食は血中のHDLコレステロール，LDLコレステロール，食後遊離脂肪酸，食後トリアシルグリセロールが増加する[3,4]。アメリカの介入研究をメタ・アナリシスした報告によると[5]，脂肪エネルギー比率30％未満で，血漿総コレステロール，LDLコレステロール，トリアシルグリセロール，総コレステロール／HDLコレステロールの減少および体重の減少が認められている。炭水化物においてはタンパク質と脂質のエネルギー比率を差し引いたものを目標量としている。

2 バランス目標設定とメカニズム解明それぞれの研究手法

　食事摂取基準におけるエネルギー産生栄養素バランスに関しては，ヒトを対象としたコホート研究や介入試験が主体となっている。人々の健康に資する研究を行ううえで，このようなヒトを対象として，目に見える事象（体重変化，疾患，血液生化学パラメータなど）を直接観察することの意義は大きい。食事摂取基準は，ヒトに対して使うべきものであるので，これらの研究を基にすることは当然である。しかし，その研究対象である人々は，遺伝的なバックグラウンドも多

　＊　Toshitada Nagai　高崎健康福祉大学　健康福祉学部　健康栄養学科　准教授

様であり，また様々なライフスタイルをもつ。よってこういった解析は，厳格な食事摂取コントロールを長期間にわたって行うことは事実上不可能である。また，個人の遺伝的な要因から生じる特性（いわゆる体質）や，環境的な要因（生活習慣）からすでに生じている特性（メタボリックシンドロームなど）にも，結果を大きく左右される。さらには，侵襲性の高い解析を行うことは，倫理的なハードルが高い。したがって，目に見える事象に対してそのメカニズムを解明するには，このような手法は限界がある。

このようなとき，実験動物による研究が行われてきた。様々な系統や疾患モデル動物が開発され，遺伝的なバックグラウンドを同一にすることができる。飼育環境・飼育条件をうまく設計することで，環境による差異も排除できる。すなわち，「条件をそろえる」のが容易である。さらに近年のオミクス解析の発達によって，疾患や生化学パラメータのような，目に見えるが限定的な解析だけでなく，組織全体を網羅的に解析することができるようになった。特にトランスクリプトーム解析は，まだ目に見えていない細胞内の水面下の動きを捉えることができるのではないかと考える。例えば，体重変化や疾患，生化学パラメータの異常は，ホメオスタシスを維持できなくなった時に認められるが，そこまでの事態に至る前に，ホメオスタシス維持のために細胞内の遺伝子発現などがダイナミックに変動していると考えられる。これらの変動を捉えるには，トランスクリプトーム解析が重要になってくる。

3　動物実験の食餌設計

エネルギー産生のために体内の炭水化物や脂質を利用する場合，その利用度はその動物の置かれた環境に依存する。脂質は主に休息状態で利用され，その時の利用率は総エネルギーの約90％にもなる[6,7]。しかしこの比率は，急激な運動によって約10％にまで低下し，炭水化物の好気的または嫌気的な代謝に代替される。飢餓状態では，炭水化物は1日以内に枯渇し，その後の数日間は基礎代謝の約4/5が脂質によって維持され，残りの1/5はアミノ酸によって賄われる[8]。これらのエネルギー源に関する代謝変動は，脂質と炭水化物の間で比較的容易に起こる。なぜなら，代謝変動のカギとなる代謝中間体が存在するからである。例えば，トリアシルグリセロールの分解産物かつ糖新生の基質であるグリセロール-3-リン酸，ペントースリン酸回路の水素受容体かつ脂肪酸合成の水素供与体であるNADP(H)，TCAサイクルの基質かつ脂肪酸合成の基質であるアセチルCoAなどがある。したがって，食餌に含まれる脂質と炭水化物の割合は，動物のエネルギーホメオスタシスに大きな影響を与えると考えられる。

通常の成長期の動物は，タンパク質の比率を15％以上維持することが必要になる[9~11]。一般に，実験用の齧歯類には，エネルギー比率で20％のタンパク質を与える場合，脂質：炭水化物＝50：30～70：10の範囲の食餌が用いられる[12]。しかし脂質と炭水化物のバランス変化だけでなく，大豆油やコーン油などの植物性油脂，牛脂やラードなどの動物性油脂といった，食餌性脂質の種類によっても，代謝の変動は異なる。例えば，ラードで調製した高脂肪食（P：F：C＝20：

40：30）は，低脂肪食（22：64：14）と比較したとき，大豆油で調製した高脂肪食よりもインスリン抵抗性や脂肪肝に悪影響を及ぼすことが示されている[13,14]。あるいは，大豆油と水素添加ココナッツ油を1：1で構成した高脂肪食（P：F：C＝16：40：43）は，水素添加ココナッツ油が主成分の高脂肪食よりも肥満を引き起こしやすいという報告がある[15]。これらの違いは，基本的に食餌性脂質の脂肪酸組成に起因すると考えられている[16〜21]。特に，多価不飽和脂肪酸（polyunsaturated fatty acids, PUFAs）が食餌性脂質の生理活性に寄与しているとされる。大豆油は15％の飽和脂肪酸，55％の多価不飽和脂肪酸を含有する。一方，ラードは40％の飽和脂肪酸と10％の多価不飽和脂肪酸を含有する。

さらに，含有量は微量だが，ステロールも動物の脂質ホメオスタシスに重要な因子として機能している。特に植物ステロールは，主に飽和脂肪酸を含む高脂肪食などの代謝ストレスのかかる状況において，有益な効果をもたらすことが示されてきている[22〜26]。

しかし，天然の植物油を含む食餌を用いたり，食餌量を制限したりするなどの穏和な条件下で，脂質と炭水化物のバランスを徐々に変化させたとき，そのトランスクリプトームにどのような効果があるか，報告はほとんどない。そこで我々は，大豆油リッチな低脂質食・中脂肪食・高脂肪食を，ラットに摂取エネルギーを等価にして与える試験を行った。これらのラットにおける脂質・炭水化物バランス変化の影響を，エネルギー代謝組織である肝臓と，エネルギー貯蔵組織である脂肪組織における遺伝子発現の変化に焦点を当てて解析した[27]。その結果，高脂肪食（エネルギー比率45％）が，組織の代謝にあまり有毒な効果はないが，組織のトランスクリプトームに劇的な変化を及ぼすことを見いだした。すなわち，ホメオスタシス維持のためのトランスクリプトーム変動を捉えることができたといえる。以下で，その成果を紹介したい。

4　実験デザインと生化学的解析

雄の3週齢ウィスターラットを固形飼料で1週間予備飼育したのち，低脂肪食（low-fat diet, L）（P：F：C＝20：15：65），中脂肪食（moderate-fat diet, M）（20：20：60），または高脂肪食（high-fat diet, H）（20：45：35）の3種類の食餌を与えた。脂質は大豆油を主成分とした最初の1週は自由摂食とし，その後，低脂肪食群は自由摂食，その他の群は低脂肪食群と等エネルギーになるように食餌を与えて，9週間飼育した。

9週の飼育期間中，体重に群間差はなかった。さらに，解剖時の肝臓と白色脂肪組織の重量にも群間差はなかった。血液生化学的解析を行ったところ，H群はアラニンアミノトランスフェラーゼ（ALT）濃度が高く，トリアシルグリセロール，リン脂質，HDLコレステロール濃度が低かった。M群はリン脂質，総コレステロール，HDLコレステロール濃度が低かった。加えて，肝臓の生化学的解析を行ったところ，H群でトリアシルグリセロール，総コレステロール，総胆汁酸量が上昇した。

5　肝臓のトランスクリプトーム解析

　肝臓からトータルRNAを抽出し，cRNAを調製してAffymetrix GeneChip Rat Genome 230 2.0 Arrayにハイブリダイズした。スキャンした蛍光シグナルデータ（CELファイル）を，統計ソフトR[28]を用いて正規化し[29〜31]，階層的クラスタリング解析した[32]。その結果，H群肝臓のトランスクリプトームは，クラスター系統樹においてL群とM群からは独立した。

　この全体的な違いを個々の遺伝子レベルで解明するため，rank products（RP）法を用いて有意に発現変動した遺伝子プローブセット（differentially expressed genes, DEGs）を同定した[33]。L vs H, M vs H, L vs Hの各比較について，RP法で得たDEGsの重なりをベン図で解析した（図1）。ベン図から得られる重なり関係のうち，L vs Hで特異的に変動したDEGsを，"LH Specific genes"と呼ぶことにした（図1A 網掛け）。"LH Specific genes"について，Web解析ツールであるDAVID（the Functional Annotation Tool of the Database for Annotation, Visualization, and Integrated Discovery）[34,35]とQuick GO[36]を用いた遺伝子オントロジー（gene ontology, GO）解析を行い，機能的に分類した。その結果，54遺伝子が10個の最下層GOタームに帰属した（表1）。これらのGOタームのうち，4つは脂質代謝に関連していた（GO0019216, 0006633, 0008203, 0033189）。濃縮された遺伝子には，8個の代謝酵素遺伝子が含まれていた。このうち，*Fads1*, *Msmo1*, *Cyp7b1*, *Idi1*, *Sqle*はH群で発現が上昇し，*Cyp4a1*, *Elovl5*, *Scd1*は低下した。このことから，多価不飽和脂肪酸合成が促進または抑制され，コレステロール・胆汁酸合成が促進されたことが示唆された。加えて，腸管および肝臓のトリアシルグリセロール輸送におけるキーレギュレーターである*Apoa4*が，H群で発現低下した。

　また，サーカディアンリズム（GO0007623）に属する遺伝子も6つあった。昼遺伝子である*Arntl/Clock*, *Npas2/Clock paralog*, *Egfr*（epidermal growth factor receptor）がH群で発現上昇し，夜遺伝子である*Prf1*（perforin 1），*Per1, 2*（period circadian clock）が発現低下した[37]。このことは，H群において体内時計の位相がずれていることを意味する。

　次に，L〜M／M〜Hというふうに脂質の割合が高くなっていった場合に，発現制御が逆転する遺伝子を解析した（図1B 網掛け）。これを，"Switching genes"と呼ぶことにした。Switching genesとして抽出された40個のプローブセットは，11個の代謝酵素遺伝子を含んでいた。すなわち糖原性アミノ酸の利用に関与する*Sds*（serine dehydratase），β酸化を負に制御する*Acot1*（acyl-CoA thioesterase 1），脂肪酸合成を正に制御する*Acsm2*（acyl-CoA synthetase medium-chain family member 2），トリアシルグリセロール合成に関与する*Agpat9*（1-acylglycerol-3-phosphate O-acyltransferase 9），グリセロールからの糖新生に関与する*Gpd2*（glycerol-3-phosphate dehydrogenase 2, mitochondrial），その他に解毒に関与する酵素群である。この結果から，M群のラットは，これらの代謝遺伝子について，発現制御が逆転するポイントの近傍にいることが示唆された。

第8章　タンパク質・脂質・炭水化物のバランス変化による代謝変化

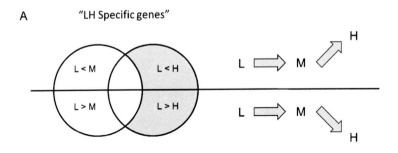

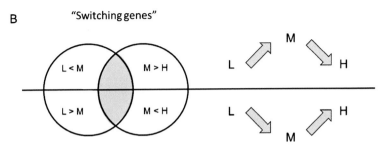

図1　実験群間の発現変動遺伝子のベン図による絞り込み
A. "LH Specific genes" の抽出概念図。B. "Switching genes" の抽出概念図。

表1　肝臓 "LH Specific genes" の Gene Ontology 解析

ID	GO term	DEGs 数	DEGs のうち脂質関連代謝酵素
GO：0019216	regulation of lipid metabolic process	9	0
GO：0006633	fatty acid biosynthetic process	7	5
GO：0008203	cholesterol metabolic process	8	3
GO：0033189	response to vitamin A	5	0
GO：0007623	circadian rhythm	6	0
GO：0045944 GO：0000122	positive (GO：0045944) and negative (GO：0000122) regulation of transcription from RNA polymerase II promoter	17	0
GO：0007568	aging	10	0
GO：0016525	negative regulation of angiogenesis	4	0
GO：0006882	cellular zinc ion homeostasis	3	0

6 脂肪組織のトランスクリプトーム解析

上記の肝臓トランスクリプトーム応答が,脂肪組織などの他のエネルギー代謝関連組織と,どのように相互作用するかを解析するため,白色脂肪組織(white adipose tissue, WAT)と褐色脂肪組織(brown adipose tissue, BAT)のトランスクリプトームを,肝臓と同様に解析した。

WAT の L vs H DEGs は,脂質代謝に関連するタームに顕著に濃縮され(GO0008610, 0006635, 0045444)(表2),それらに帰属する代謝酵素遺伝子のほとんどが H 群で発現低下した。したがって H 群では,脂質合成とβ酸化の両方が抑制されたことが示唆された。また,グルコース代謝やインスリンシグナリングに関連する GO ターム内に(それぞれ GO006006, GO0032868),制御因子となる遺伝子が高頻度で含まれていた。これらの遺伝子のほとんどは,H 群で発現低下した。

BAT の L vs H DEGs も,WAT と似た制御パターンを示した(表3)。すなわち,脂質代謝に関連する酵素遺伝子の全てが,H 群で発現低下した(GO0006631, 0006695)。他の23個の酵素遺伝子は,酸化還元のカテゴリーに含まれた(GO0055114)。うち15遺伝子は H 群で発現低下した。

表2 白色脂肪組織 L vs H DEGs の Gene Ontology 解析

ID	GO term	DEGs 数	DEGs のうち脂質関連代謝酵素
GO:0008610	lipid biosynthetic process	26	18
GO:0006635	fatty acid beta-oxidation	8	6
GO:0045444	fat cell differentiation	10	2
GO:0006006	glucose metabolic process	16	4
GO:0032868	response to insulin stimulus	15	1
GO:0007584	response to nutrient	18	6
GO:0060348	bone development	15	2
GO:0001503	ossifications	13	1

表3 褐色脂肪組織 L vs H DEGs の Gene Ontology 解析

ID	GO term	DEGs 数	DEGs のうち脂質関連代謝酵素
GO:0006631	fatty acid metabolic process	21	15
GO:0006695	cholesterol biosynthetic process	11	9
GO:0055114	oxidation reduction	41	37
GO:0010033	response to organic substance	64	10
GO:0006936	muscle contraction	14	0

7 トランスクリプトームのホメオスタシスに与える影響

本研究では，体重と相対組織重量に群間差が現れなかったが，H群の血清ALT濃度は，L群やM群と比べて高かった。他の傷害マーカーに有意な変動は見られなかったため，H群の肝臓傷害はある程度限られたものと考えられる。これは，炎症や繊維化といった，肝臓傷害に関連するGOタームが有意に濃縮されなかったことからも，妥当といえる[38]。

生化学的な事象としては，L群と比較して，H群は血清トリアシルグリセロールとHDLコレステロールが低下し，肝臓トリアシルグリセロール，総コレステロール，総胆汁酸が上昇した。トランスクリプトーム解析の結果から，H群は肝臓のコレステロール・胆汁酸合成が促進され（表1），WATの脂質合成とβ酸化，およびBATのコレステロール合成が抑制された（表2）ことが示唆された（図2）。これらの肝臓トランスクリプトームの応答は，コレステロール合成と胆汁酸分泌を介して，アセチルCoA消費を促進すると推測される[39]。また，$Apoa4$の発現抑制は，肝臓からのトリアシルグリセロール輸送を抑制すると考えられる（図2）[40]。脂肪組織の応答は，血清への脂肪酸放出を抑制すると予想される。さらに，肝臓のSwitching genesである$Acot1$，$Acsm2$，$Agpat9$は，脂質と炭水化物の割合に応じて，肝臓のトリアシルグリセロール貯蔵を制御すると推測される。

同時に，肝臓Switching genesには，三大栄養素の変換（例えば，アミノ酸から炭水化物へ，または脂質から炭水化物へ）という役割もある。H群でのSds発現低下はアミノ酸の糖新生への利用を抑制し，$Gpd2$発現上昇はグリセロールからの糖新生を促進すると考えられる。

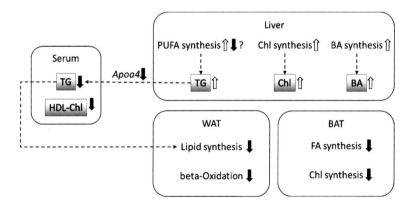

図2　高脂肪食条件におけるトランスクリプトームから推定される代謝変動
網掛けは代謝産物。上向き矢印はH群で上昇した代謝産物，または上昇したと推定される代謝経路，下向き矢印はその逆を表す。TG, triacylglycerol; Chl, cholesterol; BA, bile acid; FA, fatty acid; PUFA, polyunsaturated FA。

8 まとめ

以上のように,脂質と炭水化物のバランス変化の影響を明らかにするために,我々はL vs MとL vs H DEGsを比較した。その結果,糖新生と脂質代謝に関与する肝臓遺伝子について,L vs MとM vs Hで発現制御が逆転することを見いだした。このことから,中脂肪食(F:C=20:60)の付近が,エネルギー源として炭水化物から脂質を利用するために,遺伝子発現がスイッチするターニングポイントであると考えられる。さらにL vs Hの解析から,高脂肪食は肝臓でのコレステロール・胆汁酸合成を亢進し,WATとBATでの脂質合成を抑制することが見いだされた(図2)。

このように,肝臓と脂肪組織は,脂質と炭水化物のバランス変化に対して,内分泌シグナルだけでなく,遺伝子発現を変動させることによって適応している。そのダイナミックなトランスクリプトーム応答によって,生体のホメオスタシスが維持されていると考えられる。本研究では,そのダイナミズムの一端を解明できたのではないかと考えている。

文　　献

1) 厚生労働省(2014)
2) Food and Nutrition Board, Dietary Reference Intakes for Energy, Carbohydrate, Fiber, Fat, Fatty Acids, Cholesterol, Protein, And Amino Acids, National Academic Press (2005)
3) A. S. Bickerton *et al., Diabetes*, **56**, 168-176 (2007)
4) J. C. Cohen *et al., Am. J. Clin. Nutr.*, **47**, 825-827 (1988)
5) S. Yu-Poth *et al., Am. J. Clin. Nutr.*, **69**, 632-646 (1999)
6) E. F. Coyle, *Am. J. Clin. Nutr.*, **61**, 968s-979s (1995)
7) J. A. Romijn *et al., Am. J. Physiol.*, **265**, E380-391 (1993)
8) G. F. Cahill *et al., Clin. Endocrinol. Metab.*, **5**, 397-415 (1976)
9) P. C. Even *et al., Am. J. Physiol. Regul. Integr. Comp. Physiol.*, **284**, R751-759 (2003)
10) H. Itoh *et al., Exp. Anim.*, **51**, 485-491 (2002)
11) C. Minana-Solis Mdel & C. Escobar, *Int. J. Biol. Sci.*, **4**, 422-432 (2008)
12) Y. Shahkhalili *et al., J. Nutr.*, **141**, 81-86 (2011)
13) X. Wang *et al., Eur. J. Nutr.*, **52**, 1181-1189 (2013)
14) M. Zhao *et al., PLoS One*, **8**, e78620 (2013)
15) P. Deol *et al., PLoS One*, **10**, e0132672 (2015)
16) M. B. Aguila *et al., Liver Int.*, **23**, 363-370 (2003)
17) R. Crescenzo *et al., Nutrients*, **7**, 9475-9491 (2015)

18) J. E. Enns *et al.*, *Prostaglandins Leukot Essent Fatty Acids*, **90**, 77-84 (2014)
19) D. Hanke *et al.*, *Prostaglandins Leukot Essent Fatty Acids*, **89**, 391-401 (2013)
20) G. D. Pimentel *et al.*, *J. Nutr. Biochem.*, **23**, 822-828 (2012)
21) M. P. Portillo *et al.*, *Nutrition*, **17**, 467-473 (2001)
22) B. A. Carter *et al.*, *Pediatr. Res.*, **62**, 301-306 (2007)
23) J. W. Chai *et al.*, *Genes Nutr.*, **6**, 181-188 (2011)
24) B. J. Grattan *et al.*, *Nutrients*, **5**, 359-387 (2013)
25) S. Laos *et al.*, *Br. J. Nutr.*, **112**, 663-673 (2014)
26) S. B. Racette *et al.*, *J. Am. Diet Assoc.*, **109**, 2043-2051 (2009)
27) M. Tanaka *et al.*, *Genes Nutr.* in submittion
28) R Development Core Team, R: A Language and Environment for Statistical Computing, R Foundation for Statistical Computing, Vienna, Austria (2006)
29) S. Hochreiter *et al.*, *Bioinformatics*, **22**, 943-949 (2006)
30) R. A. Irizarry *et al.*, *Biostatistics*, **4**, 249-264 (2003)
31) Z. Wu *et al.*, *Journal of the American Statistical Association*, **99**, 909-917 (2004)
32) R. Suzuki & H. Shimodaira, *Bioinformatics*, **22**, 1540-1542 (2006)
33) R. Breitling *et al.*, *FEBS Lett.*, **573**, 83-92 (2004)
34) G. Dennis *et al.*, *Genome Biol.*, **4**, P3 (2003)
35) D. W. Huang *et al.*, *Curr. Protoc. Bioinformatics*, **Chapter 13**, Unit 13.11 (2009)
36) D. A. Hosack *et al.*, *Genome Biol.*, **4**, R70 (2003)
37) D. Bell-Pedersen *et al.*, *Nat. Rev. Genet.*, **6**, 544-556 (2005)
38) A. Kamei *et al.*, *Biosci. Biotechnol. Biochem.*, **79**, 1893-1897 (2015)
39) C. Vidon *et al.*, *Am. J. Clin. Nutr.*, **73**, 878-884 (2001)
40) M. A. VerHague *et al.*, *Arterioscler Thromb. Vasc. Biol.*, **33**, 2501-2508 (2013)

第9章　ゲノミクスを用いた食味関連遺伝子の探索
― 追肥によるコメの遺伝子発現変化から ―

朝倉富子[*1]，緑川景子[*2]

1　はじめに

　食品のおいしさは，味覚・嗅覚・視覚・触覚・聴覚の五感全てで評価されるが，その中で最も重要な要素は食品によって異なる。例えば，米飯の場合では，最もおいしさに寄与すると考えられるのは，粘りや弾性などの食感，続いて味・見た目という順ではないだろうか。

　日本人は主食であるコメのおいしさを追求し続けてきた。一方で作物生産では高収量が重要な課題でもある。しかし高品質と高収量を同時に達成することは難しい。本章では，根圏からの栄養シグナルが種子の貯蔵成分に影響を及ぼすことを踏まえ，収量の増加を目的に追肥をしたコメを用いて，窒素施肥による食味変化に関わる分子群を，遺伝子発現を起点としたゲノミクス解析により探索した。

2　コメの窒素施肥と種子貯蔵物質

2.1　C/Nバランスと貯蔵物質

　植物にとって，炭素（C）と窒素（N）の代謝を制御することは生育に不可欠である。また，炭素・窒素は栄養素としての重要な役割に加え，植物における遺伝子発現制御を介して，多くの細胞内プロセスに影響を与えるシグナルとして作用することが分かっている[1~6]。一般に光合成によって獲得した炭素源は，植物体の窒素栄養状態によって分配先が変更されることが知られている[7,8]。これまでに，様々な植物において，炭素と窒素の適切なバランスが維持されていることが分かってきた。例えば，Morcuendeらはタバコの葉を用いて糖の添加による炭素・窒素代謝中間体と関連酵素群の相関性について検討した結果，糖添加によって解糖系・TCA回路の酵素が活性化され，2-OGの細胞内プールが増加し，それによって硝酸レダクターゼ（NR）やグルタミンシンターゼ（GS）活性の促進が引き起こされると報告している[9]。また，StittらはRubisCO活性が極端に低下しているタバコを用いて解析を行ったところ，光合成能力の低下に

---

*1　Tomiko Asakura　東京大学　農学生命科学研究科　応用生命化学専攻
　　日清食品寄付講座「味覚サイエンス」　特任教授
*2　Keiko Midorikawa　東京大学　農学生命科学研究科　応用生命化学専攻
　　日清食品寄付講座「味覚サイエンス」

第9章　ゲノミクスを用いた食味関連遺伝子の探索

より炭素源の供給が不足すると同時に，NRの活性低下など窒素同化・アミノ酸合成に関与する経路の抑制が認められたことから，炭素骨格の供給がアミノ酸合成の律速段階となっていることを報告している[10]。さらに，イネを用いて窒素欠乏に応答した遺伝子発現変化を網羅的に調べた論文では，低窒素処理後，短時間で根及び葉における光合成関連遺伝子や解糖系関連遺伝子の発現が急速に減少した[11]。これらの研究は，植物におけるC/N応答性遺伝子ネットワークの存在を示唆しており，CとNのバランスが遺伝子発現全体に影響を及ぼすことを示唆している。

種子の貯蔵物質は，植物体の他の部位から輸送されてくる糖やアミノ酸をもとに合成される。イネにおいては，デンプンとタンパク質を活発に合成し，それぞれデンプン粒とプロテインボディとしてオルガネラに蓄積する。特に貯蔵タンパク質については登熟期の植物体内の窒素含量の違いにより，貯蔵タンパク質を構成するグルテリン，グロブリン，プロラミンの割合が変化することが報告されている[12]。これらの貯蔵成分の多くは生長期に蓄積されるため，登熟期の窒素含量の違いが，イネの生長，さらには種実の品質を左右するものと考えられる。このように，種子形成時の植物体の栄養状態は，イネなどのシンク器官を食用とする作物においては重要な問題である。しかし，登熟期の栄養状態と種子内の遺伝子発現変化の関係はよく分かっていない。

イネは，苗の移植時に施用した肥料の大半が植物体の生長に使われるため，幼穂形成時期以降に籾収量の確保を目的とした追肥が一般的に行われてきたが，最近では追肥によりコメの食味が低下することが分かってきた[13]。このような変化は，登熟期のC/Nバランスの変化によって種子の成分集積に関わる遺伝子発現が変化することで，もたらされると予想される。

2.2　追肥と食味

追肥によるコメの食味低下の一因として，タンパク質含量の増加が挙げられる。特に登熟期の追肥はコメの貯蔵タンパク質増加の直接的な原因となる。コメのタンパク質含量とおいしさには密接な関係があることは昔から報告されており，タンパク質含量が増加するとパサパサとした食感になり，味が悪くなるとされている。さらに，調理・加工の面からも高タンパク質であるほど色調や吸水性が低下し，糊化・膨化が抑制されるので，我が国においては，タンパク質含量の低いコメの方が一般的に好まれている[14,15]。

コメの成分分布は均一ではなく，内側はでんぷん顆粒が多く，外側に脂質やミネラル，タンパク質などが局在する。コメにはタンパク質が6～8%含まれており，その溶解性に基づいて主にグルテリン，プロラミン，グロブリンから構成される。イネの貯蔵タンパク質の場合，グルテリンが80%程度を占め，プロラミンが主成分であるトウモロコシ，小麦，大麦などとは大きく異なる。追肥を行うとグルテリン，プロラミン量が増加し，特にプロラミンは外周部への集積が顕著になるという結果が得られている[16]。コメの表層にプロラミンが集積すると，炊飯時の吸水性が低下し，粘りが出にくくなり，硬さも増すためパサパサとした食感になるものと予測される。

このように登熟期の栄養状態は種子の成分組成に大きく影響を与えるが，根圏の栄養状態がどのようなシグナルを通して種子に伝わり，内部の遺伝子発現を変化させて成分組成と品質特性

の変化を引き起こすのか，具体的なメカニズムは分かっていない。そこで我々は登熟期における根圏の窒素栄養状態の変化が遠く種子の成分集積に関わる遺伝子発現にどのような影響を及ぼすのかを明らかにするため，DNAマイクロアレイによる網羅的遺伝子発現解析を実施した。

2.3 登熟期種子のゲノミクス解析

　本試験では，再現性よく反復実験を行うために人工気象機による模擬的環境栽培で試料を調整し，このシステムで生育させたイネ「日本晴」をサンプルとして用いた[17]。追肥時期は出穂時に限定することで，根圏栄養条件が種子登熟に影響しやすい栽培条件を設定した。サンプルは種子内の貯蔵物質が盛んに合成される開花後2週目の登熟種子を，標準栽培区及び塩化アンモニウムを土面散布した追肥区の各区画から採種し（図1），DNAマイクロアレイに供した。2つの栽培区では開花後10日目にはすでに葉身の色に差がみられており（図2A），植物体中の窒素含有量をケルダール法により測定したところ，追肥区では7日目からコントロール群に対して窒素含有量が上回り，14日前後で2群間の差は最大となっていた（図2B）。DNAマイクロアレイにより得られたデータを正規化し，クラスタリング解析を行ったところ追肥群とコントロール群の遺伝子発現プロファイルは別々のクラスターに分類された（図3A）。すなわち，追肥群とコントロール群は異なる遺伝子発現パターンを示しており，追肥により遺伝子発現が変化していることが統計的に示された。その後Rank products法により二群間比較を行うことで，追肥によって遺伝子発現に有意差が認められた遺伝子群を抽出した。変動遺伝子群は，偽陽性率（FDR；False Discovery Rate）0.05未満のものとした。その結果，追肥により発現が増加したものが678個，減少したものが687個得られた。これらの遺伝子群について，どのような機能持った遺伝子が多く濃縮されているか，Gene Ontology（GO）のBiological Processに基づいてDAVID(http://

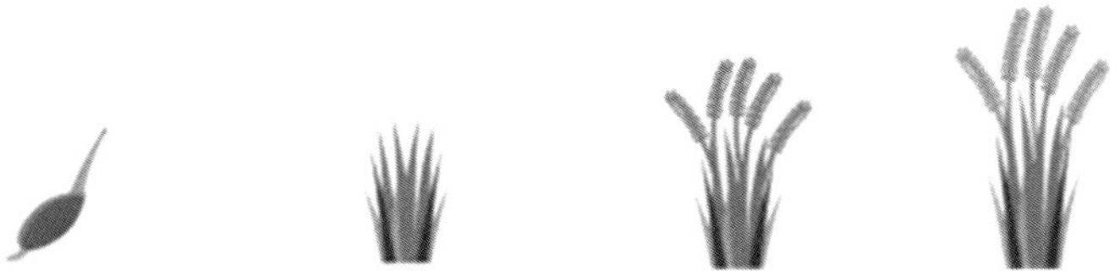

	発芽	分げつ	出穂	サンプリング
	▼	▼	▼	▼
栽培日数	0	37	68	78-93
肥料 (/6本)	N6-P8-K6-Mg2 2.5 g	N6-P8-K6-Mg2 1.5 g	NH_4Cl 400 mg	
追肥群	+	+	+	
コントロール群	+	+	−	

図1　イネの栽培条件
68日目に追肥群に塩化アンモニウムを施肥し，それぞれ開花後15日目の穎花を採取した。

第9章 ゲノミクスを用いた食味関連遺伝子の探索

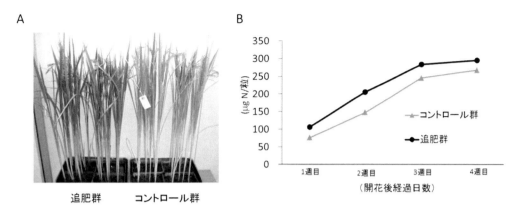

図2 (A)出穂後10日目のイネ，(B)窒素含有量の変化

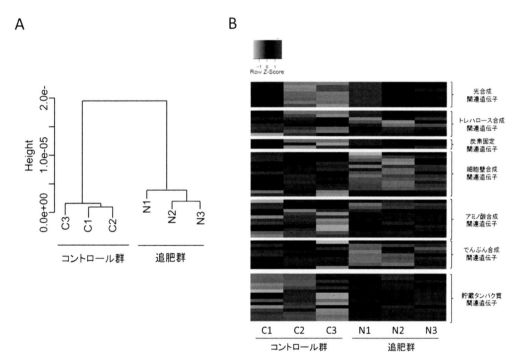

図3 (A)クラスター解析。DFWにより正規化し，デンドログラムを作成した，(B)ヒートマップを作成すると，コントロール群と追肥群では遺伝子発現プロファイリングが異なることが分かる。

niaid.abcc. ncifcrf.gov/home.jsp)の gene-annotation enrichment analysis によって解析した。その結果，開花後2週目の登熟種子で追肥により有意に発現変動した遺伝子群には光合成，トレハロース合成，炭素固定，細胞壁合成，アミノ酸合成などに関連する遺伝子群が抽出された（表1）。さらに各カテゴリーに含まれる遺伝子の発現変化を Z-score に換算し，作成したヒートマップを

表1 Gene Ontolog に基づく機能分類により抽出されたカテゴリー

Category	P-value
photosynthesis, light harvesting	4.96E-06
trehalose biosynthetic process	1.39E-04
carbon fixation	0.015072
cell wall organization	0.0226337
cellulose biosynthetic process	0.0452231
cellular amino acid biosynthetic process	0.0482194

p-value＜0.05

図3Bに示す。光合成関連については主としてクロロフィル結合タンパク質が抽出され，全て追肥区で発現上昇を示した。実際，本研究において追肥群では葉身がより濃緑色になり，光合成活性が上昇していることが予想された（図2A）。この結果は主に解析に用いたサンプルの果皮で生じている現象を反映しているものと考えられる。トレハロース合成酵素遺伝子群にはtrehalose-6-phosphate phosphathase（TPP），trehalose-6-phosphate synthase（TPS）が含まれており，遺伝子によって異なる挙動を示した。また炭素固定関連遺伝子はRubisCOをコードする遺伝子であった（表2）。一方，追肥によって遺伝子発現が減少した分子として細胞壁関連のものが多く抽出され，Cellulose synthase A catalytic subunit（CESA）やXyloglucan endotransglucosylase/hydrolase をコードしている遺伝子が抽出された。アミノ酸合成関連に含まれる分子は，グルタミンシンターゼ及びアルギニンシンターゼをコードする遺伝子を除き各種アミノ酸の合成に関わる遺伝子の発現が上昇していた。さらにFDR値0.05未満の遺伝子群の中で，イネ種子の貯蔵成分及びそれらの合成に関与すると考えられる遺伝子を探索したところ，追肥によってシステインを含まない13 kDaのプロラミンをコードしている遺伝子の発現が上昇していた（表3）。

2.4 貯蔵タンパク質の変化

アミノ酸合成関連遺伝子群の発現が上昇したことから，完熟種子のタンパク質含有量を分析したところ，追肥区で有意に増加を示したが（図4），遊離アミノ酸は追肥区，標準区ともに極めて低い含有量であった。このことから，追肥によって増加した種子内のアミノ酸は，そのほとんどがタンパク質合成に用いられていることが明らかとなった[17]。DNAマイクロアレイの結果では，追肥によってCysteine-poor 13 kDaプロラミンをコードする遺伝子のmRNAが有意に発現上昇を示していた。コメのタンパク質の構成成分のうち，プロラミンは水に溶けにくいため，それが多くなると米飯の粘りの低下をもたらし，食味が低下すると推定されている[18]。プロラミンは分子サイズの異なる多数の分子種の総称であり10 kDa，13 kDa，16 kDaの分子が存在する[19]。その内の13 kDaのプロラミンはさらに13a-1，13a-2および13b-1，13b-2のサブファミリーに分類され，13a-1，13a-2はシステインに富み，13b-1，13b-2はシステインを含まない[20]。

第9章　ゲノミクスを用いた食味関連遺伝子の探索

表2　GO解析により最下層に抽出された遺伝子群

	RAP-DB ID	RAP-DB annotation	Gene Expression
Photosynthesis, light harvesting	Os08g0435900, Os07g0562700, Os07g0558400, Os01g0600900, Os03g0592500, Os04g0457000	Chlorophyll a/b-binding protein	Up
Trehalose biosynthetic process	Os03g0386500	Trehalose-6-phosphate phosphatase 9	Up
	Os02g0661100	Trehalose-6-phosphate phosphatase 1	Down
	Os09g0369400	Trehalose-6-phosphate phosphatase 7	Down
	Os01g0730300	Trehalose-6-phosphate synthase 3	Down
	Os02g0790500	Trehalose-6-phosphate synthase 5	Up
	Os05g0517200	Trehalose-6-phosphate synthase 6	Up
Carbon fixation	Os01g0791033, Os05g0427800, Os12g0207600	Ribulose bisphosphate carboxylase large chain precursor (EC 4.1.1.39) (RuBisCO large subunit).	Up
	Os12g0292400, Os12g0291400	Ribulose bisphosphate carboxylase small chain	Up
Cell wall organization	Os10g0555900, Os10g0548600	Beta-expansin precursor	Up
	Os08g0160500	Cellulose synthase-like protein F6 (OsCslF6)	Down
	Os10g0450900	Glycine-rich cell wall structural protein 2 precursor	Up
	Os07g0208500	Cellulose synthase A8 (OsCESA8)	Down
	Os02g0130200	Virulence factor, pectin lyase fold family protein	Up
	Os07g0252400	Cellulose synthase A6 (OsCESA6)	Down
	Os02g0738600	Endoglucanase 7	Down
	Os03g0377700	Cellulose synthase-like A5 (CSLA5)	Down
	Os03g0808100	Cellulose synthase A2 (OsCESA2)	Down
	Os03g0837100	Cellulose synthase A5 (OsCESA5)	Down
	Os08g0237000	Xyloglucan endotransglycosylase/hydrolase protein 8 precursor(End-xyloglucan transferase) (OsXTH8)	Down
Cellulose biosynthetic process	Os07g0252400	Cellulose synthase A6 (OsCESA6)	Down
	Os08g0160500	Cellulose synthase-like protein F6 (OsCslF6)	Down
	Os07g0208500	Cellulose synthase A8 (OsCESA8)	Down
	Os03g0808100	Cellulose synthase A2 (OsCESA2)	Down
	Os03g0837100	Cellulose synthase A5 (OsCESA5)	Down
Cellular amino acid biosynthetic process	Os04g0669800	Methylthioribose kinase	Up

(つづく)

(つづき)

RAP-DB ID	RAP-DB annotation	Gene Expression
Os01g0720700	Serine acetyltransferase 1	Up
Os11g0256000	Acetolactate synthase, small subunit family protein	Up
Os09g0565700	Prephenate dehydratase domain containing protein	Up
Os12g0578200	Chorismate mutase, chloroplast precursor (CM-1)	Up
Os03g0291500	Asparagine synthase domain containing protein	Up
Os01g0681900	NADH - Glutamate Synthase 1	Down
Os03g0279400	Arginine biosynthesis bifunctional protein ArgJ, chloroplastic	Down
Os02g0510200	Acetohydroxyacid synthase	Up
Os03g0826500	Anthranilate synthase alpha 1 subunit	Up
Os03g0389700	Phospho-2-dehydro-3-deoxyheptonate aldolase 1, chloroplastic	Up

本研究ではシステインを含まない 13 kDa のプロラミンが増加した。13b-1 および 13b-2 はプロラミン分子種の中でも登熟後期に発現が上昇することが知られており，追肥の効果はこれらのプロラミン分子に影響を与えたことが示された[21]。植物内に余剰の窒素が存在する場合，これらを効率よく蓄積する形としては直接小胞体内部に蓄積できるプロラミンが適していると考えられる。プロラミンはグルテリンのように細胞内輸送経路や成熟化を必要としない。また，プロラミンを構成しているアミノ酸組成もグルタミンが多いため転流してくるアミノ酸が使いやすいという利点もある。プロラミンではシステインを有するタイプでは SS 結合をかけるための PDI（Protein Disulfide Isomerase）や分子シャペロンによる補助が必要であること，そのため空間的な局在性が限定されると推定されること[21]，システインを構成する硫黄を必要とすることが考えられる。以上のことから，システインを含まないプロラミンの方が窒素集積量を調整する受け皿として効果的であることが推察されている[22]。

2.5 多糖類代謝への影響

一方で，セルロース合成酵素関連遺伝子群の発現が減少したことから，実際に，セルロースを構成している β グルカン量が種子内で減少しているのかどうか検証を行った。β グルカン量の測定には，凍結切片をカルコフローホワイト染色することで蛍光強度を比較した。その結果，追肥区とコントロール区において β グルカン量の有意な差が確認された（図5）。セルロースは，一般に UDP-glucose を基質として CESA によって合成される。CESA はセルロース合成酵素複合体（CSC）を形成することが知られており[23〜25]，6 つのサブユニットからなる。現在，イネの

第9章 ゲノミクスを用いた食味関連遺伝子の探索

表3 追肥により発現が変化した貯蔵物質に関与する遺伝子群

Probe set ID	RAP-DB ID	RAP-DB Annotation	Gene Expression
Os.26109.1.S1_x_at	Os05g0329100 Os05g0329200 Os05g0329400 Os05g0330600	Cysteine-poor 13kDa prolamin	Up
Os.25998.1.S1_at	Os05g0329100 Os05g0329200 Os05g0329400 Os05g0330600	Cysteine-poor 13kDa prolamin	Up
Os.8502.4.S1_at	Os05g0329300	Cysteine-poor 13kDa prolamin	Up
Os.8502.5.S1_x_at	Os05g0328333 Os05g0329100 Os05g0329200 Os05g0329400 Os05g0330600 Os07g0219300 Os07g0219400 Os07g0220050	Cysteine-poor 13kDa prolamin	Up
Os.20396.1.A1_at	Os02g0456150	11-S plant seed storage protein family protein.	Up
Os.20396.1.A1_s_at	Os02g0456150	11-S plant seed storage protein family protein.	Up
OsAffx.2749.1.S1_at	Os02g0456150	11-S plant seed storage protein family protein.	Up
Os.17979.1.S1_at	Os02g0244100	Grain weight 2 (OsGW2).	Up
OsAffx.16823.1.S1_at	Os08g0137250	Fertilization – Independent endosperm (Protein Fertilization-Independent Seed 3) (OsFIE1).	Up
Os.12593.1.S1_s_at	Os08g0473600	Alpha-amylase isozyme 3E precursor (EC3.2.1.1).	Up
Os.10339.1.S1_at	Os03g0141200	Similar to Beta-amylase PCT-BMYI (EC3.2.1.2).	Up
Os.46618.1.S1_at	Os10g0565200	Similar to Beta-amylase PCT-BMYI (EC3.2.1.2).	Up
Os.13907.1.S1_at	Os02g0248800	Similar to Glutelin type-B 2 precursor.	Up
Os.29800.1.S1_x_at	Os01g0702900 Os02g0771500	Sucrose-phosphate synthase (EC 2.4.1.14).	Up
Os.12725.1.S1_at	Os06g0160700	Similar to Starch synthase I, chloroplast precursor (EC 2.4.1.21) (Soluble starch synthase 1) (SSS 1).	Down
Os.2623.1.S1_at	Os01g0851700	Similar to Cytosolic starch phosphorylase (Fragment) /Starch phosphorylase 2.	Down
Os.4179.1.S1_at	Os02g0528200	Branching enzyme-3 precursor (EC 2.4.1.18).	Down
OsAffx.13550.1.S1_s_at	Os03g0808200	UDP-glucuronosyl/UDP-glucosyltransferase family protein.	Down
Os.33722.1.S1_at	Os01g0736100	UDP-glucuronosyl/UDP-glucosyltransferase family protein.	Down
Os.9127.1.S1_a_at	Os06g0194900	Sucrose synthase 2 (EC 2.4.1.13).	Down
Os.9860.1.S1_at	Os07g0616800	Sucrose synthase 3 (EC 2.4.1.13).	Down

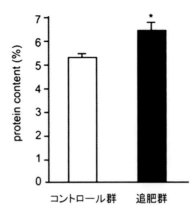

図4　種子中のタンパク質含量

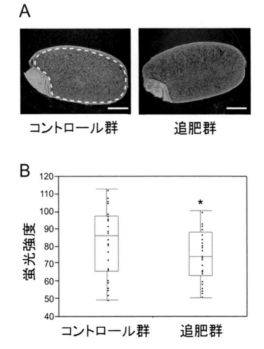

図5　種子中の細胞壁含量(A)カルコフローホワイトによる蛍光染色，(B)胚乳部分の蛍光強度の比較

ゲノムでは少なくとも11のCESAがMSUイネゲノムアノテーションプロジェクト（http://rice.plantbiology.msu.edu/）によって予測されているが，各々の機能については未だ不明な部分が多い[26]。UDP-glucoseの代謝に関わるSucrose synthase（SUS）も追肥によって発現減少した遺伝子として抽出されており，CESAと複合体を形成することから細胞壁生合成に密接に関与しているとされる[27~30]。イネには6つのSUSホモログが存在するが[31]，本結果ではSUS2及び

第9章　ゲノミクスを用いた食味関連遺伝子の探索

SUS3が抽出された。特にSUS3は胚乳とアリューロン層に主に局在し，デンプンの合成を誘導することも報告されている[31,32]。出穂時追肥により細胞内での栄養分配が変化し，これらの分子が種子内での糖分配を調節することで胚乳の細胞壁合成を制御している可能性が示唆された[17]。

我が国においては，低アミロース，低タンパク質のコメの食味が好まれる傾向にあるが，アミロースとタンパク質のみでは説明がつかない例として，"低アミロース，低タンパク質のインド型米"の低食味性があげられる。渋谷らによると，これらの低アミロースのインド型米や良食味品種育成以前の低食味北海道米，酒米の一部には細胞壁にグルコマンナンを多く含むものがあるとのことであり[33]，これらのコメの食味が好まれない原因は，細胞壁の特性に起因する可能性が考えられている。コメの細胞壁は成分含量としては少ないが，組織構造を維持するという点では重要な存在であるといえる。コメの場合，ペクチン性多糖を抽出した後に希アルカリ溶液で溶出されるヘミセルロース画分は細胞壁多糖の半分以上にも及ぶ主要画分であり，アラビノキシランが主成分である[34]。コメが粒形を保ちながら均一に炊飯されるのは，細胞膜による組織構造を有しているからであるという報告やキシラナーゼ処理によるコメの胚乳細胞壁の部分分解が，米飯物性の軟化と膨張容積の増加を引き起こすという報告がある[35,36]。

さらにデンプン合成関連の遺伝子群は発現減少し，分解関連の遺伝子群が発現上昇したことから，追肥によりデンプン含有量は低下すると予想された。コメの8割を占めるデンプンはおいしさを大きく左右する。低温地域で育てたコメでは，デンプンの中でもアミロースが増加していることが分かっており，粘りが低下することが指摘されている[36]。コメのデンプンは，アミロースとアミロペクチンに大別される。アミロースは平均1000個のα-グルコースがα-1,4結合によって直鎖状に連結した分子であり，外側に親水基である水酸基（-OH）を持つが，常温では隣接するアミロースの水酸基との水素結合で絡み合い，熱水下でないと溶けない。一方で，アミロペクチンは，α-1,4結合によって直鎖状に並んだグルコース20個ほどの側鎖が，α-1,6結合によって枝分かれした分子である。側鎖の隙間に水分子が入って糊化し，炊飯時に粘りが強くなる特性を持つ。もち米はアミロペクチンが100％であり，うるち米ではアミロースが16～20％，アミロペクチンが80～84％程度である。日本人に最も好まれるコメは，アミロース含量が17％前後のコメであり，コシヒカリに含まれるアミロースが15～17％であることは，コシヒカリが広く好まれる理由の一つと考えられる。また，アミロペクチンの側鎖の長さによって炊飯時のデンプン特性が変わることも分かっている。インディカ米では側鎖の鎖長が長いため，らせん構造が絡み合って水分子が入りにくくなり，炊飯米の粘りが低下する。冷めた後も水分が抜けやすく，硬くなりやすい，つまり老化しやすい品種といえる。遺伝的要因以外でも，登熟期にイネが高温に曝されると，アミロペクチンの鎖長が長くなることが報告されており，このために炊飯米が老化しやすくなり，硬くなりやすくなる[37～39]。本試験の結果は，追肥によるデンプン組成の変化が食味低下の新たな要因であることを示唆している。出穂時窒素追肥によって種子内ではタンパク質が貯蔵される一方で多糖類を減少させることが明らかとなった[17]。

本研究の結果を踏まえ，登熟期種子における追肥の効果を図6に示す。窒素追肥によって炭

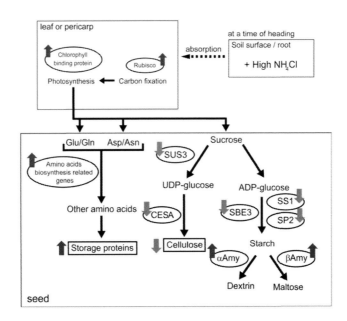

図6 登熟期種子における追肥の効果
Midorikawa, K. *et al.*, *PLOS ONE*, 9(6), e98738 (2014) より抜粋。
SUS : Sucrose synthase, CESA: Cellulose synthase A catalytic subunit,
SBE3 : Starch branching enzyme3, α Amy : α-amylase, SS1: Starch synthase1, SP1: Starch phosphorylase1

素固定の中心を担う RubisCO 含量が上昇し，それに伴い光合成関連因子も上昇する。光合成が活発化することで葉の中でグルタミンやアスパラギンなどのアミノ酸，スクロースが生産され種子へ転流される。種子ではこれらのアミノ酸がその他のアミノ酸へ変換されるなどして，貯蔵タンパク質の原料として利用される。また，一方でスクロースと UDP から UDP-glucose を供給する SUS や，UDP-glucose からセルロースを合成する CESA の遺伝子発現は減少する。追肥によって窒素含有量が増加すると植物の C/N 応答機構により，細胞壁のような多糖類合成を調節することで種子内の C/N バランスを維持していると考えられる。

3 おわりに

米飯は，食感が"おいしさ"の要因として大きなウェイトを占めており，食感には粘り，硬さ，弾性などの因子が挙げられる。登熟期に与えた窒素施肥は食感を低下させるが，その原因は主として貯蔵タンパク質の増加であるとされてきた。今回，我々は登熟施肥によって変動する遺伝子を網羅的に解析することで，システインを含まないプロラミンの増加に加え，細胞壁成分やデンプンなどの多糖類が減少することを明らかにした。特に胚乳の細胞壁の構成成分である β グルカンが減少すること，デンプンの組成が変化することなどを新たに見出し，種子内の C/N バラン

第9章　ゲノミクスを用いた食味関連遺伝子の探索

スの変動がコメの食感に影響を与える可能性を示した。以上の結果は遺伝子の網羅的解析が食品の品質を変化させる因子の特定に有効な手法であることを示している。現在は次世代シークエンサーの登場により，未知の遺伝子も解析可能となっている。今後は次世代シークエンサーの活用などによってさらに効率的に食味マーカー遺伝子の抽出が可能となり，育種や栽培方法への応用が期待される。

文　　献

1) Wang, R. *et al.*, *Plant Cell*, **12**, 1491 (2000)
2) Wang, R. *et al.*, *Plant Physiol.*, **132**, 556 (2003)
3) Stitt, M. *J. Exp. Bot.*, **53**, 959 (2002)
4) Rolland, F., *Annu. Rev. Plant Biol.*, **57**, 675 (2006)
5) Price, J. *et al.*, *Plant Cell*, **16**, 2128 (2004)
6) Palenchar, P. M. *et al.*, *Genome Biol.*, **5**, R91 (2004)
7) Foyer, C. H. *et al.*, *J. Exp. Bot.*, **54**, 585 (2003)
8) Scheible, W. R. *et al.*, *Plant Cell*, **9**, 783 (1997)
9) Morcuende, R. *et al.*, *Planta*, **206**, 394 (1998)
10) Stitt, M., *J. Exp. Bot.*, **53**, 959 (2002)
11) Lian, X. *et al.*, *Plant Mol. Biol.*, **60**, 617 (2006)
12) Shewry, P. R. *et al.*, *J. Exp. Bot.*, **53**, 947 (2002)
13) 稲津脩，農業機械学会誌，**67**, 4 (2005)
14) 寺西敏子，日本作物學會紀事，**52 (別2)**, 77 (1983)
15) 柳瀬肇ほか，食品総合研究所研究報告，**45**, 118 (1984)
16) 増威宏ほか，農業および園芸，**82 (1)**, 43 (2007)
17) Midorikawa, K. *et al. PLoS One*, **9**, e98738 (2014)
18) Tanaka, Y. *et al.*, *Agric. Biol. Chem.*, **39**, 515 (1975)
19) Fabian, C. *et al.*, *Crit. Rev. Food Sci. Nutr.*, **51**, 816 (2011)
20) Ogawa, M. *et al.*, *Plant Cell Physiol.*, **28**, 1517 (1987)
21) Saito, Y. *et al. Plant J.*, **70**, 1043 (2012)
22) Shigemitsu, T. *et al.*, *Biosci. Biotechnol. Biochem.*, **76**, 594 (2012)
23) Taylor, N. G. *et al.*, *Proc. Natl. Acad. Sci. USA*, **100**, 1450 (2003)
24) Brown, D. M. *et al.*, *Plant Cell*, **17**, 2281 (2005)
25) Atanassov, I. I. *et al.*, *J. Biol. Chem.*, **284**, 3833 (2009)
26) Tanaka, K. *et al.*, *Plant Physiol.*, **133**, 73 (2003)
27) Fujii, S. *et al.*, *Plant Cell Physiol.*, **51**, 294 (2010)
28) King, S. P. *et al.*, *Plant Physiol.*, **114**, 153 (1997)
29) Usuda, H. *et al.*, *Plant Cell Physiol.*, **40**, 369 (1999)

30) Amor, Y. *Proc. Natl. Acad. Sci. USA*, **92**, (1995)
31) Huang, J. W. *et al., Biosci. Biotechnol. Biochem.*, **60**, 233 (1996)
32) Hirose, T. *et al., Plant Sci.*, **174**, 534 (2008)
33) Zamorski, R. *et al.*, 日農化 1991 年大会講要, 97 (1991)
34) 渋谷直人, 日本食品工業学会誌, **37 (9)**, 740 (1990)
35) 斉藤昭三ほか, 新潟食研報, **8**, 79 (1964)
36) 渋谷直人ほか, 日本食品工業学会誌, **31 (10)**, 656 (1984)
37) 朝岡正子ほか, 澱粉科学, **36 (1)**, 1 (1989)
38) Umemoto, T. *et al., Starch Stärke*, **51**, 58 (1999)
39) Zakaria, S. *et al., Plant Prod. Sci.*, **5**, 160 (2002)

第10章　食品と時間栄養学

大池秀明[*1]，鈴木千尋[*2]

1　はじめに

　おいしさにはタイミングが重要である。空腹は最大の調味料と言うように，同じものを食べても，お腹がすいていればおいしく感じるし，塩分が不足しているときは，塩味を美味しく感じるように身体はできている。最近，「時間栄養学」という新しい学問研究が盛んになってきた。従来の栄養学に，体内時計のタイミングを取り入れた学問である。将来的には，おいしく感じるタイミングを研究する"時間おいしさ学"が流行るかもしれないが，現状では，ほとんど研究が進んでいないため，ここでは，食べる時刻によって食品の栄養機能が変化するという時間栄養学について解説する。

2　体内時計と食欲

　われわれの身体には，体内時計が備わっている。よく聞く話だが，ここで言う体内時計とは，約24時間周期の内因性リズムである概日リズム（circadian rhythm；サーカディアンリズム）のこととする。体内時計の仕組みは次節で説明するが，身体の中から作り出されるリズムであり，様々な生理現象を支配している。例えば，ヒトの体温は昼間に高く，夜間に低くなるが，これは活動／睡眠のリズムがない状態でも継続する。あるいは，メラトニンの分泌リズムや排便リズムも体内時計の支配下にあり，海外旅行に行くと，時差ボケになり，夜眠れなくなったり，朝に排便が来ないのはそのせいである。食欲にも日周リズムがあり，多くの人は，朝よりも晩の方が食欲が高いと感じるのではないだろうか。実際に，食欲の時刻依存性を調べると，朝8時が最も低く，夜の8時が最も高かったという研究結果がある[1]。アメリカ農務省（USDA）による食事調査の結果からも，朝食が1日のうちで最も小さく，夕食が最も大きくなる傾向にあると報告されている（http://www.ars.usda.gov/Services/docs.htm?docid=18349）。

　しかしながら，胃の空き容量（最後に食べた食事からの時間経過）から考えてみると，朝の方が空腹なはずであり，それに逆らう食欲制御機構の存在が示唆される。体内時計を基準として，休息期に食欲を抑制し，睡眠前に沢山食べたくなるような仕組みがあることが推察される。はっ

[*1] Hideaki Oike　（国研）農業・食品産業技術総合研究機構　食品研究部門
　　　食品健康機能研究領域　主任研究員
[*2] Chihiro Suzuki　日本製粉㈱　イノベーションセンター

きりとその説明になるかはわからないが，最近，時計遺伝子の1つであるRev-erbαによるオレキシン神経の制御について報告された[2]。オレキシンは，「食欲」を意味するギリシア語の「orexis」から名付けられた神経ペプチドであり，食欲や覚醒に働いている[3]。Rev-erbαは抑制性の転写因子であり，マウスでは休息期（昼間）に発現が高くなる。つまり，休息期にオレキシンの活動を抑制し食欲を抑え，活動期には抑制が解除されて食欲が高くなるような概日制御を行っていることになる。面白いことに，Rev-erbαのノックアウトマウスは，砂糖やチョコレートといった嗜好性が高い食べ物への食欲が増強される[2]。これをヒトに当てはめると，体内時計がしっかりと働いていない人は，寝る間際などにオレキシン神経を抑制しきれず，ついつい甘いものを食べてしまうということになり，ダイエットを志す人には非常に危険な状態である。

食欲に関連して，腹時計という言葉がある。ペットや実験マウスなどに毎日規則正しく餌を与えていると，動物がその時刻を覚えるという経験がある人も多いかもしれない。これは，体内時計を基準にしていると考えられ，実験マウスに対し，1日の自由摂取量よりも少ない量の餌を毎日同じ時刻に与えると，人の出入りなどの手がかりがなくても，餌を与える1〜2時間前から活動するようになる。これを食餌予知行動（Food anticipatory activity）と呼び，メカニズムの詳細はわかっていない部分もあるが，時計遺伝子の1つであるPeriod 2（Per2）が関与しており[4,5]，ほぼ24時間周期で数日間継続することが明らかとなっている。まさに腹時計そのものであり，多くの動物と同様，ヒトにも備わっていると考えられる。

3　体内時計の仕組みと時刻因子への同調

体内時計のリズムは10数個の時計遺伝子の発現変動により作られると考えられている。リズム発振の中心となるのがPeriod（Per），Cryptochrome（Cry），Bmal1（Arntl），Clockと呼ばれる時計遺伝子である（図1）。Per, Cryのプロモーター領域にあるE-boxにBMAL1とCLOCKのタンパク質複合体が結合し，転写が促進される。翻訳されたPERとCRYタンパク質はBMAL1/CLOCK複合体によるE-boxの転写を抑制することで転写のフィードバックループを形成している。このコアループ以外にもサブループが存在したり，リン酸化やアセチル化による時計タンパク質の分解調節やメチル化による転写制御などが働き，結果的に約24時間のリズムが生まれる。時計遺伝子は，その下流で様々な遺伝子の発現を日周制御することで生理現象の概日リズムを作るのである。

時計遺伝子は全身の細胞に発現していることから，体内時計は個々の細胞に存在していると言ってよい。通常，各組織に存在する細胞のリズムは外界環境に同調しており，活動期・休息期に合わせた代謝の最適時刻を決めている。個々の細胞時計にとって外界時刻の手がかりとなるのが光や食事である（図2）。網膜から入る光情報は，網膜視床下部路を介して視交叉上核に伝わり，外界の時刻と体内時計の時刻同調に利用される。視交叉上核の時計は，睡眠／覚醒リズムを支配していることから「中枢時計」と呼ばれ，その他の末梢組織の時計は「末梢時計」と呼ばれる。

第10章　食品と時間栄養学

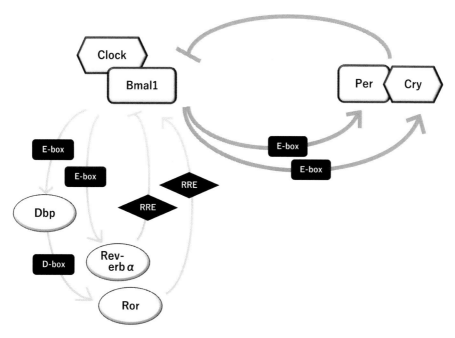

図1　哺乳類体内時計の分子基盤

時計遺伝子 Bmal1, Clock, Per, Cry による転写のネガティブフィードバックループ（右上）。転写因子である BMAL1/CLOCK タンパク質複合体は, Per や Cry のプロモーターに存在する E-box 配列に結合し, その転写を促進する。PER/CRY タンパク質は, BMAL1/CLOCK の転写活性を抑制する。このコアとなるフィードバックループの他に, 転写因子 Rev-erbα や Ror とその結合配列である RRE（Rev Responsive element）を介したサブループ（左下）などが組み合わさり, 約24時間のリズムを発振する。

通常は中枢時計と末梢時計は一定の位相関係を維持するが, 明暗情報の入力がない末梢組織は, 食事時刻を同調因子として利用している。このことから, 中枢時計の位相（時刻）は, 夜行性動物と昼行性動物で同じであるが, 末梢時計は, 食事時刻に合わせて昼夜逆転した位相を取る。食事は動物にとってエネルギーを獲得する不可欠な行動であり, 活動期とリンクする明瞭なサインとなっている。そこで, マウスの食事時刻を, 本来の活動期である夜間ではなく, 昼間に限定させて飼育した場合, 視交叉上核の時計は変わらぬままであるが, 末梢組織の時計遺伝子の発現位相は逆転する[6,7]。この末梢時計の食事時刻への同調は, 単に食事を摂取した刺激によるものではなく, 栄養素により効果が異なることがわかっており, 特に糖やアミノ酸の摂取に同調しやすい[8,9]。末梢時計のリズムを食事時刻に合わせる因子としてインスリンが有力であると考えられているが, ストレプトゾトシン処理によりインスリンの分泌ができないマウスでも食事による同調は起こることから[10], それ以外の同調因子の存在も想定されている。グルココルチコイドやプログルカゴンからできる消化管ホルモンの一種であるオキシントモジュリン, あるいは, 体温リズムにも末梢時計の同調効果があり[11〜13], これらが複合的に機能していると考えられる。

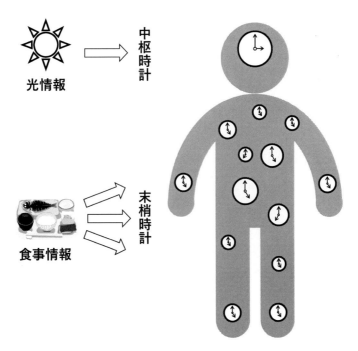

図2 全身に存在する体内時計と同調因子
体内時計は個々の細胞で生み出される概日リズムの集合体である。脳の視交叉上核に存在する細胞群は外界の光周期に同調して中枢時計を形成し，睡眠/覚醒リズムを制御する。一方で，全身組織の細胞は，主に食事摂取リズムに同調して末梢時計を形成し，エネルギー代謝リズムや各組織の生理リズム（腸における消化吸収など）を制御する。組織によって，特定のホルモンや体温リズムなど，別の同調因子情報も受け取り，リズムを調節する。

4 消化吸収と時計

　シフトワークや時差ボケにより消化器系の障害が起こることや排便にもリズムがあることから，消化管の活動も体内時計の制御下にあり，代謝と連動して消化吸収の効率も最適化されていると考えられる。詳細は後述するが，腸内細菌叢の組成に日夜の違いがあり，食物の消化には腸内細菌が深く関わっていることから，消化の効率にも時刻の要素が関係しているのは間違いないだろう。

　栄養素の吸収の中心である腸管には多くの時計遺伝子が高発現しているが，その役割は未詳の部分が多い。タンパク質の吸収に関して言えば，タンパク質が分解されて生じたジペプチド，トリペプチドはプロトン駆動型ペプチドトランスポーターであるPEPT1により腸上皮細胞に取り込まれる。腸上皮内外のプロトン濃度勾配を作るNa^+/H^+交換輸送体の遺伝子Nhe3はプロモーターにE-boxを有しており，結腸において日内発現変動が認められる[14]。時計遺伝子がPEPT1に直接的に関与することは示されていないものの，ラットの小腸を用いた実験から，PEPT1の

第 10 章　食品と時間栄養学

基質輸送や遺伝子発現は摂取タイミングに伴うことが示されている[15]。また，糖吸収に関しては，古くから活動期に吸収が上がり，食事の刺激によって吸収の極大値がずれることがわかっていたが，明暗周期にも依存することから，体内時計の制御下であることが示唆される。主要なグルコーストランスポーターである SGLT1，GLUT2，GLUT5 の発現には日内変動が見られ，食べ物が来る時刻帯に合わせて予期的にピークを迎える。食餌予知行動にも関連する可能性が示唆されており，時計遺伝子 Bmal1 や Clock との関わりが指摘されている[16,17]。脂質の吸収・合成，輸送の効率も時刻によって変動することがわかっており，関連遺伝子の日内発現変動が報告されているが，これらの多くは明暗よりも食事刺激に強く応答する[18]。体内時計との直接の関係が指摘されているものとしては，例えば時計遺伝子 Clock が脂質輸送体カイロミクロンの構成要素である MTP や，コレステロール排出トランスポーター ABCA1 の活性を制御することが報告されている[19,20]。

体内時計と消化管の役割はまだ詳細に明らかになってはいないが，消化管は食事刺激の入力に即時的に応答できる器官であり，食餌予知行動に密接に関連する可能性もあることから，体内時計との関係を無視できない。日常の食生活において，摂取する時刻を栄養成分ごとに考慮するだけで吸収効率を上げて食の栄養，機能性を最大限享受することが可能になるかもしれないし，あるいは肥満やシフトワーク・時差ボケに由来する消化器障害を回避できるかもしれない。

5　腸内細菌と時計

ここ数年，腸内細菌に関する研究の進展が目覚ましい。肥満者と痩身者とでは，保有している腸内細菌叢が異なり，肥満は腸内細菌叢の違いに起因する可能性も指摘されている[21]。腸内細菌叢であるが，最近，概日変動することが明らかになってきた[22]。ある種の菌は，昼間に多く，別の種の菌は夜間に増殖するといった具合である。この概日変動は，食事の影響を大きく受けていると考えられ，食事を摂取すると，それを餌として増殖する菌がいて，一方で空腹時に増殖しやすい菌がいて，菌叢が昼と夜とで変化する。また，腸内細菌は腸管免疫との相互作用によっても調節されており，免疫系は体内時計に合わせた概日活性変動があることから，その影響も受ける。遺伝子操作により，腸管の体内時計を破壊したマウスや，時差ボケ環境で飼育して体内時計を乱したマウスでは，"dysbiosis" と呼ばれる腸内細菌叢のバランスが悪い状態となってしまう[22,23]。また，ヒトでもマウスでもそうであるが，この時差ボケが誘導する dysbiosis により，糖代謝が悪影響を受け，肥満が誘導される。この時差ボケによる肥満は，抗生物質の投与により抑えられることから，腸内細菌叢のバランスの悪化が肥満を誘導しているようである[22]。不規則な食生活で，食物繊維やポリフェノールなどの善玉菌の餌が少ない食事をしていると，腸内細菌叢が悪くなり，肥満のリスクが上がるということが想定される。

6 エネルギー代謝と時計

　光合成細菌に始まり，植物，動物と，地球上の多くの生物が体内時計を進化させてきた理由は，エネルギー効率が良くなったからではないかと考えられる。光合成に依存する生物は，光の有る時刻帯（昼）と光の無い時刻帯（夜）で，エネルギー収支が反転することから，それに合わせてエネルギー代謝系を反転させる必要がある。体内時計に合わせて，昼間には光合成を盛んに行いエネルギーを蓄え，夜は蓄えたエネルギーを利用して省エネ型の代謝を行う。動物の場合も，状況はほぼ同じで，昼行性動物の場合は昼間に食事を摂取することから，エネルギーを蓄える方向で代謝系を動かし，夜間の休息期には，蓄えた脂肪を分解して糖を作り，省エネで過ごす。夜行性動物の場合も，昼と夜の代謝が昼行性動物と反対になるだけで，基本は同じことである。このような状況から，自身の中に内因性の概日リズムを作り出し，天気による明るさの違いや温度変化に惑わされないように，昼と夜のタイミングを予測しながら，エネルギー代謝を変化させる機構を進化させたものと考えられる。実際に，エネルギー代謝に関わる遺伝子の多くは，体内時計の下流で転写制御されており，昼に発現量が高くなるものと，夜に高くなるものなど，その役割に合わせた概日発現変動を示す。遺伝子発現の概日リズムを調べられるデータベース（CircaDB；http://circadb.hogeneschlab.org/）で，時計遺伝子やエネルギー代謝関連遺伝子の発現リズムを見てみると，例えば，時計遺伝子のPer1は明期の後半にピークを持ち，Bmal1は暗期の後半にピークを持つ概日リズム発現を示す。これらと同様に，解糖系の律速酵素であるグルコキナーゼ（Gck）や，脂肪酸合成の律速酵素であるFasnの遺伝子発現は暗期の始めにピークを持ち，糖新生の鍵分子であるPdk4やG6pcの遺伝子は暗期の終わりにピークを持つはっきりとした概日発現リズムを示す（図3）。このように，エネルギー代謝は体内時計と歩調を合わせており，いつ何をするのか，目的がはっきりとしている。9節で詳しく述べるが，食事を摂取する時刻によって，消費されるエネルギーと蓄積されるエネルギーの割合が変化することや，食事時刻が不規則になると肥満になりやすいことは，このようなエネルギー代謝の概日的な役割分担の破たんが理由であると考えられる。

7 高脂肪食による肥満と時計

　マウスに高脂肪食を与え，恒暗条件下におけるフリーランニング周期（体内時計による自発的な活動周期）を測定すると，2週目あたりから周期長の伸長が見られる[24]。また，明暗条件下において高脂肪食で飼育をすると，昼夜の摂食リズムのメリハリが薄れ，活動期である夜間の摂食量が低下し，反対に通常ではあまり摂食をしない休息期（昼間）の摂食量が増える。その結果，食事により体内時計がリセットされる末梢組織では，時計遺伝子の発現の振幅が減衰し，時計機能が弱くなる。この周期長の伸長や摂食リズムの変化は，体重の増加に先立って起こることから，肥満した結果ではなく，むしろ，肥満の原因である可能性が考えられている。それを示唆する興

第 10 章　食品と時間栄養学

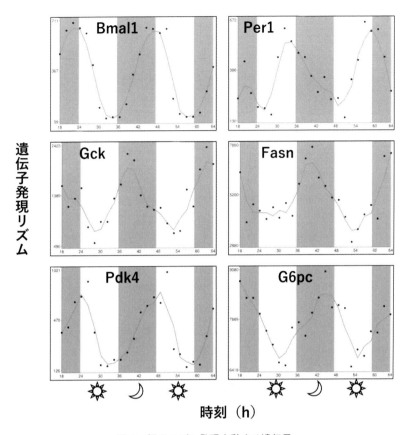

図3　概日リズム発現変動する遺伝子
時計遺伝子（Bmal1, Per1）とエネルギー代謝関連遺伝子の肝臓もしくは腎臓における概日発現リズム（CircaDB より）
　Gck：グルコキナーゼ
　Fasn：脂肪酸合成酵素
　Pdk4：ピルビン酸脱水素酵素キナーゼ4
　G6pc：グルコース6フォスファターゼ

味深い知見がある。通常，マウスに高脂肪食を与えると肥満を誘導するが，食餌を与える時間を制限すると，1日当たりの総摂取カロリーは同じでも肥満が誘導されない[25]。もう少し詳しく説明すると，高脂肪食（カロリーの約60％が脂肪）を与える際に，コントロール群は常に摂食できる状態（自由摂食）にしておき，もう1群は，活動期である暗期の開始1時間後から給餌を開始し，8時間経過したところで終了させる8時間の制限給餌とする。両群とも，1日当りにすると等量の食餌を食べ，有意差はつかない。この実験では，高脂肪食群の対照として，普通食群も設け，それぞれについて自由摂食群と8時間の制限給餌群を設けているが，いずれの4群も，1日あたりの総摂取カロリーは同等となる。しかしながら，体重は，高脂肪食の自由摂食群のみ増加し，肥満が誘導されるのに対して，高脂肪食の時間制限給餌群では，普通食摂取群とほぼ変わらないレベルを保つ（図4）。高脂肪食の自由摂食群では，血中の肥満マーカーが上昇し，脂肪

おいしさの科学的評価・測定法と応用展開

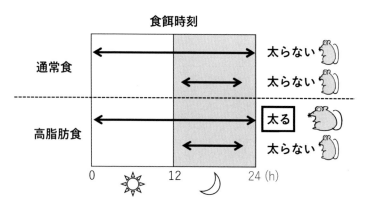

図4 摂食スケジュールによる体重の違い
マウスに高脂肪食を自由摂食で与えると肥満が誘導されるが，8〜12時間の時間制限給餌を行うことで，肥満が誘導されなくなる[22,23]。上記の4群は，いずれも1日あたりの摂食カロリーは同等となる。

肝が誘発され，脂肪細胞が肥大化し，脂肪組織中の炎症マーカーも軒並み上昇するなど，典型的な肥満症状を示すのに対し，高脂肪食の時間制限給餌群では，これらのほとんどが正常な値を示す。つまり，肥満を誘導しているのは，摂取カロリーの多さではなく，また，高脂肪食だからということでもなく，摂取している時間帯，あるいは摂取の仕方であるということが示唆される。同じグループから，続報が出され，高脂肪食だけではなく，高脂肪高ショ糖食（30％脂肪，25％ショ糖）や，高フルクトース食（60％フルクトース）によるエネルギー代謝の悪化も，やはり8〜9時間の時間制限給餌で防げることが示された[26]。さらに面白いことに，週5日間は時間制限給餌を行い，2日間（週末）は自由摂食に戻しても，高脂肪食（60％脂肪）によるマウスの肥満誘導はほぼ抑えられた。ヒトの新しい健康食事法を考える上で，まずは平日のみ時間制限を実践するというスタイルでも充分な効果が得られるかもしれず，今後のヒトにおける応用研究が注目される。

8 体内時計を動かす食品

高脂肪食がマウスの体内時計を伸長させることを述べたが，同様に，いくつかの食品成分について，体内時計への作用が明らかになってきている。

カフェインをヒトやマウスの培養細胞に添加すると，時計遺伝子の発現リズムの周期長伸長が見られる（図5）[27,28]。同様に，肝臓等の培養組織片にカフェインを添加しても，やはり周期長伸長作用が確認され，実際に，恒暗条件下のマウスにカフェイン溶液を自由飲水させると，フリーランニング活動周期長が伸長し[28]，特定の時刻にカフェインを腹腔注射すると，時刻依存的に位相の前進や後退が見られる[27]。さらに，ヒトにおいても，夕方のカフェイン摂取はメラトニンの概日リズムを遅延させる[29]。この遅延効果は，就寝時刻の3時間前にダブルのエスプレッソ1杯

第10章　食品と時間栄養学

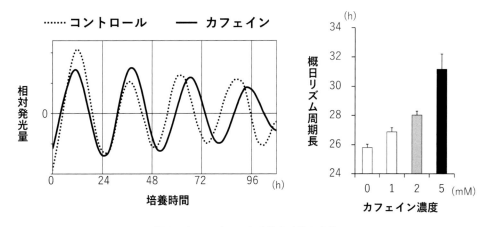

図5　カフェインによる体内時計の変化
ヒト骨芽細胞由来細胞株U2OSに，ヒト時計遺伝子PER2のプロモーターとルシフェラーゼを結合した概日リズム発光レポーター遺伝子を導入し，細胞の概日リズムを可視化した（左図）。培地にカフェインを添加すると濃度依存的に概日リズム周期が伸長する[25]。

相当のカフェイン摂取により40分程度ということで，約3000ルクスの明るい光を3時間浴びるのと同様の効果があると報告されている。興味深いことに，カフェインによる体内時計の伸長作用は，アカパンカビやショウジョウバエでも報告されており[30,31]，単純な覚醒作用によるものではなく，種を超えて保存された体内時計の仕組みに作用しているものと考えられる。

マウスの末梢組織の体内時計を前進させるものとして，高食塩食の効果が明らかになっている[32]。マウスに4％の高食塩食を2週間以上自由摂食させておくと，活動リズムや摂食リズムは変化しないが，肝臓，腎臓，肺などの末梢組織における時計遺伝子の発現リズムが約3時間前倒しになる。先述の通り，エネルギー代謝関連遺伝子などは時計遺伝子の下流で日周発現制御されており，これらの遺伝子発現も，末梢体内時計の前進に合わせて，やはり3時間程度前倒しの発現リズムとなる。

また最近，培養細胞を使ったスクリーニング実験から，時計遺伝子の発現リズムの振幅を増幅させる小分子化合物が探索され，柑橘の皮に多く含まれるフラボノイドの1種であるノビレチンが見出された[33]。先述の通り，マウスに高脂肪食を与えると昼夜の摂食リズムのメリハリが減弱し，末梢組織における時計遺伝子の発現リズムも減弱するが，ノビレチン（200 mg/kgBW）を1日おきに経口投与することで，減弱した時計遺伝子の発現リズムが回復し，肥満の誘導も顕著に抑制された。また，このノビレチンによる肥満抑制作用や，糖代謝の改善作用などは，時計遺伝子Clockの変異マウスでは効果がないことから，体内時計を介した作用であることが示唆されている。論文の著者たちは，ノビレチンが時計遺伝子であるRorα/γに直接作用し，転写活性を増強させる仮説を提出している。

その他，時計遺伝子の発現リズムに影響を与える食品成分として，培養細胞レベルの実験ではあるが，レスベラトロール[34]（ブドウに多く含まれるポリフェノール）やハルミン[35,36]（パッショ

ンフルーツなどに含まれるアルカロイド）も報告されており，今後，動物個体やヒトにおける作用が注目される。

9　食べる時刻と体重変化

　体重を気にして食事管理をする場合，通常は1日あたりの摂取カロリーを基準として計算するが，最近の研究から，1日あたりの摂取カロリーが同じでも，朝食と夕食のバランスによって体重への効果が変わることが明らかになってきた。ヒトの減量試験で，1日あたりの摂取カロリーをそろえ，朝食を少なくする群と夕食を少なくする群を設けると，夕食を少なくした群の方が体重減少効果が大きくなることが報告されている[37]。また，実際にヒトの疫学調査から，朝食の摂取頻度と体重が逆相関することや[38]，朝食の欠食と肥満が相関すること[39,40]，夜食症（Night Eating Syndrome）とBMIが相関すること[41]などが報告されており，朝食は太りにくく，夕食や夜食が太りやすいことが示唆される。さらには，朝・昼・晩の食事の摂取カロリー割合と体重の相関を調べたスペインの研究によると，昼食からのカロリー摂取比率が高い人ほど体重が低い傾向にあることも報告されている[42]。このように，食事時刻によって，体重に与える影響は，どうやら異なるらしいということが明らかになってきた。

　同様に，マウスを使った動物試験からも，食餌時刻が体重に与える影響について研究が進んでいる。夜行性の実験マウスに，夜間か昼間のどちらかのみに食餌を与えて飼育すると，昼間に食餌を与えた群の方が体重が増加する[43]。血中の代謝マーカーや，肝臓，脂肪組織における遺伝子発現などの解析から，非活動期（マウスの昼間）における摂食は，インスリンの分泌増加による脂肪酸合成が亢進することや[44]，摂食リズムとレプチン分泌リズムがずれることで過食が起こることなどが報告されている[45]。また，類似の実験として，マウス飼育の光環境を定期的にずらして慢性的な時差ボケ状態を作り出すと，摂取カロリーは増加しないが，肥満が誘導される[46]。面白いことに，光環境は時差ボケ条件のまま，食餌時刻を規則正しく24時間周期に固定すると，肥満が起こらなくなることから，やはり，食餌時刻の乱れが肥満を誘導していることが示唆される。実際，シフトワークによる肥満は，ヒトの疫学調査でも以前から指摘されている[47]。また，典型的な時差ボケとは異なるが，週末の寝坊による，平日と週末の時差ボケ（Social Jet-lag）が大きい人ほどBMIが高くなる傾向も報告されており[48]，生活リズムの乱れが肥満につながることは多くの事実から明らかなようである。

10　時計遺伝子のタイプと肥満

　これまで述べてきたように，体内時計とエネルギー代謝，あるいは，食生活リズムと肥満などには，深いつながりがある。時計遺伝子であるBmal1のノックアウトマウスやClockの変異マウスは，糖代謝や脂質代謝に多くの異常が現れる[49〜51]。また，別の時計遺伝子であるPer2のノッ

第10章 食品と時間栄養学

クアウトマウスでは，摂食リズムに異常が見られて過食になることや，PPARγとの相互作用が消失して脂質代謝異常になることも報告されている[52,53]。

それでは，ヒトの場合も，先天的な時計遺伝子の多型は，肥満などのリスクに影響するのであろうか。実際，ヒトCLOCK遺伝子の1塩基多型（SNP）と肥満との関連が複数報告されており，特定のSNPを持つ人は，そうでない人と比べて，肥満のリスクが上昇するようである[54〜57]。そのうちの1つ（CLOCK-rs4580704 SNP）は2型糖尿病のリスクと強い相関があると報告されている[58]。また，中国人のSNP解析から，CLOCKあるいはCRY1の多型と内臓脂肪型の肥満に相関があるとの報告もある[59]。あるいは，REV-ERBαのSNPは，地中海沿岸住民と北アメリカ住民という異なるポピュレーションに共通して，肥満と相関することが報告されている[60]。この報告では，SNPのタイプと食事摂取量とは関連性がないが，運動量と関連があることが指摘されている。時計遺伝子のタイプにより，生活習慣が変化している可能性が考えられる。また，ゲノム上のCLOCK，PER2，BMAL1の遺伝子座のメチル化を調べた研究もあり，これらの遺伝子のメチル化頻度と肥満に相関が見られたということである[61]。時計遺伝子のSNPやメチル化と生活習慣や疾病の関係についての研究は，まだまだ始まったばかりであり，今後，大規模で精度の高い研究がなされることにより，様々な知見が得られるものと期待される。

11　おわりに

われわれの体内時計は，単に睡眠と覚醒のタイミングを決めているだけではなく，食欲やエネルギー代謝の切り替えに重要な役割を果たしている。不規則な食生活を続けると，体内時計が乱れ，エネルギー代謝のバランスが崩れてしまうことがわかっていただけたと思う。その結果，肥満，糖尿病，メタボリックシンドロームと負のスパイラルに陥ってしまうことも気を付けなければならない。一方で，最近の研究から，体内時計に働きかける食品や栄養素の研究が進んできている。規則正しい食生活を心がけることや，時計に働きかける食品を上手に利用することで，体内時計のリズムを規則正しく，そして深く保つことができれば，身体のパフォーマンスは向上し，健康な状態が長く持続するものと期待される。おいしいものをおいしいと感じられるのは健康の証であり，そこには規則正しい食生活が鍵を握っている。

文　　献

1) Scheer FA *et al.*, *Obesity* (*Silver Spring*) **21**, 421-423 (2013)
2) Feillet CA *et al.*, *Addict Biol* (2015)
3) Sakurai T *et al.*, *Cell* **92**, 573-585 (1998)

4) Feillet CA et al., *Curr Biol* **16**, 2016-2022 (2006)
5) Chavan R et al., *Nat Commun* **7**, 10580 (2016)
6) Damiola F et al., *Genes & development* **14**, 2950-2961 (2000)
7) Stokkan KA et al., *Science* **291**, 490-493 (2001)
8) Oike H et al., *PLoS One* **6**, e23709 (2011)
9) Hirao A et al., *PLoS One* **4**, e6909 (2009)
10) Oishi K et al., *Biochemical and Biophysical Research Communications* **317**, 330-334 (2004)
11) Landgraf D et al., *eLife* **4**, e06253 (2015)
12) Saini C et al., *Genes Dev* **26**, 567-580 (2012)
13) Balsalobre A et al., *Science* **289**, 2344-2347 (2000)
14) Sladek M et al., *Gastroenterology* **133**, 1240-1249 (2007)
15) Balakrishnan A et al., *The Journal of nutritional biochemistry* **23**, 417-422 (2012)
16) Iwashina I et al., *The Journal of nutritional biochemistry* **22**, 334-343 (2011)
17) Pan X,Hussain MM, *J Lipid Res* **50**, 1800-1813 (2009)
18) Pan X,Hussain MM, *J Biol Chem* **282**, 24707-24719 (2007)
19) Pan X et al., *Cell Metab* **12**, 174-186 (2010)
20) Pan X et al., *Circulation* **128**, 1758-1769 (2013)
21) Turnbaugh PJ et al., *Nature* **444**, 1027-1031 (2006)
22) Thaiss CA et al., *Cell* **159**, 514-529 (2014)
23) Voigt RM et al., *Alcohol Clin Exp Res* **40**, 335-347 (2016)
24) Kohsaka A et al., *Cell Metab* **6**, 414-421 (2007)
25) Hatori M et al., *Cell Metab* **15**, 848-860 (2012)
26) Chaix A et al., *Cell Metab* **20**, 991-1005 (2014)
27) Narishige S et al., *Br J Pharmacol* **171**, 5858-5869 (2014)
28) Oike H et al., *Biochem Biophys Res Commun* **410**, 654-658 (2011)
29) Burke TM et al., *Science translational medicine* **7**, 305ra146 (2015)
30) Wu MN et al., *J Neurosci* **29**, 11029-11037 (2009)
31) Feldman JF, *Science* **190**, 789-790 (1975)
32) Oike H et al., *Biochem Biophys Res Commun* (2010)
33) He B et al., *Cell Metab* **23**, 610-621 (2016)
34) Oike H, Kobori M, *Biosci Biotechnol Biochem* **72**, 3038-3040 (2008)
35) Kondoh D et al., *Biol Pharm Bull* **37**, 1422-1427 (2014)
36) Onishi Y et al., *Biosci Rep* **32**, 45-52 (2012)
37) Jakubowicz D et al., *Obesity (Silver Spring)* **21**, 2504-2512 (2013)
38) Timlin MT et al., *Pediatrics* **121**, e638-645 (2008)
39) Veldhuis L et al., *Int J Behav Nutr Phys Act* **9**, 74 (2012)
40) Alexander KE et al., *Obesity (Silver Spring)* **17**, 1528-1533 (2009)
41) Colles SL et al., *Int J Obes (Lond)* **31**, 1722-1730 (2007)
42) Hermengildo Y et al., *Br J Nutr* **1-8** (2016)
43) Arble DM et al., *Obesity (Silver Spring)* **17**, 2100-2102 (2009)

44) Yasumoto Y *et al.*, *Metabolism* **65**, 714-727 (2016)
45) Arble DM *et al.*, *PLoS One* **6**, e25079 (2011)
46) Oike H *et al.*, *Biochem Biophys Res Commun* **465**, 556-561 (2015)
47) van Drongelen A *et al.*, *Scand J Work Environ Health* **37**, 263-275 (2011)
48) Roenneberg T *et al.*, *Curr Biol* **22**, 939-943 (2012)
49) Turek FW *et al.*, *Science* **308**, 1043-1045 (2005)
50) Rudic RD *et al.*, *PLoS Biol* **2**, e377 (2004)
51) Maury E *et al.*, *Circ Res* **106**, 447-462 (2010)
52) Grimaldi B *et al.*, *Cell Metab* **12**, 509-520 (2010)
53) Yang S *et al.*, *Endocrinology* **150**, 2153-2160 (2009)
54) Scott EM *et al.*, *Int J Obes* (*Lond*) **32**, 658-662 (2008)
55) Sookoian S *et al.*, *Am J Clin Nutr* **87**, 1606-1615 (2008)
56) Garaulet M *et al.*, *Am J Clin Nutr* **90**, 1466-1475 (2009)
57) Valladares M *et al.*, *J Physiol Biochem* **71**, 855-860 (2015)
58) Corella D *et al.*, *Cardiovasc Diabetol* **15**, 4 (2016)
59) Ye D *et al.*, *Obes Res Clin Pract*, DOI : http://dx.doi.org/10.1016/j.orcp.2016.02.002, in press (2016)
60) Garaulet M *et al.*, *Mol Nutr Food Res* **58**, 821-829 (2014)
61) Milagro FI *et al.*, *Chronobiol Int* **29**, 1180-1194 (2012)

第11章 味成分と結合するペプチドの網羅的探索と応用

伊藤圭祐*

1 はじめに

　食品には様々な機能成分が含まれることが報告されており，それらの機能成分を継続的に摂取することにより，健康の維持や増進が期待できる。我が国における食品機能成分の利用は特定保健用食品や機能性表示食品のような国の制度によっても後押しされ，市場規模は拡大し続けている。しかしその一方，食生活において最新の健康科学的知見を応用するためには，実践的な食品開発が不可欠である。いかに健康に良いことが分かっていても，美味しくない食品を日々の生活の中で食べ続けることは困難である。そのため，特にポリフェノールに代表される食品機能成分の多くがヒトにとって好ましくない苦味・渋味を呈することは，解決すべき重要な課題である。

2 苦味マスキング剤

　今日まで様々な手法による苦味マスキング法が考案されており[1]，一部は実用化もされている。官能的マスキングは，甘味物質や酸味物質の味刺激によって脳内情報処理の時点で苦味を緩和する方法であり，コーヒーへのスクロースの添加等が具体例である。本方法は抵抗感の少ない自然な苦味低減が可能である反面，甘味が極端に強くなる等，食品そのものの味のバランスを大きく変えてしまいやすい。物理的マスキングは，カプセル，フィルム，糖衣等への封入や造粒の工夫などにより口腔内での苦味物質の放出を防ぐ方法である。特に医薬品では広く用いられているが，官能的マスキングと同様に食品の特性（物性）そのものを変えてしまいやすい。その他にも近年では，苦味受容体の解析が進んだことで[2,3]，分子レベルでの苦味マスキングも可能となりつつある。GIV3727や6メトキシフラバノン等の苦味受容体アンタゴニストが見出されている[4,5]。アンタゴニストの利用は，苦味受容体の応答を選択的に阻害でき，他の成分の味に影響しない点で大きな優位性を秘めている。しかしその一方，ヒトで25種類存在する全ての苦味受容体に対するアンタゴニストの報告は無く，また苦味物質はそれぞれ複数の苦味受容体によって認識されることから[6]，ある苦味成分を狙ってマスキングすることは容易ではない。
　本章で着目する化学的マスキングは，苦味物質と複合体を形成することで受容体-苦味物質間相互作用を阻害する方法である。化学的マスキングの基本原理は機能成分と苦味物質との特異的

＊ Keisuke Ito　静岡県立大学　食品栄養科学部　食品化学研究室　准教授

第 11 章　味成分と結合するペプチドの網羅的探索と応用

な複合体形成であるため，対象成分以外の味を変化させにくく，また苦味受容体に対するアンタゴニストとは対照的に，複数の苦味受容体への応答を同時に抑制できる。代表的なマスキング剤であるシクロデキストリン（CD）はグルコースが環状に連なったオリゴ糖であり，グルコースの数により α-シクロデキストリン（6個），β-シクロデキストリン（7個），γ-シクロデキストリンカテキン（8個）等が存在する。これらは疎水的な空洞を持つバケツ状構造の化合物であり，空洞に匂い成分や苦味成分を補足（複合体を形成）することでマスキング効果を発揮する。応用例は豊富で，医薬品や各種食品素材へのCD添加による苦味抑制が報告されている[7,8]。化学的マスキングに関する他の例として，Bohinらはタンパク質との複合体形成によるEGCGの苦味マスキングを報告しており[9]，Hommaらはチーズ中からキニーネと結合する苦味マスキング脂肪酸を見出し，結合様式の詳細についても報告している[10,11]。苦味成分と結合する物質には化学的マスキングの効果が期待できる。しかし現在のところ，任意の物質を対象として特異的に結合する物質を効率的に探索する方法は確立されていない。

3　ペプチドの機能とアレイ解析

対象成分と特異的に結合する機能分子の候補としてペプチドがあげられる。多くの食品成分の中でもペプチドは特に構造的・機能的多様性に富む分子群である。具体的には，基本的なペプチドは20種類のアミノ酸から構成され，2残基で $20^2 = 400$ 種類，3残基で $20^3 = 8,000$ 種類，6残基で $20^6 = 6,400$ 万種類も存在するように，短鎖ペプチドであっても非常に多くの配列多様性をもつ。当然そのようなペプチド中には様々な機能性を有するものも存在し，アンジオテンシン変換酵素の阻害による降圧作用[12,13]，ジペプチジルペプチダーゼⅣの阻害による抗2型糖尿病作用等[14,15]，健康効果の期待できる生体調節機能ペプチドが多数報告されてきた。また我々の解析により，各ジペプチドの生体吸収性（ペプチド輸送体親和性）は個別に大きく異なることが明らかとなっている[16]。味との関連においても，甘味を呈するアスパルテームの他，多くの甘味，うま味，苦味ペプチド，酸味抑制ペプチド，また塩味を増強するペプチド等が報告されている[17~19]。近年では，カルシウム感知受容体（CaSR）を活性化することで他の味を増強する"コク味"ペプチドとして γGlu含有ペプチド類が発見された[20,21]。さらに，食品中に混在する様々なペプチド群を呈味特性と結びつける試みもなされている。Yamamotoらはメタボロミクス技術により醤油中に含まれるジペプチドを網羅解析し，その成分プロファイルを説明変数とすることで，呈味と相関するジペプチド群の特定事例を示した[22,23]。本アプローチは機器分析による呈味評価を可能とする革新的技術として，さらなる発展が期待される。これら以外にも美味しさと関連するペプチドの研究は枚挙に暇が無く，解析技術の進歩とともに次々新たな知見が集積されている。

Ronald Frankが1992年に開発したペプチドアレイは，任意のペプチド配列を任意の位置に固相合成したセルロース膜を用いた解析を基本とする，ペプチドの機能解析技術・ツールである[24]。アミノ酸の組み合わせにより多種多様なペプチドを同一プラットフォームで合成可能であ

る点は，機能解析において他の食品成分と決定的に異なるペプチドの優位性である。ペプチドアレイは従来，標的物質と結合するペプチドをハイスループットに探索できる強力な研究ツールとして用いられ[25,26]，エピトープマッピング[27,28]，タンパク質間相互作用解析[29]，酵素の基質特異性決定[30]などの，医学，薬学，あるいは基礎生命科学研究に利用されてきた。一方で食品分野における応用例はごくわずかしか報告されていない。例えばTakeshitaらは，コレステロールの吸収を阻害する胆汁酸結合ペプチドを，大豆タンパク質のアミノ酸配列を基にしたペプチドアレイ解析から見出した[31]。Lacroixらは，αラクトアルブミンのアミノ酸配列を基にペプチドアレイを作製し，ジペプチジルペプチダーゼⅣ阻害ペプチドを探索した[32]。前述のように味へ影響するペプチドは数多く存在するが，食品成分と結合するペプチドの網羅的解析ツールとしてもペプチドアレイは有用と考えられる。以下，苦味成分と結合するマスキングペプチドについて我々の研究事例を紹介し，ペプチドアレイの応用可能性に触れたい。

4　茶殻加水分解物の苦味マスキング効果の予備試験

　本研究では，抗がん，抗肥満等，多くの生理活性が報告されているエピガロカテキンガレート（EGCG）をモデルとして[33,34]，苦味マスキングペプチドを探索した。味認識装置（TS-5000Z, Intelligent Sensor Technology社）を用いた予備試験において，茶殻をプロテアーゼにより加水分解したペプチド素材が，緑茶（EGCG）の苦味を濃度依存的にマスキングすることが確認された。味認識装置の詳細については本書第12章を参照いただきたい。本装置は味物質と人工脂質膜センサーとの特異的な物理化学的相互作用を検出する装置であることから[35]，茶葉タンパク質由来ペプチドとEGCGとの複合体形成による，EGCGと脂質膜センサーとの相互作用の阻害が示唆された。

5　EGCG結合ペプチドの網羅的探索

　EGCG結合ペプチドを探索するために，ペプチド合成装置（ResPep SL, Intavis社）を用い，茶葉の主要タンパク質であるRibulose 1, 5-bisphosphate carboxylase/oxygenase：RuBisCOのアミノ酸配列を基に15アミノ酸からなる598種類のペプチド（これらのペプチドによりRuBisCOの全アミノ酸配列がカバーされる）をセルロース膜上に合成し，ペプチドアレイを作製した（図1A）。セルロース膜をEGCG溶液に浸漬，洗浄後に，ニトロブルーテトラゾリウムの還元を原理とするレドックスサイクリング染色法[36]によりEGCG結合ペプチドを検出した（図1B, C）。その結果，複数のペプチドがEGCGとの強い結合を示し，特に結合強度が強いペプチドとして TKASVGFKAGVKDYK, TIKPKLGLSAKNYGR, KNHGMHFRVLAKALR, HGMHFRVLAKALRMS, PAQASMAAPFTGLKS, FTGLKSTSAFPVTRK, VQCMKVWPPLGLKKF が特定された。

第 11 章　味成分と結合するペプチドの網羅的探索と応用

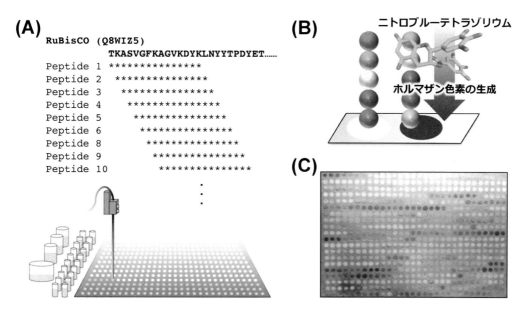

図1　ペプチドアレイによる EGCG 結合ペプチドの検出
(A)合成ペプチドの設計とセルロース膜へのスポットの模式図，(B)レドックスサイクリング染色によるホルマザン色素沈着の模式図，(C)検出された EGCG 結合ペプチド。濃いスポットのペプチドほど結合強度が強い。

6　EGCG 結合におけるアミノ酸残基の機能解析

見出されたペプチドにおける EGCG 結合領域を明らかとするために，前述の 7 種類の EGCG 結合ペプチドを N または C 末端から 1 残基ずつ欠失させていったペプチドについて，EGCG との結合を網羅的に解析した（データ例を図 2A に示す）。その結果，元の配列に加え，様々な配列，長さのペプチドが EGCG と結合することが明らかとなった。結合強度とペプチドの鎖長には相関はみられなかったものの，結合強度の強い全てのペプチドが Arg または Lys を含んでいた。

続いて，各ペプチドについて EGCG との結合における各アミノ酸残基の寄与を Alanine-scanning 法によって解析した（データ例を図 2B に示す）。構成アミノ酸残基を一つずつ Ala へ置換し，その機能を解析する方法である。元のペプチドと比較して，ほとんどのペプチドの EGCG 結合能は Ala 置換により減少した。また，全ペプチドで共通して，Arg や Lys を Ala へ置換すると，他のアミノ酸残基を Ala に置換した場合よりも顕著に結合強度が減少した。例えば，ペプチド FTGLKSTSAFPVTRK においては，3 つの塩基性アミノ酸全てを Ala に置換すると結合強度は 32％に減少した。これらの結果は，EGCG との結合に，ペプチドに含まれる Arg または Lys が特に重要であることを示している。

ペプチドと EGCG との結合メカニズムをより詳細に調べるために，361 種類のジペプチドについても同様に解析した（図 2C）。その結果，やはり Arg または Lys を含むジペプチドが EGCG

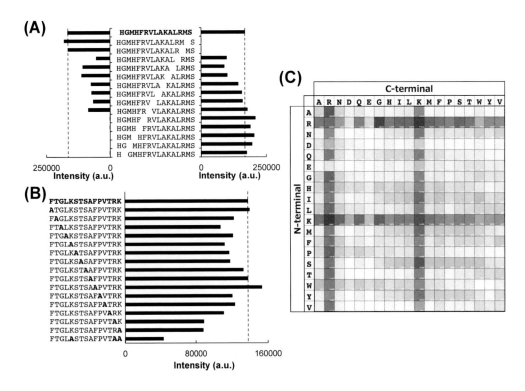

図2 EGCG結合ペプチドにおけるアミノ酸残基の寄与の解析
(A)欠失解析の例，(B) Alanine-scanning解析の例。各ペプチドとEGCGとの結合強度を示した．
(C)ジペプチドの網羅的解析。セルの濃さは各ジペプチドのEGCG結合強度を示した。

との強い結合を示した。さらに興味深いことに，Arg-Arg や Lys-Lys のように同じアミノ酸が連続するジペプチドよりも，異なるアミノ酸から構成される Arg-Lys や Lys-Arg の結合強度が強かった。また塩基性アミノ酸とは対照的に，酸性アミノ酸である Asp や Glu を含むジペプチドの結合強度は弱かった。

アミノ酸欠失解析，Alanine-scanning 解析，ジペプチドライブラリー解析に共通して，塩基性アミノ酸残基が EGCG との結合に大きく寄与することが示された。対照的に，酸性アミノ酸を含むジペプチドは塩基性アミノ酸が含まれる場合でも EGCG との結合強度が顕著に弱かった。これらのことから，分子全体の電荷も結合に重要と考えられる。ただし，塩基性アミノ酸残基の数と結合強度は単純な比例関係には無く，塩基性アミノ酸残基を持たないにも関わらず EGCG 結合能を有しているペプチドも存在した。ジペプチドライブラリーの解析からは，塩基性アミノ酸残基と隣接するアミノ酸残基が EGCG 結合能へ影響することも明らかとなった。これは EGCG と塩基性アミノ酸残基との相互作用において，隣接するアミノ酸残基による立体障害が起きるためと考えられる。この仮説は，Arg または Lys と，側鎖体積の小さい Gly を含有するジペプチドが強い結合を示すことからも支持される。ペプチドと EGCG との結合メカニズムとし

第11章　味成分と結合するペプチドの網羅的探索と応用

ては静電的相互作用が非常に重要であるが，それに加えて，アミノ酸配列に依存するペプチド分子の全体構造もまた EGCG との結合に影響を与える。このように，ペプチドアレイ解析により，EGCG 結合ペプチドの特定は元より，結合メカニズムの理解を助ける有用な知見が得られた。

　タンパク質-ポリフェノール間相互作用についてはこれまでに多くの報告がある。Fujimura らは，カテキンの抗がん作用に関与する 67 kDa ラミニン受容体のアミノ酸配列中から EGCG 結合ペプチドを特定し，塩基性アミノ酸残基の大きな寄与を報告した[37]。本研究で見出された RuBisCO 由来のペプチドも類似したメカニズムで EGCG と結合するのかもしれない。またタンパク質中の Lys 残基と EGCG との静電的相互作用は可逆的であることが報告されていることから[38]，もしペプチド-EGCG 複合体の形成も同様に可逆的であれば，摂取後にヒトの管腔内で解離することで，EGCG の機能性が徐々に発揮されると期待できる。尚，EGCG はタンパク質との相互作用により安定性が向上することも報告されている[38, 39]。

7　苦味受容体発現細胞を用いた苦味マスキング効果の解析

　ペプチドアレイ解析から EGCG と特に強く結合することが示唆された 2 つのペプチド（MHFRVLAKALR，FTGLKSTSAFPVTRK）について，ヒト苦味受容体の活性化抑制効果を解析した。本研究では，対象のヒト苦味受容体を HEK293T 細胞へ発現させ，受容体活性化に伴って小胞体から流出するカルシウムを蛍光指示薬（Fluo-8 AM）により定量的に解析した（FlexStation II, Molecular Devices 社）。このような味覚受容体のカルシウムイメージング法の詳細については本書第 2 章を参照いただきたい。一つの苦味物質が複数の苦味受容体を活性化するケースも多く知られているが[6]，EGCG の苦味応答に関与する主な苦味受容体は hTAS2R39 であり，その応答強度はヒトの官能評価の結果とも相関する[40, 41]。報告と同様に，hTAS2R39 発現細胞は EGCG 濃度依存的に応答した（図 3A）。EGCG 結合ペプチド自体による hTAS2R39 の活性化および細胞損傷は観察されなかった。EGCG と EGCG 結合ペプチドを同時に細胞へ添加した場合，ペプチド濃度依存的に受容体活性は抑制された（図 3B）。具体的には，600 μM の EGCG 結合ペプチドを苦味受容体へ投与すると，300 μM EGCG による苦味受容体の活性は MHFRVLAKALR で 36％に，FTGLKSTSAFPVTRK で 20％に減少し，各ペプチドの IC_{50} 値は 582 μM，636 μM と算出された。

　ペプチドアレイ解析によって見出された EGCG 結合ペプチドのうち，少なくとも 2 つは分子レベルでの苦味受容体の解析においてマスキング効果が確認された。EGCG 結合ペプチドは RuBisCO のアミノ酸配列中から多数見出されており（図 1C，図 2A，B 他），それらのペプチドについても同様に苦味マスキング効果を有することが期待できる。

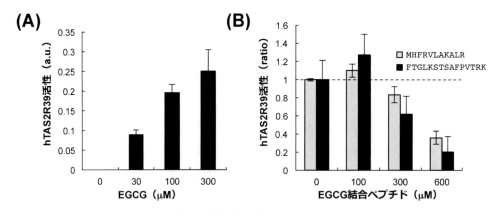

図3　苦味受容体発現細胞のEGCG応答解析
(A) EGCGによるhTAS2R39発現細胞の応答，(B) 300 μM EGCG単独投与時のhTAS2R39活性を1として，EGCG結合ペプチド添加時の活性を相対値（ratio）で示した。エラーバーは独立した3回の解析の標準偏差。

8　タンゲレチン結合ペプチドの網羅的探索と苦味マスキング効果の解析

　ペプチドアレイを用いた苦味マスキング剤探索法の汎用性を検討するため，他の苦味成分であるタンゲレチンについても結合ペプチドを探索した。タンゲレチンは柑橘類の果皮に含まれるポリメトキシフラボノイドであり，抗がん作用に代表される様々な機能性が報告されている[42]。最近我々は，タンゲレチンの苦味応答には主にhTAS2R14が関与することを明らかとした[43]。EGCG結合ペプチドと同様に，RuBisCOのアミノ酸配列を全てカバーするように，12アミノ酸からなる103種類のペプチドをセルロース膜上に合成し，ペプチドアレイを作製した。タンゲレチン結合ペプチドの特定には，タンゲレチンに由来する蛍光を指標とした。見出されたタンゲレチン結合ペプチドのアミノ酸配列を基に，6アミノ酸からなる119種類のペプチドを新たに合成し，タンゲレチンとの結合を解析した。特に強い結合を示した15個のタンゲレチン結合ペプチドについて，含有されるアミノ酸の組成を調べたところ，RuBisCOと比較してIle，Phe，Serが顕著に多く含まれていた（図4A）。すなわち，これらのアミノ酸残基はタンゲレチンとの結合への寄与が大きいと考えられる。Caoらは，メトキシ化されたフラバノンは疎水性が高まり，タンパク質の疎水性部位と相互作用しやすくなると述べている[44]。詳細は不明であるが，本研究で見出されたペプチドにおいても，タンゲレチンのA，B環のメトキシ基が疎水性アミノ酸であるIleやPheと疎水的に相互作用するのかもしれない。

　続いてタンゲレチンとの結合強度の異なる3つのペプチド（PIVMHD，AVFARE，IIGFND）を選択し，hTAS2R14の活性化抑制効果を評価した（図4B）。EGCG結合ペプチドと同様に，これらのペプチドについても，それら自体による目立ったhTAS2R14の活性化および細胞損傷は観察されなかった。各タンゲレチン結合ペプチドの濃度依存的にhTAS2R14発現細胞の応答は抑制され，ペプチドアレイ解析によりタンゲレチンに対する苦味マスキングペプチドも探索可

第 11 章　味成分と結合するペプチドの網羅的探索と応用

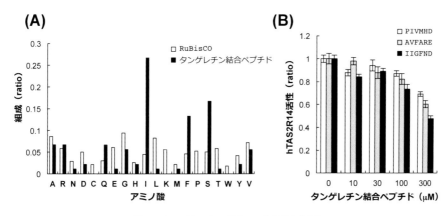

図4　タンゲレチン結合ペプチドの解析
(A)タンゲレチン結合ペプチドと RuBisCO のアミノ酸組成の比較，(B) 10 μM タンゲレチン単独投与時の hTAS2R14 活性を1として，タンゲレチン結合ペプチド添加時の活性を相対値（ratio）で示した。エラーバーは独立した3回の解析の標準偏差。

能であることが示された。10 μM タンゲレチンに対する IC_{50} 値は，それぞれ 816 μM，472 μM，313 μM と算出された。これらの阻害定数はペプチドアレイ解析において示された結合強度の順番と一致しており，アレイ上での結合が強いほど，hTAS2R14 の活性を抑制する傾向にあった。ただし，ペプチドアレイにおけるスポットあたりのペプチド量は，アミノ酸ごとに異なる合成効率や反応のカップリング回数等，様々な要因によって変動しやすい。そのためペプチドアレイ解析は半定量的である。また当然，苦味マスキング効果を議論するためにはペプチドアレイ上の結合解析のみでは不十分であり，味覚受容体の解析も不可欠である。アレイ上の結合強度とマスキング効果の相関性について，様々な苦味物質の解析により明らかとすることは今後の重要な課題である。

9　味の分子設計へのペプチドアレイの応用可能性

本章では，ペプチドアレイを用いた新規苦味マスキング剤探索法について紹介した。本法は発展途上であり，必要な検討課題はまだまだ多く残されている。しかし将来において，より実践的な方法論が確立されれば，手間と時間のかかる試行錯誤を経ずに，自由自在に任意の味物質を「無かったこと」にできるかもしれない。また本方法論は原理的には苦味物質以外の味・香気成分にも応用可能である。ペプチドアレイは標的分子と結合する機能性ペプチドをハイスループットに探索可能な非常に優れた実験ツールであるが，食品分野での利用はこれまで殆どない。食品中に混在する多種多様なペプチドを一つ一つ機能解析することは従来法では非常に困難であるが，ペプチドアレイを活用し，味の分子設計を可能とする機能性ペプチドが開発されることを期待したい。

文　　献

1) 都甲潔ほか,食品・医薬品の味覚修飾技術,p17,シーエムシー出版 (2007)
2) J. Chandrashekar et al., *Cell*, **100**, 703 (2000)
3) E. Adler et al., *Cell*, **100**, 693 (2000)
4) J. P. Slack et al., *Curr. Biol.*, **20**, 1104 (2010)
5) W. S. Roland et al., *PLoS One*, **9**, e94451 (2014)
6) M. Behrens et al., *Semin. Cell Dev. Biol.*, **24**, 215 (2013)
7) J. Szejtli, L. Szente, *Eur. J. Pharm. Biopharm.*, **61**, 115 (2005)
8) T. Ishizu et al., *Magn. Reson. Chem.*, **44**, 776 (2006)
9) M. C. Bohin et al., *J. Agric. Food Chem.*, **61**, 10010 (2013)
10) R. Homma et al., *J. Agric. Food Chem.*, **60**, 4492 (2012)
11) K. Ogi et al., *J. Agric. Food Chem.*, **63**, 8493 (2015)
12) K. Erdmann et al., *J. Nutr. Biochem.*, **19**, 643 (2008)
13) 松本清,松井利郎,食品成分のはたらき,p59,朝倉書店 (2004)
14) V. T. Lan et al., *Food Chem.*, **175**, 66 (2015)
15) M. Ohno et al., *Peptides*, **69**, 115 (2015)
16) K. Ito et al., *Nat. Commun.*, **4**, 2502 (2013)
17) P. A. Temussi, *J. Pept. Sci.*, **18**, 73 (2012)
18) S. Kohl et al., *J. Agric. Food Chem.*, **61**, 53 (2013)
19) A. Schinder et al., *J. Agric. Food Chem.*, **59**, 12578 (2011)
20) T. Ohsu et al., *J. Biol. Chem.* **285**, 1016 (2010)
21) Y. Maruyama et al., *PLoS One*, **7**, e34489 (2012)
22) S. Yamamoto et al., *J. Biosci. Bioeng.*, **118**, 56 (2014)
23) K. Shiga et al., *J. Agric. Food Chem.*, **62**, 7317 (2014)
24) R. Frank, *Tetrahedron*, **48**, 9217 (1992)
25) T. Vernet et al., *J. Mol. Recognit.*, **28**, 635 (2015)
26) N. Gahoi et al., *Proteomics*, **15**, 218 (2015)
27) N. Matsumoto et al., *Peptides*, **30**, 1840 (2009)
28) F. S. Schneider et al., *Vaccine*, **34**, 1680 (2016)
29) S. Tamir et al., *Proc. Natl. Acad. Sci. U. S. A.*, **111**, 5177 (2014)
30) D. Rauh et al., *Nat. Commun.*, **4**, 2327 (2013)
31) T. Takeshita et al., *J. Biosci. Bioeng.*, **112**, 92 (2011)
32) I. M. Lacroix, E. C. Li-Chan, *Int. J. Mol. Sci.*, **15**, 20846 (2014)
33) S. Wolfram, *J. Am. Coll. Nutr.*, **26**, 373 (2007)
34) M. Narukawa et al., *Intl. J. Food Sci. Tech.*, **45**, 1579 (2010)
35) Y. Harada et al., *Sensors*, **15**, 6241 (2015)
36) T. Mori et al., *Biosci. Biotechnol. Biochem.*, **74**, 2451 (2010)
37) Y. Fujimura et al., *PLoS One*, **7**, e37942 (2012)
38) T. Ishii et al., *Biosci. Biotechnol. Biochem.*, **75**, 100 (2011)

39) M. J. Bae *et al.*, *Mol. Nutr. Food Res.*, **53**, 709 (2009)
40) M. Narukawa *et al.*, *Biochem. Biophys. Res. Commun.*, **405**, 620 (2011)
41) T. Yamazaki *et al.*, *Biosci. Biotechnol. Biochem.*, **77**, 1981 (2013)
42) H. Yuen *et al.*, *Food Sci. Tech. Res.*, **20**, 629 (2014)
43) Y. Kuroda *et al.*, *Biosci. Biotechnol. Biochem.*, **4**, 1 (2016)
44) H. Cao *et al.*, *Mol. Biol. Rep.*, **38**, 2257 (2011)

第Ⅱ編
おいしさを引き出す

第12章　味覚センサの開発

都甲　潔*

1　はじめに

おいしさには，味覚，嗅覚，視覚，触覚，聴覚といった五感のみならず，そのときの体調や気分，そして生まれ育った食環境すらもきいてくる。図1に，おいしさを構成する要素を描いている。このように多数の要因が関係する，食品の味や匂い，食感（テクスチャー）等に起因するおいしさを評価することは機械では不可能で，人間しかできないように思える。しかしながら，これは人の舌の味細胞や鼻の嗅細胞で感じる基本的な味や匂いすらも，これまで測ることができなかったことが少なくともその一因であろう。もしも味や匂いを数値化できる装置があれば，私たちの食に対する考え方，そして食文化は大きく変わることが期待される。

私たちの感じる「味」はずいぶんと主観的である。各人の好みや感じ方があるのである。味や

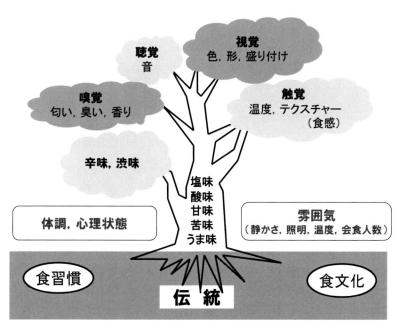

図1　おいしさを構成する要素

* Kiyoshi Toko　九州大学　大学院システム情報科学研究院
　味覚・嗅覚センサ研究開発センター　主幹教授／センター長

匂いは人がいて初めて意味をもつ。化学物質が味や匂いをもつわけではない。人が味わって，嗅いで初めて味と匂いが認識されるのである。それでは味や匂いは計測できるのであろうか。

　ここで「味」を一考しよう。私たちは「味」という言葉を普段それほど厳密には用いていない。「これどんな味？」と尋ねる時の多くは，舌で感じる味のみならず，鼻に来る香りもごっちゃになって話している。オレンジジュースとリンゴジュースを鼻をつまんで飲むと区別がつかなくなることが多々ある。そのとき，私たちはこう言う。「これまでジュースは舌で感じていると思っていたのですけど，鼻もきいているのですね」と。鼻をつまむと「味」の感じ方が鈍くなるのである。

　このように考察してくると，「味」には「脳で感じる味」「頭で知覚する味」と「舌で感じる味」の2種類がありそうである。私たちが普段言葉にする「味」とは前者のことであり，味覚，嗅覚，触覚といった五感が統合されて生じる感覚である。ここまで来てしまうと，「味」は主観のかたまりである。

　それでは，「舌で感じる味」はどうだろうか？ 実はこれはかなり厳密に定義できる。なんとなれば，味細胞または味神経の応答を調べることで，酸味を感じた，甘い物質に応答した，などと判定できるからである。この事実からわかるとおり，「舌で感じる味」は客観的なものであり，場合によっては定量的な議論も可能なのである。ここで紹介する味覚センサ（taste sensor）[1〜5]は，「舌で感じる味」を数値化するものである。

2　味覚センサの原理と測定手順

　味覚センサは1989年に発明された。脂質と高分子を混合して作った膜（脂質／高分子膜）を味物質の受容部分とし，この複数の受容膜からなる電位出力応答から味を数値化（デジタル化）する。この受容膜と「味を測る」という測定原理を合わせて世界で認められた特許となっている。後述のように，センサの応答閾値がヒトと近く，応答強度もヒトと同じく味物質濃度の対数に比例して変化するため，単純な線形変換で，ヒトの感じる基本味の数値化に成功している。

　図2に受容膜の模式図を示している。脂質，可塑剤，ポリ塩化ビニルからなる。脂質はその親水基を水相側へ向け，疎水部を膜内部に向けるという自己組織化構造をとる。脂質膜電極は塩化ビニルの中空棒にKCl溶液と銀線を入れ，その孔に脂質／高分子膜を貼りつけたものである。特性の異なる脂質膜電極を複数準備し（最大8本装着可能），脂質膜電極と基準となる参照電極との間の電位差を計測する。

　写真1に，現在市販されている味覚センサ（味認識装置 TS-5000Z）を示す。SA401，SA402，SA402Bと年々改良されてきた味認識装置だが，TS-5000Zに新規に追加された機能により，使い勝手が向上し，解析とグラフ機能が充実し，ネットワーク対応となった。また，保守についても，装置の自己診断機能を搭載した。OSにはLinuxを使用し，システムが安定になったため，連続運転ができるようになっている。大幅な改良が施され，機械に疎い人でも自由自在に操作で

第 12 章　味覚センサの開発

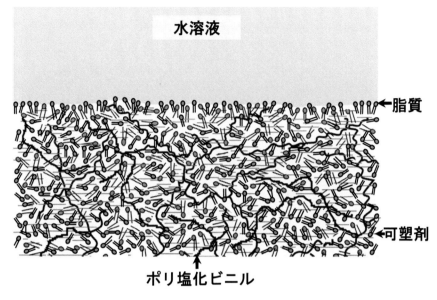

図2　味覚センサに用いている受容膜の模式図

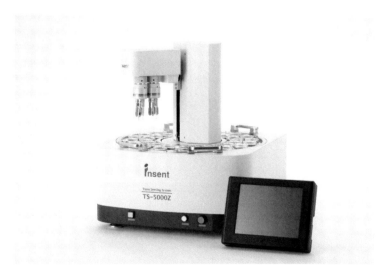

写真1　味覚センサ
(味認識装置 TS-5000Z：㈱インテリジェントセンサーテクノロジー製)

きる機器にまで成長したのが今の味覚センサである。

　脂質／高分子膜は，生体膜同様それ自体で，膜をはさみ内外で電位差（膜電位）をもつ。膜電位は参照電極を基準電位（つまり，ゼロ）として定義されるが，それが味物質の作用で変わる。味溶液に浸けるや否やほぼ瞬時に変わる。一応，測定時間として，20〜40秒に設定することが多い。塩味や酸味物質の場合，測定時間の数十秒の間に応答は変化しないが，膜へ吸着傾向のあ

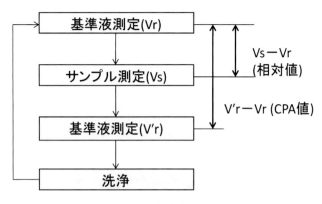

図3 測定手順

る物質のうま味,苦味や渋味物質の場合,この測定時間の間にゆっくりと応答が変移する。次節で述べるように,各受容膜は酸味によく応答,苦味によく応答,といった具合に,各味質に選択性を有するので,その食品に必要な個数の脂質膜電極（5本の場合が多い）を揃えて味の計測をすることになる。

図3に示すとおり,まず,唾液に相当する無味の基準液の電位を測る（ゼロ点）。そのときの電位を Vr とする。次にサンプルである味溶液を測る（電位を Vs とする）。電位の差分 $Vs-Vr$ が通常の応答電位である（相対値と称す）。その後,センサ電極を軽く洗浄する。再度,センサ電極を基準液に浸す。このときうま味,苦味や渋味といった吸着性物質では,膜にまだ化学物質が吸着しているため,初期のゼロ点の状態とは異なった値の電位が発生する。その電位を Vr' とすると,電位の差分 $Vr'-Vr$ を CPA 値と呼んでいる。CPA は Change in membrane Potential due to Adsorption of chemical substances onto the membrane の略である。これは私たちの普段感じる「後味」に相当し,だしやスープにおける「コク」が味覚センサによる CPA 計測で可能となっている。最後に膜を特定の洗浄液にて完全に洗浄し,吸着物質を脱着させることで膜の状態を初期値に復活させ,1つのサンプル測定終了である。通常この操作（ローテーション）を3～5回繰り返すことでサンプルの味を定量する。

3 基本味応答

味覚センサの五基本味応答を図4に示す[5,6]。応答の特徴はその応答閾値がヒトと近いこと,また味物質濃度の対数に線形で応答する領域があることであり,これは生体系でよく知られた Weber-Fechner の法則（感覚強度が刺激の対数に比例して変化）と合致する。各味質への応答は,各味質へ特化した脂質膜センサの応答を示している。たとえば BT0 は塩基性苦味物質に応答するよう開発されたセンサ膜であり,CA0 は酸味用のセンサ膜,AAE はうま味用のセンサ膜である。

第 12 章　味覚センサの開発

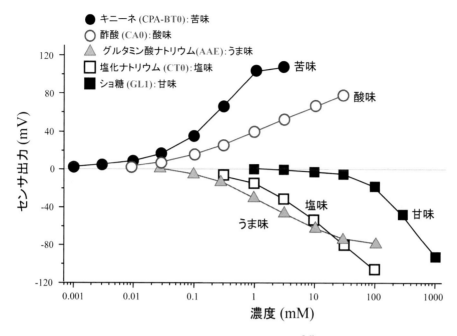

図 4　味覚センサの五基本味応答[5,6]

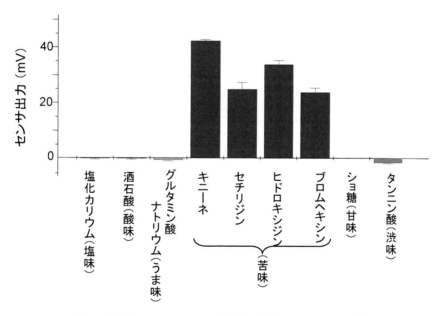

図 5　脂質膜センサ BT0 の五基本味と渋味への CPA 応答値[6]

　苦味用センサである BT0 の五基本味と渋味への応答（CPA 値）を図 5 に示す[6]。図からわかるように，苦味センサ BT0 は塩味，酸味，うま味，甘味，渋味にはほとんど応答せず，苦味を呈するキニーネ，セチリジン，ヒドロキシジン，ブロムヘキシン（すべて塩酸塩）に大きく応答

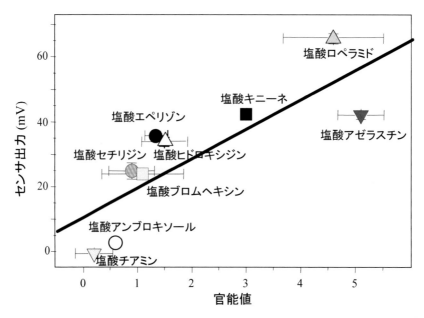

図6 苦味物質に対する脂質膜センサBT0応答値(CPA値)と人間の官能値との相関[6]

していることがわかる。このような特定の味にのみ応答する脂質膜は，脂質と可塑剤の割合を微妙に調整する，つまり，電荷と疎水性のバランスを目的に合わせ巧みにとることで，その開発に成功したものである。たとえば，苦味を受容するセンサBT0では荷電脂質の含量を少なくし疎水性を高めている。逆に，塩味センサCT0では荷電脂質の含量を多くし，親水性を高め，イオンとの静電相互作用を起こりやすくしている。加えて，わずかの味物質の添加で大きな膜電位変化が生じ，かつ官能とも一致するように，脂質含量の最適領域を選択したり，可塑剤も最適なものを選別したりしている。

図6に種々の苦味物質に対する脂質膜センサBT0応答値(CPA値)と人間の官能値との相関を示す[6]。縦軸がセンサの出力(CPA値)，横軸が官能検査による苦味強度である。センサ出力と官能検査との間には高い相関がある。人が強い苦味を感じる物質には大きなセンサ出力，あまり苦くない物質には小さいセンサ出力となっており，人の苦味をよく定量化していることがわかる。

なお，このCPA値は膜への味物質の吸着量と膜の表面電荷密度に由来することが最近の研究で明らかにされている[7]。

味覚センサは，苦味以外の他の味質に対しても同様の特性を有する。つまり，各受容膜は各味質に固有に選択的に応答する。味覚センサのこの性質は「広域選択性(global selectivity)」と呼ばれる。従来の化学・バイオセンサの化学物質への高い選択性と比して，味覚センサが個々の化学物質ではなく，化学物質を味質に分類し，味質に選択性を有するためである。従来の化学・バイオセンサは「化学物質に選択性」を示す。また生体内における抗原抗体反応も抗原に高い選

第 12 章　味覚センサの開発

択特異性を有する。酵素反応もそうである。つまり，化学物質（基質）と受容体（レセプター）は 1 対 1 結合である。それを利用したのが，血糖値センサに代表されるグルコースセンサである。他方，味覚センサは「化学物質ではなく味質に選択性」を示すのである。この性質は味覚機構を再現したものであり，生体におけるレセプターも同じ味質の化学物質を同時に受容できることが知られている。

なお，欧米の electronic tongue は食品の識別（discrimination）と同定（identification）により品質管理に使うことを主目的としており，「味」の数値化（quantification）そのものはあまり重視していない。ただ，食品の識別は pH メータと屈折率計でも（対象を限定すれば）可能であることは一言コメントしておく必要があろう。味覚センサの受容膜は各味質に選択的に応答するので，食品の特定の味に的を絞るなら，複数種の電極を用いたマルチの構造をとる必要すらない。応答パターンを利用するという，間接的かつ一意に解の定まらない中途半端な方法は採っていない。我が国発の科学技術である味覚センサ（taste sensor）はまさしく「味を測る」センサである。市販の electronic tongue と taste sensor の性能比較がドイツの科学者によりなされ，taste sensor は reliable かつ precise（reproducibility and repeatability）と評価されている[8]。

4　苦味の抑制効果の数値化

苦いコーヒーに砂糖を入れることで，甘味が増すと同時に苦味が減る。元来苦い医薬品（良薬，口に苦し！）には糖衣で被うことで，飲みやすくされているものもある。苦味抑制効果の活用である。医薬品業界では苦味をいかに軽減させるかは重大な課題であり，そのためいくつかの方法が試みられている。最も一般的な方法は甘味物質を混入させることであり，小児用シロップがそうである。また，リン脂質を利用した苦味抑制剤も市販されている。

図 7 は，キニーネ（苦味物質）に市販の苦味抑制剤を添加した際の官能検査と味覚センサの測定結果を比較している[9]。苦味抑制剤の添加で，官能検査と味覚センサのどちらも苦味値（τ 尺度）が減少していることがわかる。キニーネ 0.1 mM では苦味抑制剤 0.5 ％ 以上の添加で，人はほとんど苦味を感じなくなる。これはセンサの結果と一致する。このように味覚センサは味の相互作用を再現でき，数値化できることがわかる。これらの成果を活用し，小児用の苦くない医薬品が開発されている[10]。

5　食品の味

味覚センサはすでにビール，発泡酒，日本酒，焼酎，ワイン，ジュース，牛乳，ヨーグルト，ミネラルウォーター，お米，パン，肉類，魚介類，餃子，野菜類，果物，だし，スープ，緑茶，コーヒー，調味料，味噌，醤油など数多くの食品の味の数値化や品質評価に使われている。なお，固形食品の場合，水を加え，ミキサーで粉砕し，液状にして計測を行う。味覚センサの電圧出力は

おいしさの科学的評価・測定法と応用展開

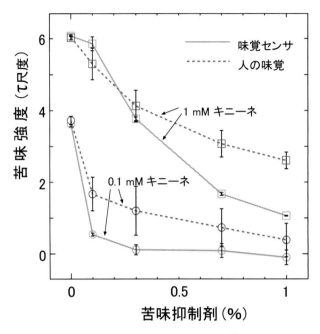

図7 苦味の抑制効果の定量化[9]

味強度に線形変換されるが,その際,人の識別能が化学物質濃度の1.2倍以上という性質を利用する。つまり,人は1.2倍より小さな違いを識別できない。味覚センサでは,目盛り"1"をその濃度差に設定した。つまり,目盛"1"は人にとり識別のつくギリギリの味の差であり,"5"だと容易に識別可能,"10"だと味が大きく異なることを意味する。図8の数値はこの尺度を用いている。

図8にビール,発泡酒,新ジャンルのその他醸造酒(第3のビール)とリキュール,ノンアルコールビールの味を苦味(モルト感)と酸味(キレ・ドライ感)の軸で示す。図を見ると,エビスビールのようなオールモルトタイプは,苦味が強いことがわかる。それが,約30年前のアサヒスーパードライの登場により,キレを強調した辛口ビールが増えてきた。その後,登場した発泡酒や第3のビールはさらに苦味が抑えられた傾向にある。ビールに関しては,味がキレ,ドライの方へ移っていっているということである。ノンアルコールビールは発泡酒の味のカテゴリーに位置している。日本のビールが世界の中でどういった味の傾向をもつか気になるところであるが,世界のビールを測定した結果,日本のビールの占める味の位置と大差ないことが判明した。長期保存もでき,かつ味も良い,どこにでも搬送可能となれば,およそこのような味に落ち着くのであろう。もちろん地ビールはこれらのビールとかなり異なる味をもつ。このように私たちは,「味を目で見る」ことができるのである。

図9に日本酒のテイストマップを示す。(a)では縦軸が甘味と横軸がうま味,(b)では縦軸が塩味と横軸がうま味コク(うま味の後味)である。なお,甘味の計測では,このデータを(甘味用セ

第12章 味覚センサの開発

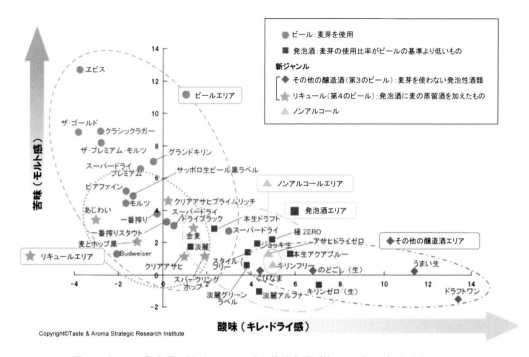

図8 ビール，発泡酒，新ジャンルのその他醸造酒（第3のビール）とリキュール，
ノンアルコールビールのテイストマップ
（㈱味香り戦略研究所提供）

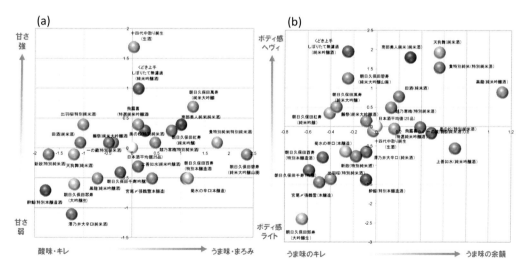

図9 日本酒のテイストマップ
(a)甘味とうま味, (b)塩味とうま味コク（うま味の後味）
（㈱味香り戦略研究所提供）

ンサが開発されていなかった) 何年も前から取り続けているため Brix 値からエタノール分を差し引くことで補正した数値を使用している。現在では甘味用センサ (GL1) も開発済みのため, 甘味の計測も可能となっており, 今後, 味覚センサを用いた日本酒の甘味計測も行われる予定である。

ここでコクという言葉が出てきていることからもわかるとおり, コクの評価も可能である。コク (またはコク味) とは一般に五基本味が増強された状態をいう。味の持続性, 厚みと広がりが生じた状態のことであり[11], うま味の後味の増強がその典型とされる。

味覚センサを用いコクを評価した結果, コクの強さが上位ほど味覚センサ出力である CPA 値が増加することが判明した。官能検査でも, うま味物質であるグルタミン酸ナトリウム濃度が高いほど, うま味の後味であるコクが増加するという結果を得た。以上の結果は, 味覚センサがコクを評価できることを意味し, 実際, 味覚センサはだしやスープのコク評価で使われている[12]。

6 今後の展望

味覚センサは, これまで舌で味わうことしかできなかった食を, 目に見える形で定量表現することを可能とした。デジタル化した情報, つまり食譜 (食の譜面) をもとに最適化計算を行ない, この味になるように調理することで, 望む味が保証される。現在, 多くの会社が味覚センサで望む味を創り上げている。その一例を挙げると, 日本航空 JAL 機内でのコーヒーは味覚センサを利用して開発されたものである。コーヒーは, 生豆の出来不出来に年毎の変動が激しく, 安定した望む味のコーヒーを提供することは必ずしも容易ではなく, これまでブレンダーと言われる感覚を鍛え込んだ人たちにより商品設計がなされていた。そこで, 味覚センサを用いた商品設計手法を採り入れることで, 開発時間を短縮し, 優秀なブレンダーにもできなかった味と価格の最適化が可能となっている[13]。

今後, 図 10 に描いているように, 他の感覚を表現するセンサを融合し, おいしさや安全性といった食の品質を客観的に評価すること, また五感の可視化を行うことや食の品質記述ツールを作成すること, 食データベースに基づく 3D フードプリンタの開発も不可能ではない。これら異種のセンサの出力を情報処理する科学技術を開発することで, 五感融合バイオセンサシステムが実現する日も近く, 現在そういった試みもなされつつある[14]。この CPS (Cyber Physical System) または IoT (Internet of Things) の時代にあって, これらセンサの作るデータベースならびに人の官能によるデータベースの共有は, 新しい時代の到来を予見させる。

第12章　味覚センサの開発

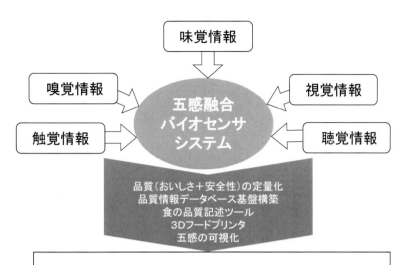

図10　五感融合バイオシステム

文　　献

1) 都甲潔ほか，センサのキホン，p.95，ソフトバンク クリエイティブ（2012）
2) 都甲潔，飯山悟，食品・料理・味覚の科学，p.81，講談社（2011）
3) K. Toko, Biomimetic Sensor Technology, p.113, Cambridge University Press (2000)
4) K. Toko, ed., Biochemical Sensors-Mimicking Gustatory and Olfactory Senses, Part 1 Taste Sensor, Pan Stanford Publishing (2013)
5) Y. Tahara and K. Toko, *IEEE Sensors Journal*, **13**, 3001 (2013)
6) Y. Kobayashi *et al.*, *Sensors*, **10**, 3411 (2010)
7) K. Toko *et al.*, *Sensors*, **14**, 16274 (2014)
8) K. Woertz *et al.*, *J. Pharm. Biomed. Analysis*, **55**, 272 (2011)
9) S. Takagi *et al.*, *J. Pharm. Sci.*, **90**, 2042 (2001)
10) K. Terashita and O. Wakabayashi, In：Biochemical Sensors：Mimicking Gustatory and Olfactory Senses (K. Toko, ed.), p.231, Pan Stanford Publishing (2013)
11) 山本隆，日本味と匂学会誌，**19**, 189 (2012)
12) M. Doi, In, Biochemical Sensors, Mimicking Gustatory and Olfactory Senses (K. Toko, ed.), p.117, Pan Stanford Publishing (2013)
13) T. Ishiwaki, In, Biochemical Sensors, Mimicking Gustatory and Olfactory Senses (K. Toko, ed.), p.83, Pan Stanford Publishing (2013)
14) Y. Fujimoto *et al.*, *Sensors and Materials*, **27**, p.365 (2015)

第13章 官能評価

上田玲子*

1 はじめに

近年，ヒトの感覚についての生理学的メカニズムは遺伝子から脳のレベルまで急速に解明が進められ，また，おいしさをテーマとしたヒトの生理反応計測やモノの物理化学的計測など科学的視点の多方面からのアプローチも多い。

「おいしさ」を測る機器測定方法として，味覚・嗅覚・触覚・視覚など数多くのセンサーや食味計なども実用化されているが，いかに科学・技術が進歩しても最も大切なのは人間の感覚であることは言うまでもなく，そこに官能評価の必要性が存在するといえる。

食の官能評価は日常経験の多い食行為であるので，実施しさえすれば何らかのデータは得られ一見安易な方法と捉えられがちであるが，評価の妥当性や信頼性を保証するためには，食行動に係る多くの要因の影響を考慮し，それぞれの評価目的に合致した実験計画とするために各種の要因の抽出や統制が必要となる複雑な手法である。

特に「おいしさ」の測定は，①対象がモノではなくヒトの感覚や感情である，②それらは食べる行為に伴い刻々と変化する，③対象となる食材料が必ずしも均一ではないなど，に関する要因の抽出やその統制が困難であることなどが，問題点として挙げられる。官能評価は「変動するモノの特性を変動するヒトの感覚で測る」あるいは「変動するモノを介して変動するヒトの感覚や感情を測る」と言い換えられ，サイエンスとして納得性のある結論を導くためには課題が多い。

官能評価の実践においては，ヒトの感覚や感情に依存することから発生する諸課題に留意して，評価目的に合致した評価手法の適用や環境整備が必須となる。

本項では，官能評価を実施するにあたり基本となる事項について記述する。

2 官能評価概論

2.1 官能評価とは

官能評価は，国際標準化機構（ISO）によれば，"Science involved with the assessment of the organoleptic attributes of a product by the sense" ISO 5492（2008），米国の Institute of Food Technologists（IFT）では，"Sensory evaluation is a scientific discipline used to evoke,

---

* Reiko Ueda　東京大学　大学院農学生命科学研究科
　　　　　　　日清食品寄付講座「味覚サイエンス」　特任研究員

measure, analyze and interpret reactions to those characteristics of food and materials as they are the sense of sight, smell, taste, touch, and hearing"（1975），日本工業規格（JIS）においては，官能評価分析（Sensory Analysis）として「官能特性を人の感覚器官によって調べることの総称」JIS Z8144 （2004）と，それぞれ定義されている。

2.2 官能評価の特徴

　官能評価の特徴を理化学機器と比較すると，それらの測定手段，測定過程，再現性，疲労と順応の有無，結果のアウトプット方法，嗜好測定や総合判定の可否などに起因する特徴がみられる。

　具体的には，①ヒトの感覚の方が機器よりも感度がよい場合がある，②食塩濃度と塩辛さはかならずしも一致しない，③風味，喉ごしなどの複雑な感覚や複合感覚評価は機器測定では困難，④おいしさや，満足感などの主観的価値とそれに基づく総合的判断は人間にしか出来ない。一方，⑤ヒトの感覚感度の識別力，経験，興味などに個人間差がある，⑥体調や気分など生体内環境要因により同じ個人においても個人内差が生じ，ばらつきが生じる，⑦さまざまな生理的・心理的な誤差の影響（後述，表1）を受ける，⑧温度・湿度・雰囲気など外部環境要因の影響を受けやすい　⑨知覚した内容を定量的に示すことが難しく評価用語に曖昧さがあるなど，官能評価の独自性が挙げられる。特に後者は，官能評価実施において統制が必要な点である。これらは，訓練や評価手法の選択，評価環境の統制などにより，ある程度のコントロールが可能である。また場合によっては，それら自体が研究対象になることもある。

2.3 心理物理学的測定

　心理物理学的測定法は，刺激（物理的事象）と反応（心理的事象）との数学的関係を測定する方法で，官能評価の測定基準となるのが，下記の心理物理学的定数やその測定法，心理量と物理量の法則である。ここでは官能評価値は心理量，機器分析値は物理量と称され，ヒトの感覚感度や識別能力の判定，呈味研究や商品開発における心理量と物理量間の関係性の解析などにおいて活用される重要な概念である。

2.3.1 心理物理学的定数

① **刺激閾値（stimulus threshold value）**：感覚が生じるか生じないかの境目の刺激値。検知閾，絶対閾ともいう。

② **認知閾値（Recognition threshold value）**：刺激閾上の値で，それが何の感覚かがわかる最低の濃度をいう。

③ **弁別閾値（Differential threshold value）**：感覚上の変化を引き起こすために必要な最低の刺激変化値，丁度可知差異（just noticeable difference）ともいう。

④ **PSE（Point of Subjective Equality; 主観的等価値）**：2つの刺激がある感覚特性に関して同等の感覚を引き起こすとき，それらは等価刺激であるといい，標準刺激に対する等価刺激を主観的等価値という。

閾値はいずれも不連続点として存在するのではなく，ある特性が識別できる確率が徐々に移行する累積正規分布曲線と考えられその確率が50％となる刺激量を閾値とする。また，閾値は刺激の性質を表すと同時にパネルの感度をも表しており，両者を厳密に区別することはできない。閾値は測定の方法によっても大きく変化するが，PSEは被験者の感度には大きく左右されずに求めることができる。

2.3.2 心理物理学的測定法および解析法

① **調整法（method of adjustment）**：被験者自身が刺激のある属性の値を変化させて，刺激の変化を観察しながら等価判断などを行う方法。

② **極限法（method of limits）**：実験者が刺激の属性を一定の間隔で変化させていき，被験者は，その標準刺激と比較刺激を比較し，あらかじめ用意してある選択肢から選んで回答して測定を進める方法。変化の方向は上昇と下降の2系列があり測定値は異なることが多い。

③ **恒常法（constant method）**：決められた数の刺激をランダムな順序で各刺激を複数回被験者に提示し，それらを被験者に判断させる。被験者の慣れや期待による誤差を取り除くことができるが，測定に時間がかかる。

2.3.3 心理物理学的法則（Law of Psychophysics）

刺激の強さである心理量と刺激の濃度である物理量の関係についての原則について，代表的な法則が以下の精神物理学者らによって示されている。

① **Weberの法則**：Weberは「刺激の強さSにおける弁別閾の大きさをΔSとすると，ΔSはSに比例する」とした。

$$\Delta S / S = k = 一定。\quad k を Weber 比という。$$

② **Weber-Fechnerの法則**：FechnerはWeberの法則を前提に，ΔSを微分係数dSとしても成立つとみなして積分形で表し，「感覚の強さRは，刺激の強さSの対数に比例する」とした。

$$R = k \log S + a \quad (a：積分定数)$$

③ **Stevensの法則**：Stevensは，自分の感覚について数量的な判断が可能として「感覚の強さRは，刺激の強さSのベキ乗に比例する」とした。

$$R = k S^n \quad (n はベキ指数：感覚の種類によって異なる値を持つ，k は比例定数)$$

マグニチュード推定法のような比による判断のデータにはよくあてはまるとされている。

2.4 官能評価の影響要因

評価の結果が確実で疑いをいれる余地のないものにするためには，その過程において妥当性と信頼性が保たれる必要がある。前者は，研究対象が正しく捉えられ評価したことが的確に調べられていること。後者は，実験・評価が同一条件で繰り返されれば常に等しい結果が得られる測定結果の安定性・一貫性をさす。パネルの内的条件と実験の物理的条件の両方を同一に保持することは簡単ではないが，常に極力同一の条件で評価がなされるよう配慮しなければならない。さら

に実験・評価の方法や手続きについても実施条件の明確な記載が必要である．ヒトが測定機になる官能評価，程度の差はあってもヒトの判断と評価には，以下の各種の要因の影響があることを考慮する必要がある．

① **企業，食品への態度**：ヒトは企業への好意や悪意の有無，食品への親和性や嗜好度合いによって，過大あるいは過小評価をする傾向がある．評価対象に対するパネル間の相違を把握するとともに，試料の内容についてブラインドテストの手続きを採用する．
② **感覚の錯誤**：人間の感覚は本人が気づく・気づかないにかかわらずさまざまに変動する．表1に，官能評価結果に影響を及ぼす各種の効果や生理的・心理的誤差とその対応策を示した．
③ **生体内部環境要因**：ヒトは，身体状況，心理状態などで判断の精度が大きく変化する．体調の悪いときは参加しない，食後一定時間を経た時間帯に設定する，30分前にはタバコやコーヒーなど刺激物を喫食しない，評価前は安静な状況にあることなど，配慮が必要である．
④ **外部環境要因**：ヒトの判断は評価環境に影響を受けやすく，訓練された評価者でも湿度，温度などによって判断が異なる場合がある．対応策は，対象商品の季節に評価する，できる限り一定の物理的環境（照度，温・湿度など）を保った環境下で実施するなどである．
⑤ **個人差**：個人によって，感度・精度や評価のものさしが異なる．嗜好型パネルにおいてはプロフィールを調べ，その特性（年齢，性別，未・既婚，出身地，経験等）との関係を分析する．
⑥ **個体差**：評価試料にもバラつきがある．畜肉，魚介，野菜等は特に注意が必要である．

2.5 評価・調査方法とその条件

実験条件を明記していない実験は信頼できず，客観的な価値をもたないのは周知のとおりである．評価・調査の条件の明記が結果の解釈や確認や再評価のためにも必要である．

2.5.1 評価に影響を与える要因のリストアップ

実験企画に際し，評価に影響を与える要因のリストアップとその設定が必要となる．表2にその内容と注意事項を示す．

2.5.2 条件の標準化

目的を明確に定義し，その目的に最適な条件を標準化し，正しく精度の良い安定した評価を行う．

2.5.3 統計的手法の採用とパネルの育成

評価において2種類の作意が働くことがある．1つは，ある感覚が生起しないのに生起したと答える「α型の作意」で，もう1つは感覚が生起したにもかかわらずその感覚が生起しないと答える「β型の作意」である．「α型の作意」には統計的手法で対応し，「β型の作意」については適切なパネルで対応する．適切なパネルの要件は，公正な考えと評価に協力する意欲を持つ人である．

表1 官能評価における注意ポイント：各種効果と心理的誤差とその対応策

要因名	内容	対応策
順序効果 (order effect)	刺激の提示順が評価に影響を与える傾向のこと。	評価の間に口腔内をリンス (Rinse) することや，実験を評価の順番が均一になるように計画する。
対比効果 (contrast effect)	2個の刺激がお互いに他を引き立たせる傾向のこと。同時に刺激を与える場合を同時的対比，時間的前後関係がある場合は継時的対比という。	独立で提示する。あるいは，ベースラインに戻すため充分な時間をとる，評価の間に口腔内をリンス (Rinse) する。
位置効果 (position effect)	提示されうる試料の特性に関係なく，特定の位置に置かれた試料が多く選ばれる傾向のこと。	実験を評価の位置が均一になるように計画する。あるいは，順列がつかないよう円形に配置する。
記号効果 (code bias)	提示される試料の特性に関係なく，試料の記号に対する好みに判断が影響されること。	CやSなど，コントロールやスタンダードなどを想起する記号は避ける。単独の評価で不要な時は付けない，必要な場合は3桁の乱数字を付ける。
練習効果 (practice effect)	練習によって，評価者の判断能力が向上すること。	嗜好型パネルの場合は，練習を行わない。分析型パネルの場合は，練習することにより訓練する。
期待効果 (error of expectation)	評価者が刺激に対して何らかの先入観を持っているときに，それが判断に影響すること。	評価遂行に必要な情報のみを与え，内容を予期する情報は与えない。実験に関係する者をパネリストに加えない。
中心傾向の誤差 (error of central tendency)	極端な評価をすることを躊躇し両端部分を避け，評価尺度の中心部分や全体の平均の方へずれた評価をすること。この傾向は，評価者がサンプル刺激や評価に慣れていないときに発生しやすい。	尺度構成に配慮し，件数を増やす場合や，消費者調査などでは，偶数尺度を用いる場合もある。
示唆による誤差 (suggestion effect)	評価メンバーの反応が別の評価者の応答に影響を与えること。	個別ブースで評価を行う，会話・雑音の禁止など。
近接による誤差 (proximity error)	サンプル刺激がいくつかの特性の評価がされる場合，評価者は，評価用紙の上で，離れた特性や，ひとつだけある特性に比べ，近くに配置された（近接した）特性を，より同じに評価する傾向のこと。	評価用紙上での位置をランダム化する。あるいは，1特性のみの評価とする。

第13章　官能評価

表2　実験企画設計の要因とその内容

要因	内容・注意事項
パネル	人数，抽出法，訓練や経験の程度，年令，性別，評価対象と関連があると思われる特性（喫食頻度，食嗜好，購入経験など）
試料	正確な計量，加熱時間・温度など調製方法，提示量・温度，比較対象がある場合，試料間の保存状態，ロット等の条件も揃える
容器	形状，容量，色彩，材質など評価に影響のない容器，コーデングには心理的効果など影響の少ない記号・数字を用いる
環境	室温，湿度，換気，照明，クローズド環境かオープン環境かなど
手法	評価手法の種類，標準品の有無，繰り返し数，評価順序，その他の手続き
判断	評価項目，指示内容，評価尺度，質問票，予備知識の有無など
解析	適用した統計解析法，使用した統計ソフトなど

3　官能評価各論

官能評価を実践する際に前述の評価影響要因について考慮し，評価目的に合致した企画設定が必要になる。ここでは，それらの事項について個別にその要点を概説する。

3.1　官能評価の形式

官能評価の形式はその目的により，モノの特性や試料間の差異把握にヒトの感覚を分析機器にみたてて客観的判断を行う「分析型」と，好き嫌いや嗜好特性などヒトの感情領域を把握する「嗜好型」に大別される。分析型評価は，対象となる食品の特性を知ることが目的となるので，選抜・訓練された感覚感度や精度のよい少人数の評価者によって試料のある特性の強弱や差異を判定する。一方，嗜好型評価は人間の特性を知るもので，ターゲットとなる大人数のパネルの好き嫌いについて試料を介して判定する。以降に官能評価の3大要素といわれる評価者，評価用語，試料及び評価環境，目的別の評価手法，尺度や解析法の適用について紹介する。

3.2　評価者（panel or assessor）

官能評価の目的のために選ばれた特定の資格をもった人あるいはその集団を指す。評価に参加する各評価者をパネリスト，評価者の集団をパネルといい，分析型パネル（analytical panel）と嗜好型パネル（preference panel）とに分類される。官能評価の実施にあたっては，評価目的に照らしどういった属性のパネルより構成するか常に念頭に置かなくてはならない。

分析型パネルでは，①識別能力：感覚感度と精度，②判断の妥当性：尺度原点や尺度単位の妥当性，③判断の安定性：繰り返し精度と反復の再現性，④特性の表現能力：数量的表現，表現語彙（数と理解力），記憶力などが必要要件となる。選定試験の合格者により構成される識別能力の高い適正評価者（selected assessor）や専門評価者（expert assessor）などを用いて評価を進めるのが一般的である。専門評価者は，評価経験や語彙が豊富で詳細評価も可能であり，評価精度および再現性も比較的高いことから，開発に有効な情報を提供することが多い。特定食品・商

品や素材の開発担当者や研究者は，専門家（expert）の分析型パネルとして訓練され，評価用語の共有化および標準化を経て得られた官能評価値は機器分析値との関係把握・レシピ配合設計・品質管理・素材研究などに幅広く活用される。これらの分析型パネル評価は，少人数（10～50人程度）で構成される。

一方，嗜好型パネルでは感覚の感度や精度は問題でなく，どのような属性をもつ者をパネルとするかが企画設計上重要な課題となる。一般には，当該商品のターゲットユーザーに相当する消費者（consumer）が対象となり，大人数（100～1000人程度）から構成される。

3.3 評価用語

官能評価においては，試料（刺激）は，知覚したヒトの感覚・感情によりコトバとして表現される。ヒトの感覚・感情をダイレクトに測定者側で把握できるのが理想である。近年，ヒトの感じる感覚の強弱や快・不快を，脳波，心電図，瞳孔反射，筋電位等の生理量で捉える試みも行われているが，品質特性や嗜好特性に関する僅かな差を検出し解読するほどのレベルに到っていないのが現状である。したがって，コトバに対するレスポンスを介して間接的に捉える以外になく，パネルと試料間の関係において設定された評価用語を用いて間接的に測定する形式をとる。よって，評価者が発するコトバを十分に反映した評価用語を採用し信憑性の高いデータとすることが肝要となる。

評価用語は，評価目的にそった評価試料の特徴を過不足なく把握する適切な用語選定が必要となり，消費者用語と専門評価者や専門家の評価用語とでは，その内容は大きく異なる。

消費者用語は，事前に消費者から用語を抽出することは少なく一般的に理解できる用語が設定され，その数は10～15項目に限定される。一方，専門評価者や専門家による評価用語は，事前に評価者を対象として収集・集約・共有化することが可能であり，それらの評価データは，開発目標となる消費者の知覚品質や嗜好を製品に具現化する指標となる。

分析型評価における体系的な評価用語の設定方法は，図1に示すステップをとることが多い。

特に，開発担当者や専門家の評価用語は，日本酒やウイスキー，ワイン，ビール，コーヒーなど伝統的な食品のフレーバーホイールとして各国の研究機関などにより提示されている。これらには，各構成成分の物質名や製造工程から想起される用語およびそれらから想起するイメージ用語などが多く含まれ，50～100語程度の用語が3階層程度に構成される。

3.4 評価試料

評価に供する試料は，評価者や試料間に差異がないよう細心の注意を払い調整条件を設定する。市販品と試作品など複数の試料を比較する際は，試料の保存条件や経過時間にも留意する必要がある（表1参照）。また，ヒトを介する官能評価は，心理的誤差や生理的状態の影響を受けるが，これを排除する対応策による提示手法が必要となる。ヒトの感覚や感度は温度依存性が高く提示温度の注意も必要である。一般的には，当該食品の喫食時の適温が基本となるが評価目的

第 13 章　官能評価

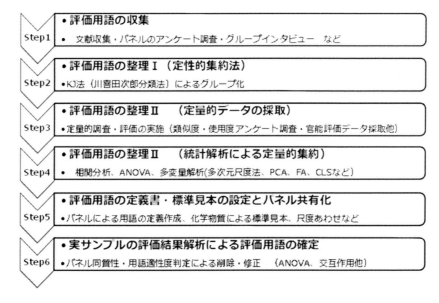

図1　分析型の定量的記述法の評価用語設定のプロセス

に合わせて設定する。試料の量は，通常，半人分程度が基準となるが，試食後の塩味や満足感などの評価には1食分で提供する場合もある。

3.5　官能評価設備と環境

　官能評価は一定の環境条件下で実施すべきであり，また心理的影響も極力排除することが必要である。一般的に，防音，温湿度，換気，照明，色彩等について配慮が必要であるが，評価対象や評価の種類により配慮すべき条件や優先度が異なる。食品の定量的な特性評価の場合は，クローズドのブース設備が，評価用語の収集や商品のアイデア収集などのコトバによる定性的な情報収集は，円卓室などのオープン設備が適当である。具体的な評価環境として，米国世界最大規模の標準化団体である ASTM（ASTM International）規格（1986）では，室温は22℃，湿度は相対湿度44-45%，照明は753〜最大1184ルクスで，白熱灯と蛍光灯の併用，換気は調製や外部の臭いが入らない，壁色はマットな白色 or 灰色，ブースは，幅70〜80cm 奥行45〜55cm 高さ75cm，口漱ぎは室温水の使用と規定されている。

　なお，お酒やスポーツ飲料など実際の飲食場面評価や，実際の家庭の台所でのホームユース評価なども，生活者実態に沿って実施される。

3.6　評価尺度

　測りたいものや収集データを数量化する規則として尺度がある。評価でのパネルの判断の結果として得た数値は，それがどのような尺度として扱われていたかによって，適用できる解析法が異なる。表3に4つの尺度分類とその説明を，図2に各尺度の事例とカテゴリー用語を記載した。

表3 尺度の4分類説明とその内容

尺度	尺度の説明	データ種類，統計量，解析法	官能評価手法
名義尺度	・数値に意味のない分類のための尺度 例）女子：1 男子：2 　　 緑茶：1 紅茶：2	・質的データ ・各カテゴリーに該当する反応数や割合を算出 ・最頻値，関連係数，カイ二乗検定，二項検定	格付法
順序尺度	・順位付けの操作による尺度 ・数値の大小のみが定義される ・尺度値間の差は意味をもたない ・数値は，整数で表される 例）嗜好の順位（1, 2, 3位）， 　　○：2，△：1点　×：0点	・質的データ ・名義尺度に適用できる分析法に加えて ・中央値，四分位偏差，Spiaman順位相関係数，kendellの一致性係数など	順位法 格付法
間隔尺度	・数値の大小関係も，数値間の距離も定義されている尺度 ・間隔が心理的に等しいと言う保証が前提 ・原点が任意で，割当数値は1〜5でも，−2〜＋2でも可 ・微少な差異の評価には，7・9段階などを用いる	・量的データ，足し算・引き算が可能 ・名義尺度，順序尺度の解析法に加え算術平均，標準偏差，t検定，分散分析，多重比較	採点法 SD法
比率尺度	・原点（0）が一義的に決まり「無」の状態を示す 例）長さ（mm, cm, km） 　　重さ（g, kg） 　　個数（1個, 2個）	・量的データ，加減乗除が可能 ・名義尺度，順序尺度，間隔尺度の解析法に加え幾何平均，調和平均，RMS（二乗平均平方和），変動係数などすべての解析法が適用可能	マグニチュード推定法 線尺度法

3.7 目的別の官能評価手法とその解析法

官能評価は，その目的に沿った官能評価手法を設定し，その解析法は評価手法と用いる尺度に依存して決定される。「おいしさ」研究や商品開発の実務において，素材の特性把握，現行品や競合品間の差異の有無，保存温度による特性変化の程度，製造ロット間や原料の品質管理，市場品の特性把握など，知りたい事柄は数多い。また，それを評価するパネルの識別能力が問題になることもある。以下に，官能評価に適用されることの多い代表的な評価手法とその解析法を紹介する。

〈手法1：識別は可能か〉

試料間の差異が，感じられるかを目的として判定する。

① 2点識別法（paired difference test）：試料AとBを盲試料として提示し，どちらがより甘いか，匂いが強いかなど品質特性差を判断させる。試料間には，客観的な順位が存在しなければならない。解析法：2項分布による片側検定を行う。

② 1：2点識別法（duo-trio test）：最初に試料Aを明試料として提示して特徴を記憶させる。その後，AとBを盲試料として提示し，Aと異なる方を指摘させる。解析法：①と同じ。

第13章 官能評価

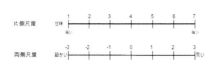

a：片側尺度と両側尺度（7段階） 例

b：SD尺度とプロファイル 例

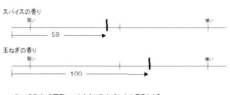

c：強度および嗜好のカテゴリー尺度（5・7・9段階）例

d：線尺度とその応答の測定法 例

図2　間隔尺度とそのカテゴリー用語および比率尺度の事例

③ **3点識別法（triangle test）**：試料AとBを（AAB）（ABB）のように3個を1組にして提示し，3個のうち異なる試料を選ばせる。AとBの差が不明な場合でも適用できる。解析法：①と同じ。

④ **配偶法（matching test）**：m種類の試料の1個ずつから構成される組を2組つくり，各々の組の中で記号と順序をランダムに提示し同じ試料どうしの対を作らせる方法。解析法：一般的にmが4以上のとき，一致した対が4以上ならば，mに関係なく $p<0.05$ で識別力がある。

〈手法2：嗜好の差があるか〉

好まれる程度に差は認められるかを発見することを目的とする。

① **2点嗜好法（paired preference test）**：試料AとBを盲試料として提示し，どちらが好きか，どちらが良いかを判断させる方法。解析法：2項分布による両側検定を行う。

〈手法3：順位をつける〉

複数個の試料について，ある次元（強度，好ましさなど）にそった順位を発見することを目的とする。

① **順位法（Ranking test）**：n個の試料を盲試料として同時に提示し，刺激の特性の大小，優劣に関し順位をつける。通常は，同順位を許さない。

解析法：フリードマン検定（試料間の特性順位差），順位相関係数（順位の大小関係に着目；

ケンドール,順位の値を計算;スピアマンがある,パネリストの識別能力判定),ケンドール一致性係数(パネル評価の一致度判定)など目的に照らし適用する。

〈手法4：格づけする〉

① 格付け法（Rating）：「合格,不合格」や「特級,1級,2級,3級」などの評価の分類を行う方法。解析方法：順序尺度以下の情報とみなす場合は,χ^2検定の独立性検定を行う。順序尺度の情報とみなす場合は,フリードマン検定を行う。

〈手法5：評点をつける〉

1種以上の与えられた試料の品質特性（強度や嗜好など）に評点をつけることを目的とする。

採点法（Scoring method）：数値尺度を使って試料の特性や嗜好に評点をつける。評価のカテゴリーがすべて定義されている場合と定義されていない場合がある。いずれも,パネルには数値間の心理的間隔が等しくなるような判断が求められる。解析法：試料数2の場合は試料間に平均値の差のt検定,試料数3以上の場合は分散分析法や多重比較検定を適用する。その他,回帰分析,主成分分析,因子分析,クラスター分析など各種の多変量解析に対応する。

〈手法6：対にして比較する〉

複数の試料を対ごとに比較し,順序・間隔・比率尺度から得られた各データからそれぞれの差異を知ることを目的とする。この方法で得たデータは相対的評価であることを注意する。

① 一対比較法（paired comparison test）：m個の試料から2個ずつ取り出して対ごとに比較し,各順位を付けたり,品物間の差の程度を採点する。

解析法：一対比較法はその手続きによって分析方法が異なる。その内容を,表4に示す。

〈手法7：特性を記述する〉

品物の特性を正確に詳細に描写することを目的とする。記述法とも呼ばれ,代表的手法として,SD法,プロファイル法,QDA法などがある。

① SD法（Semantic Differential Method：意味微分法）：刺激として提示されるものをコンセプトと呼び,コンセプトのもつ内容を多元的に表現するために,前述 図2-bの事例に示すように,反対語を両端においた5～7段階の評定尺度を10～30個程度用いる。パネルはコンセプトの印象を各尺度上に評定する。本来,言語の意味を測定する手法としてオズグッドにより考案されたが,現在ではイメージ評価や態度測定などに広く利用される。

解析法：各コンセプトの平均評定値をプロットして直線で結びプロファイルを作成（図

表4　一対比較法の解析法

判断	得られる尺度	手法
順位を付ける	順序尺度	一意性の検定
		一致度の検定
	間隔尺度	サーストンの方法
	比率尺度	ブラッドレイの方法
順位付けと差の評点	間隔尺度	シェッフェの方法

第13章　官能評価

2-b 参照），2評定項目間の相関係数を用いた因子分析を適用しコンセプト群の持つ基本的な構造を探る。

② **プロファイル法**：4人以上の訓練された識別能力のあるパネルで行う。特性を表現する用語を収集整理し内容を定義，個室法によって試料の特性を評価する。アロマやフレーバーなどの各特性に定められた尺度でその強さを表現する。各特性が感知される順序を判断し，後味・残味やアンプリチュード（全体の印象の強さ）を評価する。必要な場合は，経時的感覚の強さの変化を時間－強度曲線グラフ（後述）で表現する。評価および解析にあたっては，円卓法によって意見交換を行い，あらかじめ設定されたパネルリーダーが，実験の計画，パネルの構成と管理，実験遂行の管理，円卓法での討論進行，結果解析と解釈などを実施する。パネル能力のほかに，統計学の知識，試料の知識，指導力，理解力などの能力が要求される。

③ **QDA 法（quantitative descriptive analysis）**：定量的記述分析法：前述のプロファイル法を，より客観的データが得られるように改良した近年，活用されることの多い手法である。改良点として以下の各項目が挙げられる。近年，活用されることの多い手法である。パネルの選抜や訓練を重視し，評価用語の定義や尺度基準など共有化する。評定尺度を多くの統計処理・多変量解析を可能とする線尺度が用いられる。パネルに同一試料を12〜16回繰り返し判断をさせ，この精度によって各パネリストの能力判定を行う。データには分散分析を採用しパネル集団および各個人の識別能力，試料，それらの交互作用の有意性を検討する。各評価次元を一つずつ見ることと，因子分析などによる多次元の分析をすることが多い。

〈手法8：時系列な官能特性を知る〉

刻々と変化する特定の特性の強度時間変化や複数の特性について質的時間変化の有無や強度変化を測る。

① **TI（Time Intensity：時間強度曲線）法**：1986年，Lee & Pangborn により開発された。知覚される感覚強度の時系列的変化を記録し，得られた関数形の特性を様々なパラメータを用いて記述する方法。手続きは，指定された特性について知覚される感覚強度の時系列的変化を一定時間（呈味質では120秒程度）1秒毎にその特性の変化をプロットする。解析法は，最大強度，曲線化の面積，曲線の傾き，観測時間など。間隔尺度値としての解析が可能。

② **Temporal Dominance of Sensation（TDS）**：1999年，LIRIS Lab により開発された。複数の感覚の時系列変化を同時に測定し，感覚の質的時間変化を計測する方法。手続きは，呈示試料について知覚に強度や質の変化を感じる度，設定された数項目の属性から瞬間毎に一番印象の深い属性を選択し，別の感覚が強く湧き起こった時に別項目にシフトする。測定時間は，120秒程度。手法・解析法は，まだスタンダードが確立されていないが，当該属性が優勢であった時間，任意の値の持続時間などが比率で示される。

〈手法9：関連性解析と予測〉

たとえば，知りたい現象おいしさ（目的変数）と機器分析値（説明変数）との関連性の有無やその推定を行うなど，変数間を数学的にむすびつけてその関連性の有無とその強さを判定あるいは予測を行う．主な手法として，決定分析，重回帰分析，PLS 回帰分析など．

〈手法10：情報を圧縮する〉

目的変数がなく，多くの変数特性をなるべく少数の概念で完全に表現するための最小数の成分や，観測できない潜在因子を仮定し現象や構造の縮約や単純化を行い情報の解釈を容易にする．主な手法として主成分分析，因子分析，対応分析など．

〈手法11：データを分類・層別する〉

品物，パネル，特性項目などの複数個の特性により定められた個体間または変数間について，客観的な類似性をもとにグループとして分類あるいは異質なものを判別して層別する．
主な手法として，クラスター分析，判別分析など．

〈手法12：因果仮説を検証する〉

因果関係が想定される問題において，原因と想定される項目が目的とする項目に影響を与えているか探索的にモデル化，あるいは自分で設定した仮説による因果モデルを検証することを目的として分析する．主な分析法として，グラフィカルモデリング，構造方程式モデリング（共分散構造分析）など．

上記，手法9～12の4つの目的による個別の多変量解析法は，実際の官能評価データの活用法としてそれぞれの目的に応じ多用されている．それらの理論や手法の詳細は，それぞれの成書を参照されたい．

なお，官能評価の各種の手法に関しては，科学的アプローチを前提にして国際的に官能評価結果を活用できるように，前述の ISO の食品に関する専門委員会（TC34）に官能評価の分科会（SC12）を設置し各国メンバーで意見を交換し暫時内容を検討している．

以下，ISO の関連規格について，本稿の参考文献とともに掲載する．

文　　　献

〈ISO 規格〉
ISO 5492:2008　Sensory analysis--Vocabulary
ISO 6658:2005　Sensory analysis--Methodology--General guidance
ISO 8586:2012　Sensory analysis--General guidelines for the selection, training and monitoring of selected assessors and expert sensory assessors
ISO 8589:2007　Sensory analysis--General guidance for the design of test rooms
ISO 4121:2003　Sensory analysis--Guidelines for the use of quantitative response scales

第13章 官能評価

ISO 13300-1:2006　Sensory analysis--General guidance for the staff of a sensory evaluation laboratory--Part 1: Staff responsibilities
ISO 13300-2:2006　Sensory analysis--General guidance for the staff of a sensory evaluation laboratory--Part 2: Recruitment and training of panel leaders
ISO 11035:1994　Sensory analysis--Identification and selection of descriptors for establishing a sensory profile by a multidimensional approach
ISO 4120:2004　Sensory analysis--Methodology--Triangle test
ISO 5495:2005　Sensory analysis--Methodology--Paired comparison test
ISO 8587:2006　Sensory analysis--Methodology--Ranking
ISO 3972:2011　Sensory analysis--Methodology--Method of investigating sensitivity of taste
ISO 11036:1994　Sensory analysis--Methodology--Texture profile
ISO 11056:1999　Sensory analysis--Methodology--Magnitude estimation method
ISO 11132:2012　Sensory analysis--Methodology--Guidelines for monitoring the performance of a quantitative sensory panel
ISO11136:2014　Sensory analysis--Methodology--General guidance for conducting hedonic tests with consumers in a controlled area
ISO 13299:2016　Sensory analysis--Methodology--General guidance for establishing a sensory profile
ISO 5496:2006　Sensory analysis--Methodology--Initiation and training of assessors in the detection and recognition of odours

〈その他参考文献〉
・ASTM（PCN）04-913001-36：Physical Requirement Guidelines for Sensory Evaluation Laboratories.（1988）
・日本工業標準調査会：データベース JIS 検索，app/JPS/JPSO0020.html
・日科技連官能検査委員会編：新版「官能検査ハンドブック」，日科技連出版社（2007）
・佐藤信：官能検査入門，日科技連出版社（2003）
・佐藤信：統計的官能検査法，日科技連出版社（2003）
・日本官能評価学会編：官能評価士テキスト，建帛社（2009）
・古川秀子著：「おいしさを測る」，幸書房（2004）
・古川秀子・上田玲子著：「続・おいしさを測る」，幸書房（2012）
・上田玲子著（分著）：「実務における官能評価の留意点；第5章 官能評価における評価用語選択と評価実施時の留意点」，㈱技術情報協会，49-76（2013）
・N. Pineau, *et al.*：Temporal Dominance of Sensations: Construction of the TDS curves and comparison with time-intensity, Food Quality and Preference **20**, 450-455（2009）

第14章 「こく」とその研究

伏木　亨*

1　はじめに

　こくの感覚は，味覚や嗅覚，食感などの感覚情報を基にして生じる確かな感覚であるが，個々の生理的刺激がそのまま「こく」と感じられるものではない。こくには，味わう者の体験などを交えた判断や意識化の加わった経験的・感情的な反応さえも加わる。したがって，こくの成立には複雑な高次認知機能が含まれる。

　こくの感覚は個人差が非常に大きく，また，経験的な部分も含まれるので，定量的に表すことは難しく，官能評価によるところが大きい。お茶の水女子大（当時）の畑江は全く異なった食物同士でこくの強さを比較することは困難であるとし，共通の物質がこくに寄与しているケースは多くないと指摘している。

　一方で，近年，こくを増強する主要成分という観点からの物質探索が進んできているが，すべてのものに普遍的に効果がある成分を見出すことには未だ成功していないと思われる。

　ここでは，近年のこくの研究の背景とこくの感覚の生物的意味，こくの定義について述べるとともに，こくを増すことが報告されている物質についても触れたい。

2　こくの研究の進展

　食品のこくに関する科学的な議論が公開で行われたのは，2002年5月24日に東京で開催されたうま味研究会シンポジウム「食べ物のおいしさと"こく"」が最初であったと思う。シンポジウムでは，科学を含む多様な視野からのこくが議論された。発表者は以下の通りであった。

　このシンポジウムの概要は日本味と匂学会誌9巻2号別冊に詳しく採録されているので参照されたい。

　このシンポジウムでは，まだ科学的には曖昧な概念であった「こく」の姿の全体像と関与成分の少なくとも一部が把握された。

　シンポジウムでは，「こく」というものが確かに存在することがまず確認された。

　料理専門家の服部幸應は，日本食のダシのこくを「奥行き」と表現した。

　「ダシに塩を加えて行くと，奥行きが出て，この奥行きの中に『うま味』の柱が立ち始めて満足感が得られる。」と表現している。

---

　*　Toru Fushiki　龍谷大学　農学部　食品栄養学科　教授

第14章 「こく」とその研究

シンポジウムに寄せて
　伏木　亨　　　京都大学大学院 農学研究科
料理における"こく"とは
　服部 幸應　　　学校法人服部学園
今何故，商品開発に「こく」か
　古西 正史　　　Office 16
ビールのこくについて
　谷村 修也　　　キリンビール株式会社醸造研究所
"こく"を作り出す製造・加工法－天然系調味料の開発経験から
　宮村　直宏　　　味の素株式会社 調味料・食品カンパニー
"こく"に関連した食感
　畑江 敬子　　　お茶の水女子大学大学院 人間文化研究科
"おいしさ"と"こく"－だし，脂肪への嗜好性
　伏木　亨　　　京都大学大学院 農学研究科
おいしさを認知する中枢メカニズム
　山本　隆　　　大阪大学大学院 人間科学研究科

　食のアドバイザーとして著名な古西は，「視覚や嗅覚，聴覚によって食の味わいの判断が予備的に行われ，最後にジクソーパズルのピースのようにこくの深みがわずかな時間差で予想どおりにピタリとはめ込まれることが，おいしさにつながる」と表現した。こくの感覚が時間的な広がりを持つこと，適切な選択が必要なことを表現している。

　ビールの醸造の経験が深い谷村（キリンビール）はビールに焦点を絞って，こくに影響を及ぼす具体的な成分について解析した。ボディ感やこくに強く寄与するアルコールと，残存炭水化物，特にアルファーグルカンやベータグルカンがこくに影響していると報告した。低濃度で苦味を感じさせるイソアルファー酸がホップの煮沸中に異性化によって生じることを紹介するとともに，ポリフェノール類がこくと相関するという海外の研究結果を紹介した。これらの成分が，総合的にビールのこくを形成していると総括した。

　食品開発の研究者である宮村（味の素）は食品の呈味機能を中心とした解析から，調理・加工された食品に生じる代表的なこくを論じるとともに，特にこくの増強関わる成分に対して「こく味」という概念を提唱した。

　例えば，肉汁中のこくの中で「あつみのある酸味」を有する成分として，N-(4-methyl-5-oxo-imidazolin-2yl)sarcosine を紹介した。また，Glutathione などのγグルタミルペプチド，ニンニクの Alliin など関連含硫化合物，さらに，タンパク加水分解物などが広く食品のこく味として寄与していることを示した。

　畑江はこくを強める物質は共通成分というよりも多くの成分の複合体による「総合的な質量感，深みのある濃厚な味わい」と捉える研究を紹介するとともに，現代人のこくの捉え方を幅広く呈示した。人間のパネルを使った実験から，こくのある料理として28種類の料理が挙げられたが，こくを構成する要因として，統計学的には「味の深み，持続性，厚み，濃厚感，重み」の

因子負荷量が高く，これらがこくの表現に影響していることを示した。化学成分との関係では，油脂含量や粘度がこくに与える影響はそれほど大きくはなかった。コラーゲン，コラーゲンがゼラチン化，低分子化した親水性コロイドもこくの増強効果があることを示唆した。

京都大学（当時）の伏木はこくを生物的意義の観点から説明した。「こく」への欲求が生命維持のために重要な栄養素を摂る合目的性の一部を担っていることを示し，したがって栄養素の豊かな食にこくを感じることは，雑食性の動物に普遍的な生理であることを示した。こくを与える物質は，生物的な重要性に基づいて階層構造を取っており，コアーとなるこくは主要栄養素である油脂や砂糖，たんぱく質やアミノ酸，核酸の存在と直結するダシのうま味で形成されることを提起した。これら生存のための必須の栄養素がこくの中心をなすことを食品の味わいとの関連から解説し，さらに，脳が発達した動物では，コアーのこくの外に，コアーのこくを連想させる感覚をもたらす香気や食感が「外層のこく」として存在することを示唆した。

大阪大学（当時）の山本は味覚感覚の生理とおいしさの脳機序の観点から，こくの感覚には時間的および空間的広がりがあることを味覚・嗅覚に関わる生理学・解剖学と連関させて述べた。味覚や嗅覚の受容機構の時間応答性が時間的広がりを，受容機構の組織分布が空間的な広がりをもたらしていると言える。

3 こくの定義

こくは人間の感覚的な反応であるという視点から考えると，これを物質的に定義することは容易ではない。一方，専門家によるこくの表現は数多くあり，東京農大の山口静子は，こくの要件として highly blended と full body をあげている。「総合的な質量感」，味に対する「奥行きと深み」の部分であるという意見も多い。「厚みと持続性」，「時間的・空間的広がり」という表現もある。

コクは尖った単調な味覚とは対極にある。特定の味や風味の刺激が突出せず多くの味覚・嗅覚が複雑に絡み合い，個別には認識できないほどの多様な刺激がある場合に，コクのような総合的な感覚が生じるに至るように思われる。適切に調理された料理は甘味や塩味のような生の味覚をストレートに感じさせない奥深さがある。様々な味覚・嗅覚が混じり合って，個別には認識し切れなくなったら「コクがある」という表現に至るのではないかと思われる。ただし，後述するように，多くのものを混ぜればいいというものではないという指摘もある。必要かつ十分を超えることは，料理の品位を落とすことになり，こくが深いとは評価されない可能性が有る。

4 栄養素摂取を超えた感覚も

山口は，芸術性とも言える感覚がこくには関与していることを指摘している。ワインのこくを例にあげて，「良質なこくとは必要なものは全てあって余計なものは1つもないという状態」と

表現している。こくを強調しすぎることは，食品にとって堕落の道をたどることになると指摘している。また，前述のシンポジウムでは，人間が自然に求めているものであるが，欲求のままに求めてはいけない部分があると食品開発者の意見も出された。日本料理のこくのあるダシは，少数のアミノ酸と香りで成り立っている。多くの成分の味わいが融合した混沌としたこくから，余計なものを限界まで削り取ったこくである。日本料理では，強力で複雑すぎるこくは素材の味が活かせないとして敬遠する。

5 「こく味」成分開発の展開

　近年，こくを特異的に増強する成分を表す「こく味」という用語が注目されている。こくを増す一般的な調理・加工に着目して，最も鍵となる関与成分を抽出・濃縮したものと言える。その中でも，研究が進んでいて重要と思われるものに，メイラード化合物類とグルタチオンなどの含硫ペプチド類，あるいは特定の低分子ペプチド類がある。

　熟成や煮込みなどによってこくが増すことは古くから知られてきた。こく味成分は，こくを感じさせる肉類の煮込みや，発酵調味料の熟成した風味，魚介類の濃厚なうま味など，こくを感じさせる状態の天然物の成分中から探索されてきた。協和発酵工業（当時）の斎藤知明らは，熟成や煮込みから生まれる「厚み」と「持続性」を与える成分として，ピラジン類とペプチド類を報告した。肉の成分である脂質と糖からは，カルボニル化合物が生じ，それがアミノ酸と反応して多種類のピラジン類を生成する。その中には，食品の味わいに「厚み」や「持続性」を与えるものがあることが明らかになっている。

　メイラード反応として，糖や脂質からのカルボニル化合物と特定の分子量範囲のペプチドとのアミノカルボニル反応生成物として，「メイラードペプチド」がこくを与えることも報告されている。メイラード反応はこくを増す代表的な反応で，しかも生成物が多様であることから，他にも，様々なメイラード反応関連生成物のこく増強が報告され，利用されている。

　味の素株式会社の宮村らのグループは，グルタチオンのこく増強効果の研究から発展して，γ-Glu-Val-Glyなど多数の関連ペプチドがこくを増強することを見出した。グルタチオン自身は無味であるが，うま味などを強くひきたてる作用がある。黒田らは，グルタチオンの認知に，カルシウム感知受容体が関与していることを報告した。この受容体はG蛋白質共役型膜たんぱく質であり，細胞外カルシウム濃度の微細な変化を感知する機構として機能していることが報告されてきたが，この受容体のリガンドナルペプチドには共通してこく味を増す作用があったという。この受容体のリガンドであるγ-Glu-Val-Glyは帆立貝や本醸造醤油，魚醤などに含まれており，食品のこくを増強することも示された。γ-Glu-Val-Glyはグルタチオンの10倍もの強さのこくを付与することができると報告されている。

6 こくの新領域：栄養素の連想，あるいは無関係に見える匂いが，こくを増強する事例

　人間や動物は重要な栄養素を摂取するために，手がかりとなる味覚や嗅覚の感覚を研ぎ澄ませてきた。油脂や砂糖，うま味がこくの中心となることは合目的である。通常，栄養素は通常は単独では存在しない。油脂には必ず食材由来の成分が溶け込んでいる。バターの風味や，ミルク・クリームの風味，牛や豚の脂に溶け込んだ低分子成分や，動植物油脂の脂肪酸の分解した揮発性のカルボニル化合物の風味など，こくのある風味の背後にはリッチな栄養素摂取の経験が存在している。ペプチド類の味わいなどもたんぱく質の存在を強く示唆する。糖とアミノ酸の存在に起因するメイラード反応生成物，たんぱく質の発酵産物であるチーズの風味，みりんや料理酒の風味も糖やうま味の存在を連想させる。

　バニラやキャラメルの風味は，そのもの自体は苦い味がするが，風味は甘味を増強し，甘い食品のこくを増す。バニラやキャラメルが常に甘い味と共存しているという長年の食体験から生まれる連想である。

　最近，超微量の香気成分が食べ物の美味しさに関与していることの報告が増えている。この香気成分の中には，悪臭と指摘されてきたものさえあることが興味深い。

　ごま油の香りやオリーブオイルの風味は油への期待を高め，動物の嗜好性を高める。調理によって脂肪酸が酸化される際に生じる揮発性化合物は，高濃度では悪臭であり忌避されるが，極めて低い濃度では食べ物のこくを増す。動物実験でもマウスの嗜好性を高める（中野久美子ら，2013）。

　斎藤らは，セロリの香りがこくを増す効果があることを味と香りの相互作用の点から解説している。セロリをスープや煮込み料理に添加すると美味しさやこくが増すことは知られているが，セロリの重要香気成分として知られてきたフタライド類がセロリの匂いが感じられないほどの微量でも，チキンブロスの好ましいこくを増強し，臭みを抑えたことを報告している（斉藤司，2009）。

　好ましいとは言えない臭いが，低濃度でこくを強めることについての説明は容易ではないが，人間は微量の悪臭も含めて，日常の食の要素として味わってきたのではないかと思われる。発酵食品や熟成された肉などには，うま味と同時にしばしば微量の好ましくない匂いも含まれている。これらの匂いが許容できる範囲であるときに，こくと感じられるのであろう。

　近年のトマトは味の強いものがこくがあると重視される傾向があるが，この甘さは甘味成分の濃度だけでは説明ができない。最近，ゲラニアールとイソ吉草酸の共存が極微量でトマトの甘みを増強していることが報告された。イソ吉草酸は閾値が低い悪臭の代表で，靴下のむれた臭いでもある。これらは，必ずしも経験に基づく連想とは言えない部分があり，メカニズムは明らかではない。

　カレー粉は30種類もの香辛料の集まった臭いであり，強いこくを持っている代表的な食品で

第14章 「こく」とその研究

ある。しかし，含まれているそれぞれの香辛料成分は単独では良い匂いとは言えないものも多い。匂いの集合体にして初めてこく感が生じる。

　ワインの香気にも，単独ではアルデヒド類などの悪臭の成分が数多く含まれている。超微量の不快な臭い成分が，あるバランスのもとで対象物の深みを増すことは，香水の調合では当たり前のことであり，好ましくない匂いが他の匂いに混ざることで深い奥行きが生じることもよく知られている。食品のこくにも，そのような現象があるように思われる。こくの増強に関わるメカニズムには，まだまだ未知のものが多く残っている。

文　　献

1) 島圭吾，食肉の科学 **43**, 2-9（2002）
   斉藤知明，食品のこくと，こく味，日本味と匂学会誌 **Vol.11**, No.2, 165-174（2004）
2) Kuroda M., Miyamura N., Mechanism of the perception of "kokumi" substances and the sensory characteristics of the "kokumi" peptide, γ-Glu-Val-Gly. Flavour. 2015 Feb 23.
3) 伏木亨，コクと旨味の秘密，新潮新書（2005）
4) 谷村修也，ビールのコクについて，食べ物のおいしさと"こく"，日本味と匂学会 **Vol.9** No.2，別冊（2002）
5) 宮村直宏，"こく"を作り出す製造・加工法，食べ物のおいしさと"こく"，日本味と匂学会 **Vol.9**, No.2 別冊（2002）

第Ⅲ編
新しいおいしさの開発

第15章　カスタードクリームの成分分布とおいしさ

山口裕章*

1　はじめに

　カスタードクリームは，シュークリームやエクレアの中のクリームとして，あるいはタルトのフィリングとして，様々なスイーツに利用されている。カスタードクリームは，単独で提供されることの少ない食品だが，それぞれのスイーツのおいしさを引き立てるのに欠かせないものである。基本的な材料は，卵，牛乳，砂糖，および小麦粉やコーンスターチなどの澱粉質が一般的であり，それらに対しバニラビーンズ，生クリーム，バター，リキュール，チョコレートを合わせたものなどもある。中でもスイーツ専門店においては，卵感の強いものやバニラ独特の甘い香りを有するものなど，それぞれオリジナリティにあふれており，カスタードクリームには様々な種類がある。多岐にわたるカスタードクリームのおいしさを考えるにあたって，独特の濃厚感は重要な構成要素の一つである（尚，本稿で用いる「おいしさ」とは，人の嗜好そのものではなく，風味や食感など食品に対する人の嗜好を左右する感覚を意味する）。この濃厚感に影響を与えるものとして，食感は大きな役割を担うと言っても過言ではない。カスタードクリームは，各種澱粉質あるいは加熱条件の違いによって，硬さや粘度が変わることが報告されている[1〜3]。なめらかな舌触り，とろけるような口どけなど，硬さや粘度が食感を作り上げる上で重要な要素であることは容易に理解できる。こうした物理的な要素以外にも，濃厚感には風味の強度，あるいは含有成分やその割合など，様々な要因が寄与していると考えられる。更には，それら成分の分散状態が前述の人の感覚に影響を及ぼしている場合がある。本稿では，カスタードクリームの成分分散状態に着目し，その違いと官能評価，レオロジーパラメーターとの関連性について述べる。

2　同一配合処方による成分分散状態の違いとおいしさ

2.1　混ぜ方の違いがおいしさに及ぼす影響

　食品では，材料の配合割合は同じでも，混ぜ方を変えると全く違った風味になることはよく知られている。シュークリームの中に入れるカスタードクリームは，同じ配合割合でもパティシエが作るものと，初めてカスタードを作る人のものとで，おいしさに違いがあるのは混ぜ方の違い，つまり各成分の分散状態の違いが一つの要因である。分散状態の違いによるおいしさに関しては，例えば辰らは，脂肪粒子径の違いがおいしさに影響を及ぼすことをマウスを用いた実験で示

＊　Hiroaki Yamaguchi　太陽化学㈱　おいしさ科学館　館長

表1 試作品カスタードクリームの配合処方

◆基本処方	
小麦粉	10.8 g
コーンスターチ	10.8 g
卵黄	60.0 g
グラニュー糖	60.0 g
牛乳	300.0 g
◆基本処方＋バター	
無塩バター	20.8 g

唆している[4]。また，上田らは，従来の乳化法と三相乳化法により粒子径の異なる乳化油脂を調製し，それらの乳化油脂を用いた食品について人の官能評価を行った結果，脂肪含有量が同等であっても粒子径が大きい方が油脂感が強く，コクが感じられることを示している[5]。そこで，成分分布によるおいしさへの影響を検証するため，同じ配合処方（表1）で油脂分散状態の異なる2種類のカスタードクリームの調製を試みた。これらの違いは，基本処方にてカスタードクリームを炊いた後，バターを混ぜ合わせる際の撹拌方法（ハンドミキサーで撹拌した試料A，泡だて器で手混ぜした試料B）による。

2.2 IRイメージング装置を用いた成分分布の可視化と官能評価

試作したカスタードクリームの成分分散状態を確認するために，IRイメージング法による比較を行った。

IRイメージング法とは，マイクロ単位のセルのIRスペクトル情報を高速に取得して，特定のIR吸収波長領域の吸光度の違いを二次元イメージとして表す方法である。食品の組成は，大きく捉えると，タンパク質，脂質，糖質，水で構成されていると言える。したがって，近似的には，IRスペクトル上のアミドⅡの吸収波長領域をタンパク質の吸収，同様にC=Oは脂質，C-Oは糖質，OHは水の吸収と見なすことができる。カスタードクリームのような食品の成分分布を観察する方法としては実体顕微鏡，電子顕微鏡などが従来使われてきており，得られた画像と経験則からある程度の成分分布を推測することは可能だが，IRイメージの方がより明確でわかりやすい。

IRイメージング装置は，Spectrum Spotlight 300（PerkinElmer社製）を用いた。図1に試作品カスタードクリームのIRイメージング画像（しきい値25％で二値化）を示す。試作品カスタードクリーム（試料A，B）の油脂分散状態を比較すると，BはAよりも不均一となっていることがわかる。更に，10名の分析型パネル，二点識別法にて油脂感の強弱を確認したところ，9名が不均一な分散状態である試料BがAよりも油脂の濃厚感を感じると評価しており，二項検定より有意に識別できている結果となった（有意水準0.05）。

第15章　カスタードクリームの成分分布とおいしさ

2.3　せん断速度依存性粘度分析

　粘性はフレーバーリリース，味の広がり方，それらのバランスを変え，口の中で食品が皮膚に触れる感覚をデザインするものである。したがって，粘性を知ることは，フレーバーや味の観点からでは捉えきれなかった食感などの商品の特徴を知ることができる。Morris[6]らによると，口腔内での濃厚感は粘度の2.2乗に比例するとの報告がなされており，カスタードクリームの粘度は，その濃厚感を示す重要な指標の一つになると考えた。

　図2は，縦軸は見かけ粘度，横軸はせん断速度で，グラフに表された曲線は一般に流動曲線と言われるものである。カスタードクリームはこのような非ニュートン流体の流動曲線を示す。食品が口腔内や喉を通るときの流動は複雑で，また人は食品の粘度により流動速度を変えるため，

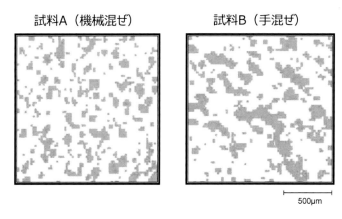

図1　機械混ぜと手混ぜの油脂分散性
fat（C=O：1740 cm^{-1}）イメージング画像

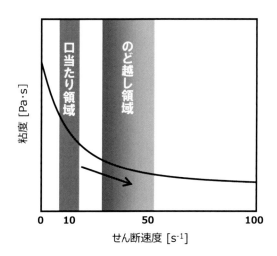

図2　人が感じる粘度のせん断速度領域
（カスタードクリーム）

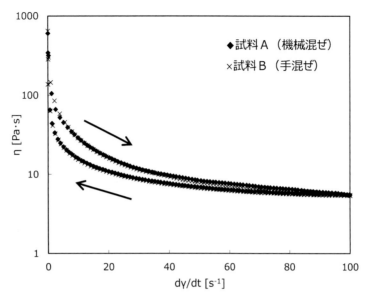

図3 せん断速度依存性測定
試作品カスタードクリームの粘度変化

人が感じる粘度のせん断速度の領域については諸説ある。さらには，咀嚼器官や咽頭など各組織の大きさや状態の個人差も考慮すると，明確に人の感覚を反映するせん断速度を決めることは困難である。とはいえ，実際の値は流動的であるとしても，最初に口に含んだときの口当たりの流動速度は飲み込むときの速度よりも遅いことはおよそ明白であるため，図2に示したように，カスタードクリームの口当たりに相当するのは低せん断速度領域の粘度，喉を通るときは高せん断速度領域の粘度とした。尚，飲み込むときの速度は，ShamaとShermanによるカスタードを含む各食品のせん断速度領域の報告を参考とすることができる[7]。

粘度分析は動的粘弾性測定装置（Haake RheoStress 600，Thermo社製）を用い，ダブルコーン型の治具（Φ60 mm）にて，10℃，せん断速度1→100→1 s^{-1}で変化させた際の粘度を測定した。その結果を図3に示す。低せん断速度領域，高せん断速度領域を含めて，2種類のカスタードクリームの流動曲線はほぼ同じ挙動を示し，粘度の有意差は認められなかった（図3）。本測定条件において，人が感じる油脂濃厚感の差を粘度として捉えることはできなかったことから，成分分散状態の違いが，食感以外の要素であるにおい・味も含めた総合的な濃厚感の違いとして官能評価に表れた可能性が高い。

3 市販品カスタードクリームのおいしさ

3.1 市販品カスタードクリームの成分分布

同一配合処方であっても，成分の分散状態によってカスタードクリームのおいしさに違いが出ることが官能評価から示唆されたため，市販品カスタードクリームについても成分分散状態がおいしさに寄与していると想定される。これを確認すべく，市販品についても同様の分析を行った。分析サンプルは，市販品シュークリーム7品（専門店A〜D，コンビニE〜G），市販品生菓子（専門店H）の中に入っているカスタードクリームを使用した。

図4に各カスタードクリームの顕微鏡写真，および同一視野におけるIRイメージング画像を示す。IRイメージング画像では，可視画像では捉えきれなかったタンパク質，油の分散状態の違いを確認することができる。コンビニF，Gは他と比べてタンパク質，油脂ともに細かく分散しており，専門店D，Hはその逆で不均一な分散状態，その他4品はその中間的な分散状態であり，特にタンパク質でその傾向が顕著に現れている。各カスタードクリームの調製方法は不明だが，おおよその傾向として，専門店品は手作りかそれに近いことを示唆するような不均一な分散状態を示し，コンビニ品は，撹拌工程による均一化を行うことで成分の凝集・分離が起こりにくい分散状態を実現していると推察できる。

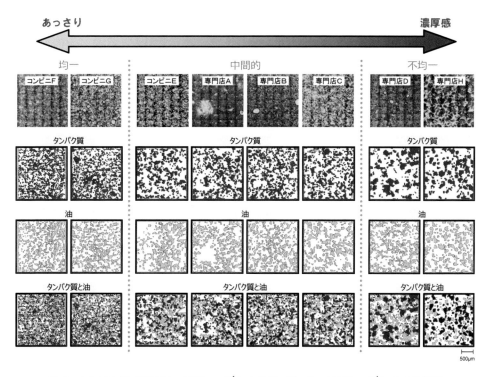

図4　タンパク質（CONH：1550 cm^{-1}）と油脂（C＝O：1740 cm^{-1}）の分散状態

表2 IRイメージングによる成分分布と喫食時の特徴

	試料	IRイメージングによるタンパク質・油の分散状態	食べた時の特徴
濃厚感	専門店H	タンパク質の大きな凝集が見られる。油の大きな凝集が見られる。	卵のコクが強い。切れが良い。ざらつく。甘い
	専門店D	タンパク質の大きな凝集が見られる。油の粒はやや大きめ。	泡のようにふんわり。コクがあるが，口どけ良い。アーモンド香。卵の香ばしい香り。
中間的	専門店C	タンパク質はやや小さく凝集している。油の粒は大きめ。	粘りはあるが，切れがよい。さっぱり。崩れにくい。卵の香ばしい香り。
	専門店B	タンパク質はやや小さく凝集している。油の粒がやや大きめ。	ねっとりしていて，付着性あり。なめらかな舌触り。卵，バニラ，洋酒の香り
	専門店A	タンパク質はあまり凝集せず全体的に散らばる。油は細かく分散。糖質の大きな凝集が見られる。	ねっとりしているが，切れがよい。少しコシがある。ジャリっとした舌触り。バニラ・洋酒の香り。
	コンビニE	タンパク質はやや小さく凝集している。大きめ油の粒あり。それらが集まっている箇所有り。	なめらかな舌触り。軽くとろける。口どけ良い。べとつきが少ない。油脂感あり。アーモンド，バター香
あっさり	コンビニG	タンパク質はとても細かく均一に分散。油はやや細かく均一。	ふわふわしているが，少し粘る。のどにはりつく。濃厚感がない。ざらつく。
	コンビニF	タンパク質はとても細かく均一に分散。油は細かく均一。	粘りあり，べとつくが，濃厚感がなく，あっさり。舌触りはなめらか。

また，これら市販品カスタードクリームについて，喫食時の特徴を抽出するため6名のパネルで官能評価を行い，言葉だしを実施した。その中から出現頻度が高い言葉を選択し，成分分散状態を照らし合わせたものを表2に示す。官能的には均一な分散状態であるほうがあっさりしたクリームであり，不均一な分散状態であるとより卵の濃厚感や油脂感を感じる傾向であった。

これらの中で，例えばコンビニ品に着目した場合，コンビニEについてのみ『油脂感』といった濃厚感を思わせるような言葉が抽出されている。IRイメージング画像を見ると，同様にコンビニEのみに表れる特徴として中間的な分散状態を示しており，油脂の不均一さが見て取れる。このことから，前項と同じく成分の分散状態と濃厚感との関連性が示唆され，おいしさに対しても分散状態が影響を与えている可能性が示された。

3.2 市販品カスタードクリームのせん断速度依存性粘度分析

動的粘弾性測定装置を用いて，試作品同様にせん断速度依存による粘度分析を実施した。分析サンプルは，不均一な成分分布を示したものから専門店D，中間的なものから専門店Bとコン

第15章 カスタードクリームの成分分布とおいしさ

ビニE, 均一なものからコンビニGを選択した。これら4品について, せん断速度上昇時の流動曲線を図5に示す。それぞれ特徴的な流動曲線を示すが, 口当たり相当と仮定した低せん断速度領域において, 専門店品とコンビニ品の二群に分けることができる。二群差を特徴的に示すせん断速度として, 低せん断速度領域（口当たり領域）から$10\,s^{-1}$の粘度, 高せん断速度領域（喉越し領域）から$50\,s^{-1}$の粘度を抽出して比較した（図6）。専門店2品はコンビニ2品と比較し

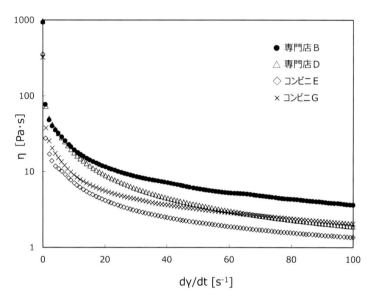

図5 せん断速度依存性測定 市販品カスタードクリームの粘度変化

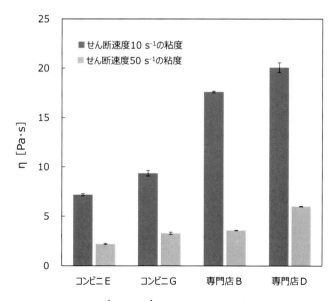

図6 せん断速度$10\,s^{-1}$, $50\,s^{-1}$における市販カスタードクリームの粘度

て口当たり粘度が高く，喉越し粘度への落差が大きい。特に，専門店Dについては，口腔内で濃厚感がある一方で，飲み込みやすいことを捉えているものと考えられる。

3.3 市販品カスタードクリームの動的粘弾性

粘度分析の結果から，各市販品カスタードクリームについては，その濃厚感を構成する要素として食感が寄与していることが示唆された。そこで，口腔内咀嚼過程における食感について，成分分散状態および口当たり相当粘度が最も異なるカスタードクリーム2品（専門店D，コンビニE）を選択し，咀嚼過程を再現した分析を試みた。口腔内でカスタードクリームを舌と上顎で擦り合わせる咀嚼動作は，クリームにひずみを加えることにより静止状態から流動する過程と捉えることができる。この過程は動的粘弾性のひずみ依存測定で再現できるものと考え，コーンプレート（Φ35 mm）を使用し，周波数1 Hzで，0.1%から1000%にかけてのひずみ依存性を測定した。得られたG'，G''，$\tan\delta$のひずみ依存性を図7に示す。カスタードクリーム2品ともにひずみの増加によりG'，G''は減少し，ほぼ同じ傾向を示した。また，G'のグラフ形状から算出した計算上の降伏点におけるひずみは，図8(a)に示すとおり専門店DがわずかにコンビニEよりも小さいことから，より小さなひずみで流動性を示す，即ち崩れやすい構造であることがわかる。一方，$\tan\delta$については，ひずみが20%あたりから1000%にかけて，専門店DがコンビニEよりも小さい値を示していることが図7のグラフ形状よりわかる。このことから，専門店DはコンビニEと比べて，咀嚼中においてより弾性が支配的になっていることが示唆される。

また，降伏点におけるG'とひずみより算出した降伏応力については図8(b)に示すとおり，専門店Dが有意に高い数値を示した。降伏応力は，カスタードクリームに対してひずみを印加した際に，口腔内皮膚組織に返ってくる応力と捉えることができる。即ち，不均一な分散状態である専門店Dのほうが，コンビニEと比べて口腔内での濃厚感が高いことを本測定条件にて表せ

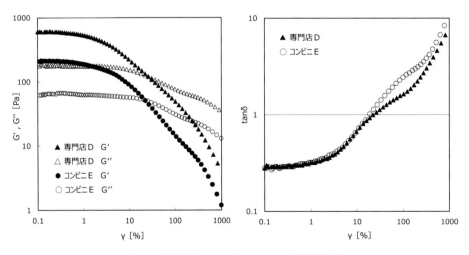

図7　市販品カスタードクリームの粘弾性曲線

第15章 カスタードクリームの成分分布とおいしさ

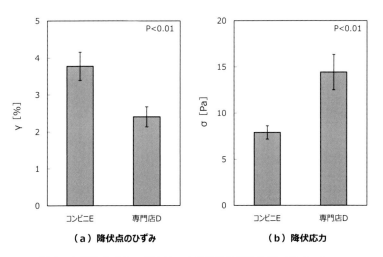

図8 市販品カスタードクリームの動的粘弾性抽出パラメーター

たと考えられる．

4 まとめ

　本稿の分析から，同じ配合処方のカスタードクリームであっても，油脂分散状態の違いによって，濃厚感が異なることが示唆された．一方，せん断速度依存性粘度分析からは差が認められなかったことから，濃厚感の差は食感以外にも味覚・嗅覚などで複合的に感じている可能性が強く示された．呈味成分や香気成分の空間的な偏在によってそれらの感覚強度が増強される報告もあり[8,9]，カスタードクリームについても，成分分散状態によって味の広がり方やフレーバーリリースなどがどのように変わるのか，多元的な捉え方が必要であろう．

　市販品カスタードクリームについても同じように，濃厚感が強いものは不均一な成分分散状態であることがわかった．また，成分分散状態の異なるサンプル間で，口当たりで感じる粘度や降伏応力が異なる結果となった．試作品2品はバターの混ぜ方のみの違い，つまり油脂分散状態のみが異なるものであったが，市販品の場合はタンパク質の空間的偏在がサンプル間で顕著に現れており，官能的にも濃厚感に繋がっている．タンパク質の分散状態の違いが食感としての濃厚感にも影響を及ぼしている可能性がある．市販品カスタードクリームの場合，それぞれ配合処方や調製法が異なることもあるため，成分分布のみでおいしさを語ることはできないが，おいしさを考える上で重要な指標になるものと考える．

文　　献

1) 竹林やゑ子，日本食品工業学会誌，**18**, 178 (1971)
2) 坂口りつ子，松元文子，家政学雑誌，**29**, 78 (1978)
3) 廣瀬めぐみ，市川朝子，日本食品工学会誌，**60**, 723 (2013)
4) 辰草太郎 ほか，日本栄養・食糧学会大会講演要旨集，**65**, 223 (2011)
5) 上田いずみ ほか，日本農芸化学会大会講演要旨集 2011, 238 (2011)
6) A. N. Cutler, E. R. Morris, L. J. Taylor, *J. Texture Stud.*, **14**, 377 (1983)
7) F. Shama, P. Sherman, *J. Texture Stud.*, **4**, 111 (1973)
8) K. Holm, K. Wendin, A-M Hermansson, *Food Hydrocolloids*, **23**, 2388 (2009)
9) S. Nakao *et al.*, *J. Texture Stud.*, **44**, 289 (2013)

第16章　おいしさに関わるトレハロース

福田惠温*

1　はじめに

砂漠の植物（マリカタヒバ）[1]が乾季をじっと耐える時，あるいはネムリユスリカの幼虫は水の無い環境になると体内にトレハロースを合成し，ガラス状態で乾燥から組織を保護している（Cryptobiosis／無代謝状態）と言われている[2]。また寒冷環境で大腸菌や酵母はトレハロースを合成することにより，低温ストレスに対する防御機構を備えていることが分かっている[3]。

トレハロース（α-D-Glucopyranosyl-1,1-α-D-glucopyranoside：α,α-Trehalose）はグルコースの還元基どうしがα,α-1,1結合した非還元性二糖であり（図1），細菌・酵母などの微生物，キノコ・海草・昆虫などの動植物に広く存在する天然糖質の一つである[4]。また，タンパク質の安定化や凍結・乾燥からの細胞保護作用など，極めて魅力的な性質を有する糖質である。1994年，デンプンからトレハロースを生成する一連の酵素が発見され[5,6]，大量に，安価に提供することが可能となり，食品分野への応用が一気に広がった。

表1に示したように，トレハロースは非還元性であり，熱，酸に対して安定なため加熱工程による分解・着色（メイラード反応）がほとんどない。従って他の食品成分の変性への影響も極めて少ない。また2含水結晶は高湿度条件下においても安定であることから，水が存在する環境に対し補完的に働き，食品の水分活性を低下させて保湿性を高める作用，保存・日持ち向上，冷凍・冷蔵による離水防止作用を示す。また，トレハロースは単糖や他の二糖類（スクロース，マルトース）と比較して，高いガラス転移温度を示すことが特徴である[7]。

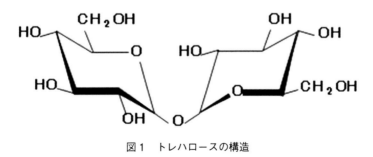

図1　トレハロースの構造

---

*　Shigeharu Fukuda　㈱林原　研究開発本部　上席顧問（研究フェロー）

表1 トレハロースの物理化学的性質

項目	性質
融点	97.0℃（含水結晶）
	210.0℃（無水結晶）
ガラス転移温度	107℃（スクロース：70℃）
水に対する溶解性	68.9 g/100g（20℃）
	140.1 g/100g（50℃）
	602.9 g/100g（90℃）
吸湿性	RH90％以下で非吸湿性
甘味度	スクロースの45％
pH安定性	99％以上（pH3.5～10，100℃，24時間）
熱安定性	99％以上（120℃，90分）
メイラード反応	着色なし（100℃，90分）

2 トレハロースのおいしさへの寄与

　食品のおいしさを表すパラメーターとして，テクスチャー・食感といった食品物性，味・香りへの影響，美味しさの持続効果などが挙げられる。我々はトレハロースの発売開始以来，20年にわたってトレハロースの物性，応用開発や種々生理機能について調べてきた。その中で食品への応用に関しては11の機能性を見出し，表2に各機能とその食品への応用例を示した。基本的にはトレハロースに特徴的な物理化学的性質，すなわち水和力の高さ，結晶性，高いガラス転移温度，氷結晶成長抑制効果を利用している。以下その主な応用例について述べる。

2.1　デンプン老化抑制

　デンプンを含む食品は，低温に保存，あるいは保存時間とともにデンプンの老化により硬化，パサつきなどによる品質の劣化が起こる。図2に示したように，トレハロースはスクロース，マルトースなどの二糖，その他オリゴ糖の中でデンプン老化抑制効果が極めて高いことが分かっている。この効果を利用して，トレハロースは和菓子を中心にパン，麺類などデンプンを含む食品の柔らかさを保つ目的で広く使われている[8]。また，炊飯時に2％程度のトレハロースを添加しておくと，低温における米の硬化が抑えられ，チルド流通のおにぎり，米飯の凍結にも用いられている。図3Cに示したように，餅は時間経過とともに硬化するが，トレハロースは餅の柔らかさを保つ効果が極めて高いことが分かっている。

　老化はデンプンの直鎖構造であるアミロース部分の水分子が抜け，アミロース同士が水素結合により会合することによって起こる。トレハロースはデンプン鎖中に分散している水分子をそのまま保つことにより，アミロース間の水素結合の生成を阻害し，澱粉の老化を抑えるのではないかと考えられている。このトレハロースの老化抑制機能については水酸基の配向であるエカトリアル数，糖の動的水和数と相関しているが，その構造的な考察については次項で述べる。

第16章 おいしさに関わるトレハロース

表2 トレハロースの機能と主な食品用途

機能	主な用途
デンプン老化抑制	米飯，麺，パン，焼き菓子，和菓子
保水性	ゼリー，ムース，ホイップクリーム
タンパク質変性抑制	卵加工品，乳加工品，肉加工品，プリン
脂質変敗抑制	焼き菓子，畜肉加工
加熱・加工時の風味改善	レトルト食品，焼き菓子
冷凍時の組織保護	冷凍食品，アイスクリーム，氷菓
低甘味性	和菓子，洋菓子，氷菓
果物，野菜の褐変・変形抑制	農産物加工，ジャム
結晶性	グレーズ，ソフトキャンデー
ガラス化能	パイ生地，ビスケット，クッキー，米菓
矯味・矯臭	飲料（豆乳，青汁，アミノ酸），調味料

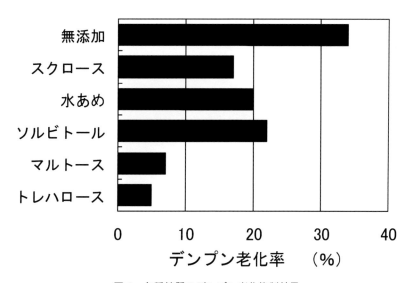

図2 各種糖質のデンプン老化抑制効果
2%のデンプン溶液と12%の各種糖質溶液を等量混合・糊化したのち，4℃
12時間後の濁度の増加を老化率とした。

2.2 タンパク質変性抑制効果

魚肉，食肉や卵などは主にタンパク質から構成されており，加熱すると変性し，凝固，硬化する。スクロース，ソルビトールやマルトースにもタンパク質変性抑制効果が認められているが，トレハロースが最も強い抑制効果を示す（図4）。

卵を加熱してスクランブルエッグを作る際にトレハロースを添加しておくと，タンパク質変性が抑制されるため，半熟状態のふわっとしたスクランブルエッグを調製するのが容易になる。鶏肉のから揚げや，牛豚挽き肉を用いたハンバーグも同様にジューシーに作ることが出来るなど，各種タンパク質性食品にトレハロースは高い変性抑制効果を発揮する。

おいしさの科学的評価・測定法と応用展開

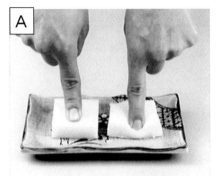
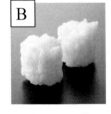 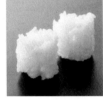
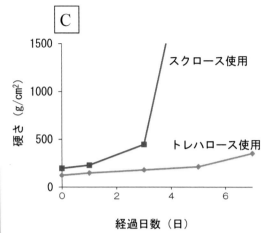

図3　トレハロースのデンプン老化抑制効果
A：餅米に対し2%のトレハロースを加えて蒸し，杵でついた．室温保存3日目の状態．
B：スクロースあるいはトレハロースを2%加えて炊飯し，−20℃で1ケ月保存後，自然解凍した．トレハロース使用でデンプン老化が抑えられ，粘りと透明感がある．
C：餅粉100に対し，スクロースあるいはトレハロースを80加え，蒸して餅生地を作り，4℃にて冷蔵保存．レオメーターにてプランジャー（φ15 mm）が4 mm進入した時の荷重を硬さとして測定．

2.3　保水性

　トレハロースは水分子との相互作用が比較的強く，保水効果が高い．食品の水分を安定的に保ち，保存による離水や乾燥を抑えることが可能であり，できたてのフレッシュ感やしっとり感を保つことができる．

　水分を多く含むゼリー，ムース，スポンジケーキやホイップクリームなどに応用されている．

2.4　冷凍時の組織保護（氷結晶成長抑制）

　豆腐やプリンなどタンパク質を多く含む食品を凍結すると，氷結晶の成長により組織が破壊され，「す」が入るために解凍すると離水により元の形を保持できなくなる．図5下の写真にプリン凍結時の組織の電子顕微鏡像を示したが，トレハロースを含むプリンでは氷結晶の成長が抑制され，微細な結晶のため組織の破壊が抑えられていることが分かる．A，B両者の糖濃度が異なるため厳密な比較はできないが，少なくともBの結果より冷凍プリンが実用化可能であることを示している．

第16章　おいしさに関わるトレハロース

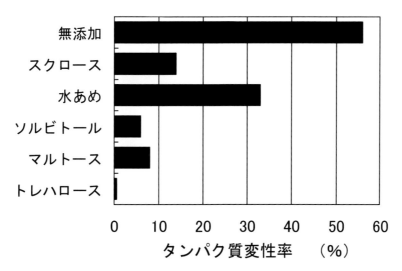

図4　各種糖質のタンパク質変性抑制効果
卵白に糖質（5%）を添加，溶解し，-20℃にて5日間冷凍。解凍後の濁度の増加をタンパク質変性率とした

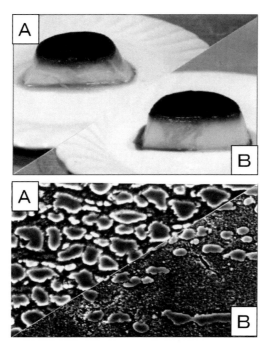

図5　トレハロースの氷結晶成長抑制効果
甘味度が同等の2種カスタードプリン（A：スクロース12%，B：トレハロース18%＋スクロース5%）を凍結させた後，解凍した。
上は解凍後の写真，下は組織の電子顕微鏡写真像。

トレハロースは水和力が強いため，タンパク質分子の周囲に形成されている安定な水分子の層にすみやかにはいり込み，水分子と入れ換わると考えられる。従って凍結しても，タンパク質分子周囲の氷結晶の成長がトレハロース分子の存在により抑えられるため[9,10]，タンパク質本来の構造が保護され，解凍しても離水が起こりにくいと推測される。

2.5 矯味・矯臭作用，風味改善効果

糖質は甘味料としてだけでなく，えぐみや苦味を抑えたり，不快な臭いを抑える目的で料理に使われている。一般に糖質は味の改善や臭いの抑制作用を有しているが，トレハロースにも矯味・矯臭効果を示すことが分かっている。とくに豆乳や青汁，疎水性アミノ酸（バリン，ロイシン，イソロイシンなど）の苦みを抑制する効果が高く，飲料の呈味改善目的で使われている。苦みの抑制効果，塩味の増強効果は官能試験とともに，味覚センサーを用いても同様の結果が得られている。

また加熱調理時に添加することにより風味改善効果を示すことが分かっている。

2.6 結晶化，ガラス化の応用

かつおぶしはもともと軟らかい魚肉であるが，一旦かつおぶしになった後はいつまでもその形状や硬さが変わらず保持される。ガラス状態を示す典型例であるが，その他にはキャンディ，スナック菓子，クッキー，ビスケットなどもガラス化を応用した食品である。これらの食品を製造する際に，ガラス転移温度が高い物質を用いたほうがより安定に品質を保つことができる。トレハロースのガラス転移温度は一般的に利用されている糖質のなかでは最も高く（表1），クッキーやスナック菓子のサクサク感（クリスピー感）を保持したり，キャンディの吸湿抑制などに効果的である。またタンパク質を主成分とする食肉・魚肉加工品などを安定に保持する。このようにトレハロースを用いて効率よくガラス化することで，高温・冷凍・乾燥・多湿などへの耐性が付与され，食品の出来立て感や，おいしさが保たれる。

3 トレハロースの構造と機能性[11,12]

これまで述べてきたようにトレハロースは物性面において種々の機能を発揮する。これはトレハロースの強い水和作用による水の構造化にあると考えられる。種々食品成分分子周辺の水が構造化することにより界面のエントロピーが低下する。それに伴い，食品の構造はパッキング密度を増大させて水との接触面積を減らし，デンプン老化と同様の現象が起こる。一方で，エカトリアル水酸基の多い糖ほど水のクラスター構造にはまりやすいと考えられており，トレハロースの水酸基は全てエカトリアルであることから水和特性の強い糖であると考えられる（図6）。

また，トレハロースのガラス化転移温度はマルトースやスクロースより高い。これはトレハロースがその周囲の水分子を強く構造化していることを意味する。このようにトレハロースの水

第 16 章　おいしさに関わるトレハロース

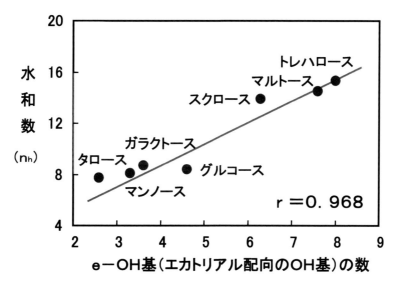

図 6　糖のエカトリアル OH (e-OH) 基数と水和数の関係

和作用はその分子構造からも支持されている。

　水分含量が多い環境では水和数の多さ，すなわち食品中の水分をトレハロースが拘束することにより柔らかさの保持に繋がっている。一方，水分が低い環境では，スクロースなどと比べて安定なガラス状を形成しやすいため，固さを保持する機能が高いのではないかと考えられる。

　しかし，脂肪の変敗抑制や矯味・矯臭効果については，トレハロースと対象物質との相互作用の結果であると考えられるが，この点については状況証拠が充分ではない。図1に示したように，トレハロースは二枚貝が開いたような外形をしており，図中の上側は親水性，その反対側には疎水ポケットが存在すると考えられている[13]。この両親媒的特性から親水基のみならず疎水基との相互作用も可能であろうと考えられるが，現時点ではその実証データにとぼしく今後の解析が待たれる。

文　　献

1) Watanabe M., et al., *J. Exp. Biol.*, **205**, 2799-2802 (2002)
2) Zentella R., et al., *Plant Physiol.*, **119**, 1473-1482 (1999)
3) Kandror O., et al., *Proc. Natl. Acad. Sci.*, **99**, 9727-9732 (2002)
4) 杉本利行，食品工業，**38**, 34-39 (1995)
5) Nakada,T., et al., *Biosci. Biotech. Biochem.*, **59**, 2210-2214 (1995)

6) Nakada,T., *et al.*, *Biosci. Biotech. Biochem.*, **59**, 2215-2218 (1995)
7) Sei T., *et al.*, *J. Cryst. Growth*, **240**, 218-229 (2002)
8) 竹内叶, *New Food Industry*, 40, 1 (1998)
9) Uchida T., *et al.*, *J. Cryst. Growth*, **299**, 125-135 (2007)
10) Kawai H., *et al.*, *Cryobiology*, **29**, 599-606 (1992)
11) 櫻井実, 井上義夫, 生物物理, **37**, 326-330 (1997)
12) 櫻井実ほか, 食品工業, **41**, 64-72 (1998)
13) Choi Y., *et al.*, *Carbohydr. Res.*, **341**, 1020-1028 (2006)

第 17 章　開栓後も鮮度を保持できるしょうゆ容器

桑垣傳美*

1　はじめに

しょうゆは空気中の酸素に触れると劣化することが知られている。しょうゆの劣化の主な原因は酸化であり，味・香り・色が変化して，開封直後のおいしさが損なわれてしまう。

通常の容器ではしょうゆを注ぎ出すと同時に空気が容器内に流入するため，使い切る前にしょうゆが酸化によって劣化してしまう[1]。これを防ぐためには，しょうゆが使用途中でも空気に触れないようにする必要がある。本章では，しょうゆと空気が最後まで容器内に入らず鮮度が保持できる容器の開発について，説明する。

2　これまでのしょうゆ容器

しょうゆ容器は，これまでその時代背景に合わせて材質や形状，容量を変化させて進化してきた。しょうゆが工業的に作られるようになってから，輸送容器として樽や一斗缶が採用され，家庭での保存や配達を考慮するようになってからはガラスびんが普及し，さらに個食化や小型化・軽量化など利便性向上のために近年ではプラスチック容器が広く用いられるようになった。

ここ最近，しょうゆ業界では容器により商品の付加価値を向上させる潮流になりつつある。ボトル内面に薄膜をコートしてバリア性を付与したペットボトル，一滴ずつ注ぎ出しができる容器，霧状にしょうゆを噴霧できる容器，切り裂き性を向上させた小袋など多岐にわたる。このような中で，しょうゆの課題であった，「開封後の酸化を防止する」という容器が，2009年にヤマサ醤油㈱から発表された。

これは㈱悠心の，注ぎ口が薄いフィルム状で注ぐときは口が広がり注ぎ終わると口が閉じて空気が入り込むことを防ぐという技術を採用したものである。この容器は，再封（リクローズ）ができないため，開封後転倒して保管できないことが課題である。

---

*　Demmi Kuwagaki　キッコーマン食品㈱　商品開発本部　設備開発部　副参事

3 鮮度を保持するための容器

3.1 基本的機能・構造
空気が入らず最後までしょうゆの鮮度を保つためには，次の課題を解決しなくてはならなかった。
① 容器がやわらかく（可撓性），注ぎ出しに追従して潰れていくこと
② 適量のしょうゆが注ぎ出せるが，空気が容器内に入らない「逆止弁構造」を有すること
③ 高い酸素バリア性を有する容器材質であること
④ 自立性を有すること
⑤ 再封ができ，横倒ししてもしょうゆがこぼれないこと

これらの条件を満足するためには，高い液密性を有したスクリューキャップがついたパウチタイプが最良であると考え開発に着手した。

3.2 パウチタイプの鮮度保持容器
　鮮度を保持するための容器は，高い酸素バリア性が必要であるため，アルミナ蒸着をバリア材とするスパウト付きスタンディングパウチ形状にした。空気が入らないようにするため，スパウト部分にシリコン製の逆止弁を組み込んであり，しょうゆが注ぎ出される時の圧力を利用して弁が開く。パウチを傾けてしょうゆを注ぎ出すとパウチが大気圧により潰れる。パウチが潰れると自立性が無くなるため，ポリプロピレン製のシート外装にパウチを入れることにした。注ぎ口はラッパ状構造であり，液だれしにくい形状にした。

　種々確認試験後，キッコーマンでは2010年9月にパウチタイプの鮮度保持容器「いつでも新鮮しぼりたて生しょうゆ500 mlパウチ」（以下，「500 mlパウチ」）を発売した（写真1）。本容器は，開栓前はもちろんのこと開栓後の酸素バリア性に優れているため，色が薄い生しょうゆのおいしさを訴求するために本容器は好都合であり，おいしい生しょうゆと容器の新規性から発売後好評を博した[2,3]。

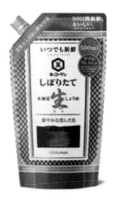

写真1　500 ml パウチ

第17章　開栓後も鮮度を保持できるしょうゆ容器

　500 ml パウチは卓上でもキッチンでも使える容器として開発したが，一方で卓上での使用を考え小容量タイプの商品も出して欲しいという消費者からの意見が発売後に寄せられた。

　さらに使用途中で注ぎ口周辺の汚れが顕在化し，これに対応するよう改善が必要であった。本容器の逆止弁はフラップタイプであるため，一度弁外に排出されたしょうゆはボトル内に引き込まれることは無く，注ぎ口に滞留する。そのためキャップを開閉するたびに，滞留したしょうゆがスクリューキャップ裏面にわずかに付着し，これが注ぎ口周辺の汚れを引き起こしていた。

　500 ml パウチの市場導入後，消費者調査を行った結果，次のような意見があがった。
・容量が多い（300 ml を超える）と使い終わるまでに長い日数を要する。
・容器の背が高いため小さな子供がいると倒しやすいので，安定感が良いものが欲しい。
・片手で開けられるワンタッチ（ヒンジ）キャップが使いやすい。
・液だれしないもの，液切れが良いものが欲しい。
・たくさん出しすぎない容器が良い。
・小ぶりでかわいい，洒落たデザインが良い。

これらの意見を元に使い勝手を向上させるためには，パウチタイプよりボトルタイプ（200 ml，450 ml）が良いと考え，開発に着手した。

3.3　ボトルタイプの鮮度保持容器
3.3.1　基本構造

　前述のパウチタイプの鮮度保持容器は鮮度保持に関しては高い性能を有していた。しかし消費者の満足度を向上させるためには，3.1で述べた基本的構造は踏襲しつつ，卓上使用ができるよう小型で汚れにくい容器が必要であった。

　ボトルは，外側が自立性を有するボトル形状になっており，内側の袋は注ぎ出しと同時に潰れ

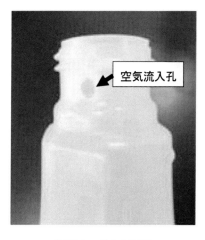

写真2　ボトル口部

ていく二重構造が必要であった。これを具現化するためには，㈱吉野工業所がトイレタリー製品の容器として開発したボトルが最適と考え，これを基本構造とした。写真2のようにボトル口部側面から使用後にボトルと袋の間にある中間層に空気が入るよう「空気流入孔」を設け，ここから容器形状が復元するよう空気が入る仕組みになっている。これにより，使い終わりまでボトルの自立性を保つことができるようになり，パウチタイプより使い勝手をいっそう向上させることができた。

　パウチタイプでは容器を傾けることで注ぎ出す量を可変したが，ボトルタイプではボトル胴部をスクイズすることで注ぎ出し量を調整できるようになった。しょうゆやたれの多層ブローボトルの酸素バリア材には一般的にエバール（エチレンビニルアルコール共重合体）が用いられることが多いので，これを内側容器の中間層に積層することにした。

　キャップ（写真3）には，内容液を注ぎ出す「注ぎ口」，中間層に空気を取り込む「空気取入口」がある。輸送時にしょうゆが噴き出すことがないように，注ぎ口はボス（突起部）によりシールを施した。パウチタイプより利便性を向上させるためにヒンジタイプのワンタッチキャップ形状を採用することにした。またキャップに対する誤操作やいたずら防止のためにボトル天面までフルシュリンクラベルを施すことにした。

3.3.2　200 ml スクイズボトル（卓上ユース）

① **容器形状**

　写真4の150 ml卓上しょうゆびんは榮久庵憲司氏がデザインした容器であり，1961年から長年キッコーマンを代表する容器である。このびんの特長は，①しょうゆを注ぐ時女性が美しく容器を持てるデザイン，②液切れを良くするよう考慮された設計　である。

　私たちは新たに開発する容器形状を「鶴首」形状にすることで，デザイン性があり機能を兼ね備えた卓上しょうゆ容器であることを消費者に想起させやすいと考えた。

② **サイズ・容量**

　今回開発した卓上ユースのボトル容量は，しょうゆが新鮮なうちに使い切ることができ，なお

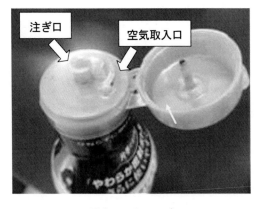

写真3　キャップ

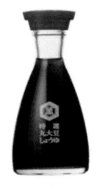

写真4　150 ml 卓上しょうゆびん

第17章　開栓後も鮮度を保持できるしょうゆ容器

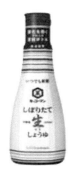

写真5　200 ml スクイズボトル

表1　卓上用ガラスびんと200 ml スクイズボトル　サイズ比較

	最大径 (mm)	製品高さ (mm)
150 ml びん	65	134
200 ml ボトル	63	164

かつ卓上で邪魔にならないサイズである200 ml とした（写真5）。しょうゆの一世帯あたりの年間購入量は，1973年の23.2 L をピークに2010年では6.9 L と，ピーク時から70％以上も減少している（参考：総務省統計局「家計調査報告」(2010年)）。これまで家庭用の主要な容器は500 ml と1 L であったが，しょうゆの使用量が年々減少していることから，200 ml サイズはこの環境変化に対する方策としても有効であると考えた。

　表1に150 ml 卓上しょうゆびんと200 ml スクイズボトル（以下「200 ml ボトル」）のサイズの比較を示す。200 ml ボトルは150 ml 卓上しょうゆびんに比べて最大径はほぼ同じだが，容量が50 ml 多いため容器の全高は30 mm 高い。これは，最大胴径を従来の卓上しょうゆびんと同じにすることにより，卓上で邪魔にならず置くことができると考えたためである。

③　鮮度保持のための容器構造

　最初に開発した500 ml パウチの鮮度保持容器では，空気がしょうゆと接触しないように注ぎ口の内部にシリコン製の逆止弁を用いた。これにより内容量が減っても容器がしぼんで空気が入らないが，容器の自立性が悪くなっていく。その解決策としてこのパウチにはポリプロピレン製のシート外装を装着していた。一方200 ml ボトルではボトルの中に袋構造を有する二重構造を採用したことにより，使い終わるまで自立性を持続させることができた。

　ケチャップやマヨネーズ等の軟質ボトルの場合，輸送時の漏れを防止するため，充填後にボトル天面にアルミシールを貼り，消費者が使用する直前に剥がすという形態が一般的である。しかし本容器では鮮度保持の観点から，使用前にキャップを開栓して袋構造内部に空気が入ることは望ましくないと考え，アルミシールが無くても気密性が保てるキャップを開発することにした。

　これを実現するために，内容液は注ぎ出せるが空気がボトル内部に入らないようにする「液弁」と，さらに内容液を使用した体積分だけボトル中間層に空気を導入する「空気弁」を併せ持つ，逆止弁を開発した。これにより，使い終わりまでボトル形状が変わらずボトルの自立性を保つことができるようになり，卓上での使い勝手をパウチよりいっそう向上させることができた（写真6）。

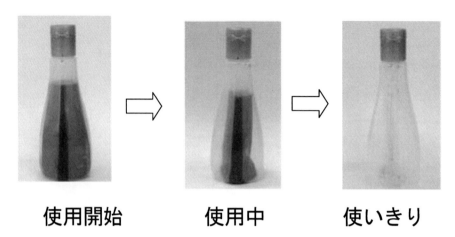

写真6　使用に伴う袋構造のしぼみ

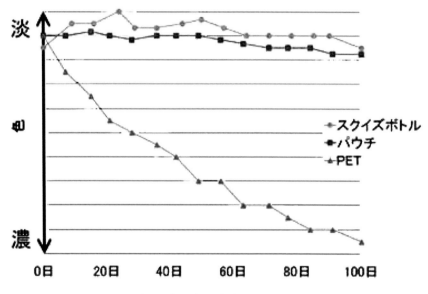

図1　容器ごとの色度の経時変化

④　保存性の確認

　キッコーマンの鮮度保持容器は，未開封での賞味期限である1.5年を担保すると同時に，室温で使用しても内容液のしょうゆが90日間新鮮であることを目標とした。

　そこで500 mlパウチでは毎日しょうゆを5 ml注ぎ出し，200 mlボトルでは1週間に2回5 mlずつ注ぎ出して色を測定した（図1）。その結果，100日後のしょうゆの色は開栓初日とほとんど差は認められなかった。また味，香りにおいての三点識別法による官能評価で有意差はなく，90日間鮮度が保持されることが証明された。

　また，500 mlパウチと200 mlボトルは，形態が違う容器ではあったが，1.5年の未開封での保

存試験でも大きな差は見られなかった。

⑤ 一滴単位の注ぎ量の調節

これまでのしょうゆ容器は，容器を傾けることによって内容液が出る構造になっている。この方法では少量を注ぎだすには容器を傾け角度を微調整しなくてはならない。スクイズボトルの場合，使用者の意思で容器を押した分だけ注ぎ出しができるため消費者にとって利便性が向上する（写真7）。一方で，従来にはないスクイズタイプのしょうゆ容器では，消費者が「スクイズしてしょうゆを出す」ことが直感的にわかるかどうか懸念されたが，消費者調査や官能評価を行ったところ，これについては特に問題ではないという結果が得られた。逆に，押した手を放す動作によって，内容液の注ぎ出しを意図的に停止できることへの評価が高かった。

スクイズボトルにすることにより一滴単位で液を出せるようにはできたが，開発当初，少量を注ぎ出す際に液だれが発生してしまうことが大きな課題であった。液だれとは，注ぎ口周辺にしょうゆが付着・固化し，これを伝わったしょうゆがキャップや容器壁面を汚す現象である。

ある程度勢いよく注げば液だれしにくいが，少量を注ぎ出して使用する場合には，液の表面張力と容器との親和性によって注ぎ口の周囲にしょうゆが付着してしまう。この問題を解決するため，注ぎ口の形状について種々検討を行った。試作品を作成し官能評価を繰り返し行った結果，最終的に注ぎ出し部の先端をわずかに外側に巻くことにより液だれしにくい形状にすることができた。

一滴単位で注ぐ量の調整しやすさについて官能評価を行ったところ，Total Positive で91％の人が使用したいと評価した。従来の一般で市販されているしょうゆ容器には一滴単位で注ぐという概念はほとんどなく，少量を注ごうとするとキャップ側面にしょうゆがまわってしまった。一滴単位で注ぐ量が調整できることは，ボトルタイプの鮮度保持容器では非常に高い付加価値と言えよう。

⑥ 消費者調査

使用感についての，消費者調査結果を図2に示す。

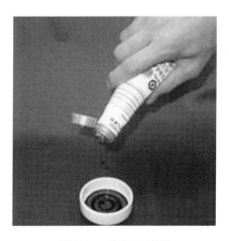

写真7　一滴単位で使用

卓上での使い勝手，容器の安定感，持ちやすさ，調節し易さ等について，「非常に良い・良い・どちらでもない・悪い・非常に悪い」の 5 段階評価を実施した。全ての項目で 80％以上の人から高評価を得ることができた。また，一般的に数日間使用した後に調査を行うと，使用する間に様々な短所が見えてくるため評価が下がることが多いが，本容器については 20 日間使用後にも評価は大きく変わることは無かった。

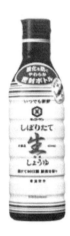

写真 8　450 ml スクイズボトル

3.3.3　キッチンユースボトルの開発（450 ml スクイズボトル）

調理で使用するには 200 ml ではすぐに使い切ってしまうという消費者の声があったため，容量を増やした 450 ml スクイズボトルを開発し，2012 年 8 月に発売した（写真 8）。これは一滴単位から多量使いまで調節できるので，卓上での使用だけでなく調理シーンでの使いやすさを追求

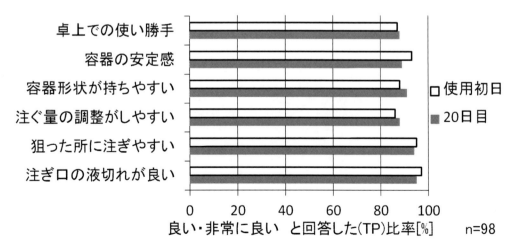

図 2　200 ml スクイズボトル　市場調査結果

第17章 開栓後も鮮度を保持できるしょうゆ容器

した容器である。

① 流量の検討

注ぎ口径を変えたものを4種類（①が最も細く，④が最も太い）試作し，「実際の調理（肉じゃが，野菜炒め）」と，「計量スプーンに移し替え」で本容器の使い勝手の官能評価を実施した（図3）。「多過ぎる（+2），やや多い（+1），丁度良い（±0），やや少ない（-1），少なすぎる（-2）」の5段階評価で，0に近いほど使い易いことになる。

多量に出ると使い易くなる部分もある反面，微調整が困難になる。そこで本検討により丁度良い注ぎ口の径を導き出した。

② ボトル形状の検討と復元性

しょうゆを大量に注ぐためにボトルを大きくスクイズすると，ボトルが元の状態に戻り自立する（復元する）までに時間が必要になり使用者はストレスを感じることになる。我々のボトルは弱い力で注ぎ出せるようにポリエチレンを主材料としているため，材質だけで復元を向上させるためには，肉厚にしなくてはならなくなる。

我々は，ボトルに横リブを付けることで樹脂使用量はそのままで剛性を高め復元を早くすることにした。復元性は向上する一方で，ボトルの剛性が高まるのでスクイズするための力が必要になるので使い勝手が悪くなることが考えられた。

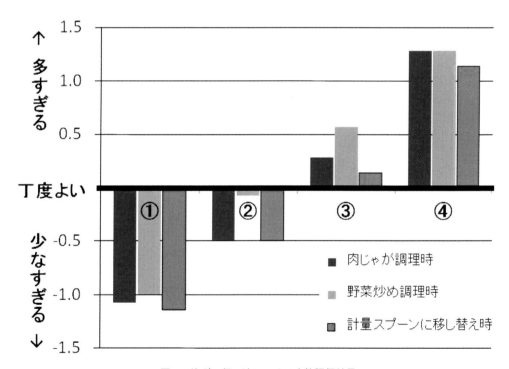

図3 注ぎ口径の違いによる官能評価結果
①～④の4種類の注ぎ口を作成。
①が一番細く，②，③，④の順で注ぎ口の直径が太くなる。

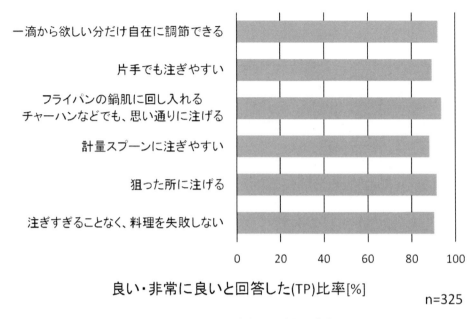

図4 450 ml スクイズボトル 市場調査結果

そこでサンプル（6本の横リブが有るボトル，横リブがないボトル，ともにボトル重量38 g，キャップは同一のものを使用，シュリンクラベルなし）を作成し，ボトル中央（下端から75 mm位置）を指で完全に潰した後，指を放してからボトルが完全に復元するまでの時間を測定した。

実験の結果，横リブが有るサンプルの復元時間を1とした場合，横リブ無しのサンプルの復元には7.8倍時間を要することがわかった。さらに横リブ有りのサンプルについて，実際に使用時の評価を行ったが，使用上大きな問題がないことを確認した。実際には，製品ではシュリンクラベルを施したこともあり，さらに復元までの時間は短縮されており，使い勝手は向上している。

③ 消費者調査

使用感について，消費者調査を行った結果を図4に示す。

使い勝手等について，「非常に良い・良い・どちらでもない・悪い・非常に悪い」の5段階評価を実施した。全ての項目で80％以上の人から高評価を得ることができた。これは通常の容器では得られない高い評価であり，消費者の期待していた機能を有していることが確認できた。

4 現在の課題と今後の展望

いつでも新鮮シリーズは，開栓後も鮮度を保持できる500 mlパウチから始まり，鮮度保持と使い勝手の良さを追求した卓上ユースの200 ml，キッチンユースの450 mlと進化してきた。一方で樹脂の使用重量が同容量帯のPETボトルに比べても重いことが課題である。各種多層技術

第 17 章　開栓後も鮮度を保持できるしょうゆ容器

やバリア技術を駆使した薄肉のボトルの開発や弁構造の更なる進化など技術革新が活発になるものと予想される。今後の容器開発を期待したい。

文　　献

1) 小幡明雄ほか，日本調理学会誌，**Vol.46**(6)，402〜406 (2013)
2) 福本将士ほか，包装技術，**Vol.51**(9)，52〜56 (2013)
3) 福本将士ほか，食品と開発，**Vol.48**(6)，12〜13 (2012)

第18章　塩糀

山下秀行*

1　はじめに

　人間は，古来よりさまざまな微生物の有用性を見いだして利用してきたが，日本では特に，麹菌（麹）を使った発酵食品が数多く作られ，その製造方法も独自の発達を遂げてきた。麹は，米や麦，大豆などの穀物に吸水させ，蒸したものに麹菌を接種して培養したものであり，その用途は，清酒や本格焼酎のアルコール飲料から，味噌・醤油・みりん・酢などの調味料まで多岐にわたる。このように，わが国ほど麹菌の恩恵を受けている国は無く，その永年の功績に対し，2006年10月には，日本醸造学会において「麹菌は国菌である」と認定された。また，2013年12月には，「和食；日本人の伝統的な食文化」が，ユネスコ無形文化遺産に登録されたことから，和食に欠かせない発酵調味料の根幹を担う麹に対する海外からの注目度も高い。こういった麹を取り巻く環境の中，2009年頃からそれまでほとんど目にすることが無かった「塩糀」という言葉が散見し，2010年から2012年にかけてその市場は急成長した。その背景には，麹を使った発酵食品の食歴の長さや，自家製の味噌や甘酒作りで培われてきた麹文化があり，聞き慣れない塩糀に対しても容易に受け入れられる素地があったといえる。また，「麹（麹菌）の神秘性」や，「麹は何となくいいもの」という消費者の意識に加え，インターネットなどでその製造法が公開されたことで全員参加型となり，さらに，塩糀を使った料理レシピが数多く提案され，そこにマスコミも飛びついたことから，発酵食品分野における異例の大ヒットとなった。実際に料理に用いると，日本人になじみの深い米由来の甘みや旨みによりおいしさが付与され，また，肉を漬け込むことで肉質が軟化し物性の改善が実感できるなど，その調理効果が分かりやすいことも消費拡大につながった。

　現在，そのブームは沈静化したが，新しい調味料として定着している。塩糀による食材の味の向上や物性の変化については，実際の料理において実感されているが，なぜおいしくなるのか？の問いに対する報告は少ない。一方，塩糀は，一部の地域では古くから利用されており，永年の経験に従い，安全性を担保するために高い食塩濃度が必要とされてきた。しかし，近年の健康志向もあり，各家庭で冷蔵保存が可能であることから，なかには極端な減塩品が紹介される例もあり，安全性や品質保持に関する問題点も指摘されている。ここでは，これからも塩糀市場が安定成長を続けていくために知っておきたい，塩糀の特性とその魅力について述べる。

※麹菌は様々な培地上で増殖が可能であり，その種類によって，米麹・麦麹・大豆麹・そば麹などと呼ばれる。本文では，麹の中で特に米こうじを指す場合に「糀」という漢字を用いることとする。

　＊　Hideyuki Yamashita　㈱樋口松之助商店　研究室　取締役　研究室長

2 塩糀とは

糀を使った発酵調味料であり，漬物床として，長年東北地方で使われてきた三五八（塩，糀，米（蒸米）を，容積比で3：5：8で混合したものであり，その配合比から名付けられている）を起源とすると思われる。しかし，①蒸米を入れない，②食塩濃度は10～16%，③水分は55～60%，④1～2週間程度発酵させる，⑤漬け床としてだけでなく，調味料としてそのまま食する，などの点で三五八とはやや異なる。配合比について数例を表1に示す。三五八より水分が高いことから，酵素反応によって米の溶解が進み，使用時には，糀粒は原型を無くすほど溶解しており，甘みや旨みが増し，塩角が取れている。発酵調味料の中では製造期間が短く，また，低温で製造されることから，完成後も糀の酵素残存率は高く，「酵素の働きで，賞味期限前で固くなったお肉が柔らかくなる」作用もある。現在では，使い勝手の良さを考慮した液体塩糀や，糀をしょうゆで仕込んだしょうゆ（仕込み）糀，塩糀鍋の素など，さまざまな派生品も発売されている。

3 製造方法

3.1 原材料

精米歩合90～93%程度の飯米で作った糀と，水，塩のみからなるが，保存性向上のためにアルコールを添加した商品もある。

3.2 糀の製造方法

米を，90～93%程度精米したものを数時間から一晩水に浸漬し十分給水させる。水切り後，40～60分蒸して，35℃付近まで冷却し，種麹を接種する。米の表面に麹菌の胞子を均一に付着させるために良く揉み込む。この時，品温が30℃を切らないように保温し，お餅状に固めて厚手の布などで包み，麹菌の増殖が活発になるまでは乾燥させないようにする。その後は室温を30～40℃に保ち，40数時間培養する。その間，2～3回手入れを行い，糀の品温の均一化を図る。

表1　塩糀の仕込み配合（例）

米糀 (g)	水 (g)	塩 (g)	食塩濃度 (%)	水分 (%)	対水食塩濃度[※] (%)
100	100	22	9.9	57.7	14.7
100	100	28	12.3	56.1	17.9
100	100	35	14.9	54.5	21.5
300	400	100	12.5	60.5	17.1

※対水食塩濃度＝塩分／(水分＋塩分)

製麴前半は保湿を心掛けるが，後半はやや乾燥気味とすることで，酵素生産が促される。用途によって目的とする酵素の種類や量が異なるため，種麴の種類，製麴温度，製麴時間は異なる。水分過多の蒸米や，初期の高温経過は細菌汚染のリスクが高くなるので注意する。糀は，冷蔵保存では，酵素反応が進むため色やかおりが悪くなるが，10％以下まで乾燥させる，あるいは冷凍することで長期保存が可能となる。

3.3 仕込み配合

提案されている配合比はさまざまで，その自由度は高く，個人でも手軽に製造できることも，魅力のひとつである反面，使用する糀・塩糀は，ともに開放系で作られることや，仕込み初期は固液分離しており食塩濃度のばらつきも大きいことから，微生物汚染のリスクが高い食品であるということを十分理解しておく必要がある。味噌製造においては，安全醸造の目安として，食塩濃度（％）に加え対水食塩濃度（％）も重視しており，対水食塩濃度20～22％が発酵に適切な塩分と水分とされ，それより低い場合は変敗が起き安全性に問題があると考えられているが[1]，塩糀もその例を参考にすべきである。塩糀の場合は，味噌より水分が多く対水食塩濃度が低いことから，製造時の衛生面には特に注意する。近年の減塩志向により食塩濃度5％以下の仕込み例もあるが，自己責任であるとはいえ，過度の減塩は止めるべきである。

3.4 発酵温度と時間

家庭でも作られるため，30℃以下の常温で仕込まれることが多い。糀の酵素反応速度は，外気温により影響を受けるので発酵期間はそれぞれ異なる。仕込み後は，一日一回軽く混ぜる程度で良く，その都度官能評価を行い，自分好みの味になった時が使用の目安となる。

4 塩糀の成分

塩糀の直接のおいしさは，主に，麴菌の酵素により米が分解されることによって生じるグルコースとアミノ酸であるが，発酵期間が短いことからオリゴ糖やペプチドなどの中間分解物も多く，複雑な味を形成しているものと考えられる。さらに，麴菌の菌体や，微量ではあるが麴菌が生産したビタミン類など，さまざまな成分を含んでいるため，調味料として用いることで，味がまろやかになると思われる。

麴菌 W-20 株で作った米糀と水を重量比1：1で混合し，発酵温度30，40，55℃で仕込んだ甘酒と，食塩濃度10％の塩糀のグルコースとアミノ酸について，0～144時間まで経時的に調べた。

4.1 発酵温度，時間，食塩が塩糀中のおいしさに及ぼす影響

塩糀中のグルコースは，発酵温度が高いほど生成速度が早く，短時間で最高値に近づいていたが，30℃においても経時的にその量は増加していた（図1）。55℃，8～16時間目と，40℃，48

第18章　塩糀

時間目，30℃，144時間目ではグルコース量がほぼ同じであったことから，仕込み温度が低い場合には発酵期間を長く取ることで甘みを増加させることができることが分かった。

　一方，アミノ酸に関しては，グルコース同様発酵温度が高いほど生成が速い傾向がみられたが，発酵温度による差は小さく，30℃では，144時間目まで緩やかに増加していた（図2）。糀の酵素活性や仕込み配合比によっても糀の分解速度は異なるが，両成分の生成量から考えると，塩糀は30℃，約1週間でほぼ完成すると考えられる。

　しかし，食塩存在下におけるグルコースとアミノ酸の生成を無塩の場合と比較すると，発酵温度により若干異なるが，前者は食塩の影響はほとんどみられないのに対して，後者はいずれも無塩時の40〜60％に低下しており，食塩によって大きく阻害されることが分かる。データは示さないが，我々は，醤油麹のプロテアーゼ活性は食塩15％存在下において約60％阻害されることを確認しており，今回のデータを裏付けるものであった。このように，麹菌の酵素は，種類によって食塩による阻害を受けることが示唆された。

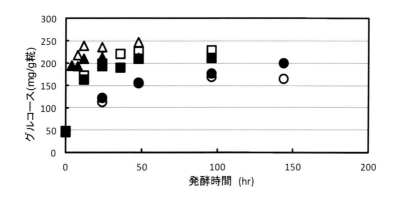

図1　塩糀と甘酒中のグルコース量の変化
○甘酒30℃　□甘酒40℃　△甘酒55℃　●塩糀30℃　■塩糀40℃　▲塩糀55℃

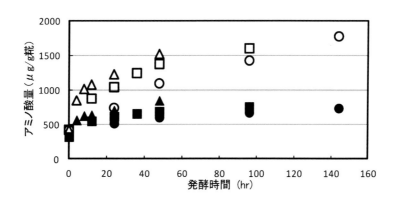

図2　塩糀と甘酒中のアミノ酸量の変化
○甘酒30℃　□甘酒40℃　△甘酒55℃　●塩糀30℃　■塩糀40℃　▲塩糀55℃

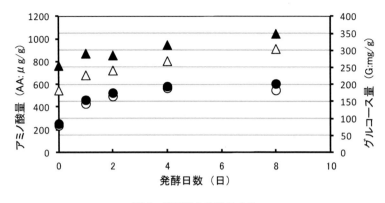

図3　麹菌株と塩糀の成分
○W-20（G）　●M-01（G）　△W-20（AA）　▲M-01（AA）

4.2　使用する麹菌株

　塩糀は調味料であり，その製造には，米由来の主な呈味成分であるグルコースとアミノ酸を多く生成する糀が望まれることから，使用される種麹は味噌用が一般的であるが，酒造用が用いられることもある。麹菌の種類によって，増殖速度や酵素産生能やかおりが異なり，原料米の精米歩合や製麹品温経過でも糀の品質は変わる。塩糀用種麹の選択のために，酵素産生能の異なる*Aspergillus*（*A.*）*oryzae* M-01株とW-20株で試醸した結果，図3のように，酵素活性の高いM-01糀の方がグルコース，アミノ酸量とも高い値を示した。このことから，塩糀中の両成分の増加には，酵素産生能の高い麹菌を用いることが有効であるといえる。しかし，麹菌の一般的な性質として，アミラーゼやプロテアーゼ産生能が高い株はチロシナーゼ活性も高いため，こういった麹菌で仕込んだ塩糀は，表面が灰色にくすみ保存中の商品価値の低下が懸念される。したがって，外観を重視し長期間にわたり使用される市販品の製造には，酵素活性の低い糀を用いることが多い。

　商品の多様化の一環として，*A. oryzae*にはないクエン酸産生能を有する本格焼酎菌*A. luchuensis*を利用した塩糀も作られており興味深い。この糀で仕込むと，クエン酸が塩と相まって梅干のような味となり，調理時にはさわやかな酸味が付与される。糀中のクエン酸量は，菌株や製麹品温経過を変えることで調整が可能であり，味に幅を持たせることができる。また，クエン酸による細菌増殖抑制や保存中の着色抑制効果なども期待される。

4.3　塩糀中の酵素

　塩糀は，発酵終了後も糀の酵素が残存し，使用時にそれらの酵素反応による成分や物性の変化が期待できることも大きな特長としており，殺菌のための加熱処理はしないが，食塩やpHの影響によって酵素が失活していることが考えられる。30℃，1，2，4，8日目の塩糀中を透析し脱塩した試料を用いて，アミラーゼとプロテアーゼ各2種類の酵素活性を調べたところ，8日目でも酵素の失活はみられず活性が維持されていることが分かった（図4）。ここでは，W-20株の結

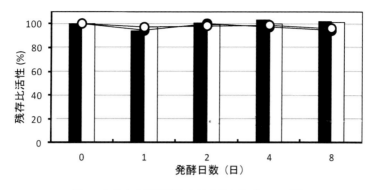

図4　塩糀中の酵素活性の経時的変化（W-20株）
■ α-　□グルコ-　●pH6　○ACP

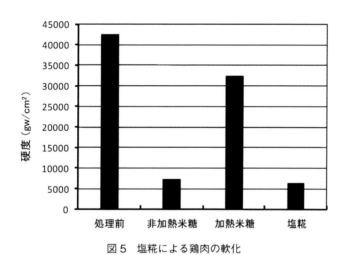

図5　塩糀による鶏肉の軟化

果のみ示したが，酵素産生能の高いM-01株でもほぼ同様の挙動を示したことから，酵素産生能が高い麹菌を使用することで，さらに塩糀中の酵素活性を高めることができるものと思われる。

　塩糀の酵素の作用を調べるために，鶏肉に塗り，2～5℃で3日間保存後の硬度を，テンシプレッサー（有限会社タケトモ電機製TTB-50BX）で測定した結果，麹菌酵素の働きでその硬度が大幅に低下することが，渡辺（新潟県農業総合研究所食品研究センター）によって報告[2]されている。鶏肉の軟化には，食塩の関与も考えられるが，非加熱米糖（食塩を含まない糀の高濃度糖化品であり，糀の酵素が残存している）で鶏肉の硬度低下が大きく，その加熱処理品では酵素の失活によりその度合いが減少していることから，糀の酵素による効果が確認できた（図5）。

5 塩糀の保存

糀中の細菌数は，弊社依頼分析の結果から，糀1gあたり，10^2 cfu以下～10^7 cfuと幅広く分布しており，作られる環境によってその差は大きく，無菌ではないことが分かっている。メーカー4社の市販品で，糀と塩糀の細菌数を測定したところ，糀の0.1～1.3％まで低下していたことから，食塩による細菌に対する殺菌効果が確認された。しかし，その絶対値をみると，糀の約1％まで低下しているにもかかわらず，B社のように10^4台と多い製品もあった。塩糀中の細菌数は，仕込みに用いる糀の細菌数が反映することから，安全な製品を作るためには細菌数の少ない糀を使用することが重要である。また，30℃，12％食塩濃度の細菌数の挙動についてみると，保存日数により徐々に低下していく様子がうかがえ，7日目には糀の約0.2％となっていた（表2）。

しかし，塩糀中の細菌は，食塩の存在で完全に殺菌されているわけではない。冷蔵で3か月保存後，菌数の増加が認められなかった塩糀を常温に放置した所，10日間ほどで耐塩性の酵母の増殖によるとみられる袋の膨れが確認されたことから，製造後は，冷蔵保存を徹底し，できるだけ早く消費することが好ましい。市販品の中には常温流通品もあるが，これらにはアルコール添加などが行われており，微生物増殖抑制策が取られている。

なお，塩糀は，水分や食塩濃度によっては，厚生労働省の定義する「容器包装詰低酸性食品[※1]」の範疇に入ると判断されるため，特に嫌気状態が介在する場合は，人命にかかわる重篤な食中毒を引き起こす可能性があるボツリヌス汚染に対する注意喚起がなされている。

表2 塩糀中の細菌数の推移

	細菌数 (cfu/g)		残存率	備考
	糀	塩糀	(％)	
A社	3.2×10^4	4.0×10^1	0.1	
B社	1.5×10^6	1.9×10^4	1.3	
C社	5.6×10^6	4.3×10^3	0.1	
D社	7.3×10^4	7.2×10^2	1.0	
E社[※]	5.8×10^6	−	100	仕込み時
	−	7.3×10^5	31.7	1日目
	−	1.0×10^5	4.3	4日目
	−	4.3×10^3	0.2	7日目

※ 30℃，食塩濃度12％

[※1] 包装容器に密封した常温流通食品のうち，pHが4.6を超え，かつ，水分活性が0.94を超えるものであって，120℃，4分間に満たない条件で殺菌を行ったものと定義されている。

6 しょうゆ仕込み糀

塩糀の原料である米は，タンパク質含量が少ないため，甘みはあるがややアミノ酸の旨みに欠ける。その点を増強するために，醤油で仕込む「しょうゆ糀」が販売されている。両者のグルコース量に大差はないが，醤油の持つアミノ酸により，塩糀の約5倍のアミノ酸量となり旨みは大幅にアップする（図6, 7）。しかし，当然，塩糀と比較して仕込み直後から色が濃くその後の着色も早い商品であることから，外観はさほど重視されないため塩糀の場合とは異なり，酵素産生能の高い麹菌の利用も可能となる。

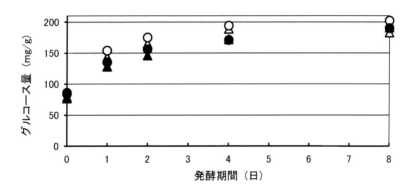

図6　塩糀としょうゆ糀のグルコース
△W-20 塩糀　▲W-20 しょうゆ糀　○M-01 塩糀　●M-01 しょうゆ糀

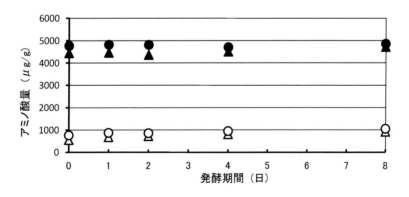

図7　塩糀としょうゆ糀のアミノ酸
▲W-20 しょうゆ糀　●M-01 しょうゆ糀　△W-20 塩糀　○M-01 塩糀

7 最後に

　塩糀は，日本人の意識の中に潜在的に生きていた麹に対する思いを引き起こしたが，そのヒントが古い書物の中に隠れていたと聞き，醸造の歴史の深さを感じる．本文が，日本の伝統的な発酵食品の良さに気付くきっかけとなれば幸いである．

文　　　献

1)　中野政弘編著，味噌の醸造技術，(財)日本醸造協会 (1982)
2)　渡辺聡，新潟県味噌技術会講演資料 (2013)

第 19 章　キリン メッツ コーラ

若林英行*

1　はじめに

　2012 年に発売された『キリン メッツ コーラ（以下，メッツコーラ）』は，それまで茶系飲料やヨーグルトなどの健康イメージが強い食品が主流であった特定保健用食品（トクホ）市場において，これまでにない価値を創出した商品として多くのメディアに取り上げられ，お客様にも広く認知していただき，ヒット商品に繋がった。そのヒット商品となった理由と考えられるの要素の一つとして，機能性食品でありながら「おいしさ」を技術的に追求したことが挙げられる。また機能性食品は，おいしさを追求していく上で守らなくてはならない特殊な注意事項も存在する。これらについて開発者の視点から紹介する。

2　トクホの市場

　トクホは，1991 年に発足した特定保健用食品制度によって生まれた機能性食品分類のひとつであり，国（消費者庁）が健康強調表示を許可・承認するという国際的にも先進的な制度である。公益財団法人 日本健康・栄養食品協会の調べによると，これまでにトクホとして表示許可された食品は 1238 品目（2016 年 3 月末まで）で，市場規模も 6391 億円（2015 年度）と大きい。また，そのトクホ市場全体のうち清涼飲料水カテゴリーは 35.8％にあたる 2290 億円と推定され，清涼飲料業界としても注目しているカテゴリーとなっている（図1）。現在，表示できる保健用途は大きく「整腸」，「コレステロール」，「血圧」，「骨・ミネラル」，「歯」，「血糖値」，「中性脂肪・体脂肪」に分類される。中でも中性脂肪・体脂肪に関する保健用途を表示許可された商品は 1999 年に初めて登場して以降，その割合を増加させ続けて，現在ではトクホ市場構成中 29.9％にも及んでいる。

　一方，上記 7 分類以外の保健用途に関して，「肌」，「疲労」等に関する新しい保健用途の商品をいくつかの企業が申請している状況であるが，現在のところ，これらの表示許可が下りる見込みは立っていない。このように新しい保健用途がなかなか認められないことは，近年トクホ市場が伸び悩んでいる要素となっていると推察する。

　＊　Hideyuki Wakabayashi　キリン㈱　R＆D 本部　飲料技術研究所　主任研究員

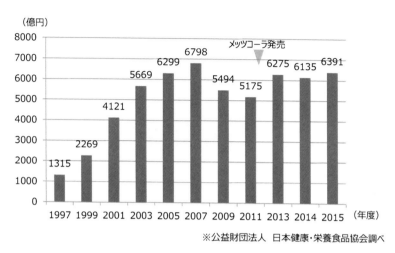

図1　トクホ市場規模の推移

3　メッツコーラの開発背景

　トクホに代表される機能性食品の開発は，その基盤となる機能性素材が決まっている上で開発されるのが通例であるが，我々が開発したメッツコーラは機能性素材に端を発した商品ではなく，コンセプトに端を発した商品である。メッツコーラの開発当時，トクホ商品と言えば花王㈱のヘルシア緑茶，サントリー食品インターナショナル㈱の黒烏龍茶OTPPのような中性脂肪や体脂肪などの脂質代謝系の文言を訴求した商品や，㈱ヤクルト本社の蕃爽麗茶のような血糖値上昇抑制する糖質代謝系の文言を訴求した商品が中心となり，市場を活性化させていた。これら商品の殆どが健康イメージと親和性が高い茶系飲料であり，必然的に茶が合う中華料理や日本食といった食事の際に併せて飲むといった飲用シーンが，食べ合わせ事例としてCM等で利用されていた。一方，一般的に脂肪や糖質が多い食事と言えば，中華料理や日本食よりも，欧米料理の方が多彩に存在する。特にハンバーガー，サンドイッチ，ピザ，フライドポテト等のファーストフードは典型的な高脂肪食である。そのため，日本食よりもこのような欧米食を摂る際には，より脂質代謝や糖代謝に有効なトクホ飲料が求められるのではないかと考えた。これらファーストフードに合わせる飲料の代表格が炭酸飲料であり，その中でもコーラ飲料はハンバーガー，フライドポテト等に合わせることで"黄金の食べ合わせ"になる，として広く認識されている。ちょうど開発開始当時，コーラ市場はカロリーゼロの無糖系コーラの割合が徐々に大きくなっていた。このことからも，コーラは飲みたいがカロリーが気になるので避けていたと潜在的に思っていた消費者が多かったことが推察された。また，コーラ全体の市場はそれほど大きく増減していないことは，糖類を使用する有糖系コーラから別の飲料に移り変わる訳では無く，無糖系コーラに移っている人が多いことを示唆する。これは欧米化する食生活に合わせてコーラ飲料が深く浸透し，代替の効かない香味・嗜好性を持った商品として日本人にも根付いたのだと考える。

第19章　キリン メッツ コーラ

　一方でコーラ飲料は昔から，虫歯になり易い，カロリーが高い，歯や骨が溶ける等といった風評がつきまとい，健康とはかけ離れたイメージを持った飲料であった。しかし，コーラ飲料は通常の炭酸飲料と処方的にも大きな差は無く，極めて安全性が高い食品であり，さらに砂糖等の糖類を使用しない無糖系コーラ飲料であればカロリーや虫歯に関するリスクは有糖系炭酸飲料と比較して明らかに低いと言える。このように長い食経験に裏付けされた安心・安全な事実を鑑みても，コーラ飲料をトクホに使用できない確固たる理由はないと考えた。
　そこで我々は，飲料市場では定番であるがトクホ市場では新規となる「コーラ飲料」にチャレンジすべく開発をスタートした。

4　コーラの特性

　コーラ飲料は，数ある清涼飲料の中でも特殊な市場環境と独特な香味構成で成り立っている。1886年，アメリカ・ジョージア州アリゾナの薬剤師らによって売り出されたコーラは，ザ コカ・コーラ カンパニー社（コカコーラ社）によって広く販売されるようになり，全米，さらには全世界に広がった。これと同様の広がりを見せ，コカコーラ社に対峙するほどの市場を形成したのが，ペプシコーラ カンパニー社（ペプシ社）である。ペプシコーラはコカコーラと同じくアメリカ（ノースカロライナ州）の薬剤師らによって1898年に売り出されたのが起源である。この100年以上の歴史の中で，薬用目的であった飲料は今では誰もが認める嗜好性飲料へと変化し，世界中に広まっていった。
　通常の清涼飲料の風味は，グレープ，アップル，ミント，ミルク等，起源となる動植物等，すなわち天然物の食材由来とする香気で形成されているため，香味を開発する際は，これら起源食材を実食した際の風味が目標香味となることが多い。一方，コーラ飲料は一般的にお客様がイメージするコーラ味を表現する起源食材は存在しない。その代り，コカコーラ社およびペプシ社が作り出した薬用の風味が歴史と共に多くの人に親しまれて，コーラ味の代名詞となっている。そのため，コーラ飲料を開発する際もこれら既に市場にあるコーラが香味開発のターゲットとなる。

5　コーラのおいしさの科学

　コーラはその独特な香味の複雑さで，香りの起源を特定するのが難しい。しかし，コーラ飲料に共通する香味を大別することは可能で，柑橘系の爽やかさを示すシトラス風味，独特の薬用感を示すスパイス風味，カラメルのような甘さを示すバニラ風味といった3成分に分類できる。それぞれの風味は香気成分の絶妙な配合バランスによって形成され，そのバランスで各社のコーラ飲料商品の個性を表現している。近年，各社のコーラ製品を香気成分抽出希釈分析（AEDA：Aroma Extract Dilution Analysis）したところ，オイゲノール，クマリンが評価したすべての

コーラに含まれており，さらに香気活性値（OAVs：Odor Activity Values）という評価指標を基に安定同位体希釈分析したところ，1,8-シネオール，(R)-リナロール，オクタナールが，コーラ飲料にとって重要な香気だとする報告があった[1,2]。しかし官能評価においては，この主要5成分を含む20種類の主要コーラ香気成分だけで再構成したベース・コーラから単一成分を除くだけでは，ベース・コーラとの差を認識できないことも分かっている[2]。このことから，コーラ飲料の独特な香味は複数の香気のバランスによって成り立っていることが推察される。

またコーラの特徴の一つとして，その黒い液色がある。香味だけコーラと同等の風味にしても，液色が黒くなければコーラと認識され難く，またその香味評点も大きく変化する。この液色が嗜好に与える影響を心理学的効果の用語に準えて，ハロー効果（色が他の属性の評価点を上げる効果），ホーンズ効果（色が他の属性の評価点を下げる効果）と位置付け，カラメルによる着色の有無がレモン風飲料の香味評価に及ぼす影響を検証した結果，着色することによるハロー効果としてボディー感や口内コーティング感が上昇した一方，ホーンズ効果でレモンの特徴であるしびれ感などの刺激は減少した[3]。この報告は，単に液色が嗜好変化を及ぼしたことを証明しただけではなく，コーラ飲料の長い歴史によって蓄積された香味イメージと嗜好判断とが繋がっていることを示唆したものだと考える。

このように複雑だが狭い範囲で香味差を付けている各社のコーラ飲料は，香味特性ではなくパッケージやCM等によるブランドイメージによって消費者に差別化されているという意見もある。一方で，コカコーラ社とペプシ社のコーラを目隠しして試飲し，好みの傾向を評価するという試験を実施した報告において，特徴的な香味の認識の仕方や嗜好の表現を限定することで，大きく好みが変化する可能性があることが示されている[4]。このことはコーラ飲料はその複雑な香味のためメーカーを区別するのが難しいが，その中でも一部の目立つ特長によって各社コーラの個性が消費者に認知されていることを示唆している。また複雑な香気組成だけでなく，甘味，カフェイン，酸味等の基本組成も含めた総合的な香味バランスで各社独自の特長を引き出し，差別化しているという研究報告もある[5]。

このように香味バランスが絶妙な条件で成り立っている飲料カテゴリーであるが故に，コカコーラ社とペプシ社の2大コーラから極端にかけ離れたコーラ飲料を提案すると，市場からは受け入れられずたちまち排除される。そのため，我々はこの2大コーラの香味バランスをターゲットに目指しながらも，2大コーラとは異なる特長を持った香味を開発することがメッツコーラには求められた。

6 トクホのおいしさ

メッツコーラの「食後の中性脂肪の上昇を抑える」という表示許可の基になっている関与成分，所謂，機能性成分は，難消化性デキストリンである。難消化性デキストリンは，トクホ市場において多くの商品で活用されている汎用的な素材であり，メッツコーラの申請時点で200品目を超

える難消化性デキストリン含有トクホ商品が存在していた。すなわち，関与成分自体にはトクホ市場において新規性がある素材ではなかった。また開発当時，難消化性デキストリンで許可表示できる効能は「整腸」と「血糖値」のみであった。しかし，メッツコーラ開発と時期を同じくして，難消化性デキストリンが「血中中性脂肪」の上昇抑制に効果があるというヒト臨床試験結果が報告された[6,7]。そのメカニズムは次のとおりである。食事由来の脂質は胃および小腸で消化（酵素作用と酸加水分解）される。その脂質が消化されることによって出来た脂肪酸，モノグリセロール，リン脂質等の脂質分解物が小腸内の胆汁酸とともに形成した胆汁酸ミセルに対して，難消化性デキストリンはその胆汁酸ミセルの安定化に作用し，胆汁酸ミセルから脂肪酸等の放出を抑えた結果，脂質の吸収を抑制し排出を促進するというものである[8]。この新しい知見を基にして，難消化性デキストリンとしては新規な効能となる「中性脂肪」の表示許可の申請にチャレンジした。

難消化性デキストリンは，澱粉を酵素処理して得られる水溶性食物繊維である[9,10]。また，水に溶かした際の物性は低粘度で，香味への影響もわずかに甘味が生じる程度であるため，飲料本来の風味を損なうことがない。一般的に「苦い」，「臭い」等の回避困難な香味課題がある機能性素材が多い中，難消化性デキストリンは無味・無臭に近い香味であることが，ここまで様々な商品で活用されてきた理由のひとつだと考える。さらに食物繊維は飲みごたえ（ボディー感）という呈味を付与させる。砂糖などの糖類を用いないゼロ系炭酸全般で指摘されるボディー感不足という課題も，難消化性デキストリンによって解決することが出来た。

難消化性デキストリンが広く活用されてきたもう一つの理由と考えるのが，食経験などの安全性である。通常，自社開発の新規機能性素材は，天然物由来であっても濃縮工程や成分分画の工程が生じるため，必ずしも食経験を保証できるものではない。そのため，毒性等の有無，過剰摂取した場合の健康危害のリスク，長期摂取した場合の健康危害のリスクなどを，細胞や動物，ヒト試験で確認し問題ないことを証明していく必要がある。一方，難消化性デキストリンは，多少の用量設定の違いはあるものの，トクホ商品として200品目以上の販売実績（食経験）とトクホ申請に付随する論文（ヒト臨床試験データ）が存在する。これら安全性に繋がる情報は，効能が異なっていても活用できる信頼性が高い実績・情報であり，結果として研究開発期間の短縮に大きく貢献する。

このように機能性食品としての「おいしさ」は，安全性と有効性を担保しながら，いかに素材本来の風味や特性を生かすかが重要となる。

7　メッツコーラの市場受容性

メッツコーラは「トクホなのにコーラ」，「トクホなのに美味しい」という新奇性がお客様に受け入れられ，発売後わずか2日で年間販売目標の100万ケースの5割を突破する売れ行きとなり，他社が追随している現在においても，4年連続トクホコーラカテゴリーNo.1を維持し続けて

いる（2012年～2015年 年間累計出荷数量：食品マーケティング研究所調べ）。このように発売当初の新奇性のインパクトだけでなく，長年継続して受容頂けていることから，メッツコーラはその機能性だけでなくコーラ飲料としてのおいしさも，多くのお客様に認めて頂けているのではないかと考える。またメッツコーラは，モンドセレクション®において優秀品質であるとして連続して金賞受賞しているのと同時に，世界中の食品・飲料品を審査し優れた製品を表彰する国際味覚味覚審査機構（iTQi：International Taste & Quality Institute）においても，極めて優秀とされる三ツ星を連続して受賞している。

　メッツコーラの性年代別の飲用状況を調べてみると，男女とも30，40代が最も飲用者が多いことが分かる（図2）。このことはメッツコーラの持つ「中性脂肪上昇抑制」という機能性が30～40代のニーズとマッチングしていることを示していると考える。そのことを裏付けるように，メッツコーラの飲用シーンを調査すると，脂っこい食事をとる時，という方が最も多かった（図

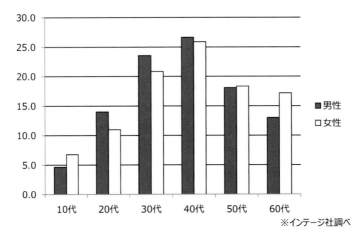

図2　メッツコーラの飲用人数構成比

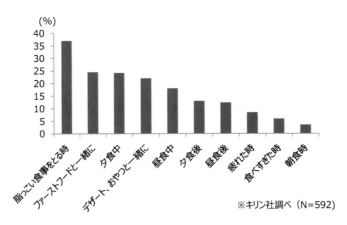

図3　メッツコーラの飲用シーン

3)。また意外なことに女性においては50,60代も飲用率が高くなっている。これまで男性向けの食品というイメージであったトクホが,世の中のトクホ市場の認知と拡大によって,機能性を求めていた女性の方々にも幅広く受け入れられるようになったことを示す結果ではないかと考える。

8 機能性食品のルール

目まぐるしく変わるお客様の嗜好ニーズに合うよう,他社コーラ製品と同様に,メッツコーラも発売当初から香味を進化させている。しかし,メッツコーラはトクホ商品であるが故に,特有の制限がある。トクホ食品は申請した内容から変更する場合には変更届というものを届け出る必要がある。その変更できる範囲に関しては「製品の同一性を失わず,保健の用途の効果の変化を伴わない範囲における原材料の配合割合,製造方法,栄養成分量又は熱量の変更」と規定されている[11]。香味変更だけでなくパッケージの変更もその一つとなる。そのため,香味を改良するには同一性が維持されていることを証明する技術的なデータや,試験検査機関の分析データを添付した届出書を作成し,都道府県知事を経由して,消費者庁に届け出る必要がある。さらに新しい風味や容量の異なる商品を開発するためには変更届ではなく,再許可等申請,もしくは新規にトクホ申請しなければならない。トクホの届け出から表示許可までには,消費者委員会新開発食品評価調査会,食品安全委員会新開発食品専門調査会,消費者委員会新開発食品調査部会等,様々な審査過程が存在するため,数年の開発期間を要する(図4)。そのため,開発者側も数年先の市場の嗜好ニーズを予測して香味開発を計画する必要がある。

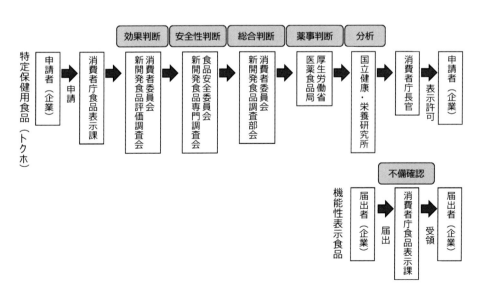

図4 トクホと機能性表示食品の手続きの流れ

トクホ市場が拡大する一方で，2016年4月から機能性表示食品制度が施行された。これまで機能性を表示することができる食品は，国が個別もしくは規格基準として許可していたトクホと栄養機能食品に限られていたが，この制度により生鮮食品を含めるすべての食品において，事業者自らの責任において機能性表示をすることが出来るようになった。その審査過程もトクホとは大きく異なり，不備なく届出されれば60日後には商品を販売することが可能となる（図4）。また，この制度はトクホで表示許可された保健用途についても認められているため，トクホ開発時に得た技術知見も大いに活用することが出来る。我々はこの機会を活用し，メッツコーラの技術知見を活かして，『キリン　メッツ　プラス　スパークリングウォーター』と『キリン　メッツ　プラス　レモンスカッシュ』を開発し，届出受理され，発売に至っている（届出番号A43, A44）。

　機能性表示食品はまだ施行されて間も無いが，トクホではまだ認められていない特定のストレス，疲労，睡眠等の改善に関するヘルスクレームについても受理されている。そのため企業側にとっては様々な商品展開の可能性が広がる制度である。しかし，機能性表示食品は先に述べたとおり，食品の安全性と機能性に関する科学的根拠を基に，事業者自らの責任において適正な表示を行う必要がある。そのため事業者各々の倫理観，すなわち社会的責任の理念に依存することとなり，消費者にとってはその善し悪しの判断が難しくなっている。

　一方で，トクホはヘルスクレームが制限され，開発期間が長期化するという課題はあるものの，有識者による様々な審査過程を経て「国が許可した」というお墨付きがあるため，それが消費者にとっては安心感にも繋がることも考えられる。そのため，トクホと機能性表示食品を上手く使い分けながら長期的視野で商品計画することが，これからの機能性食品開発する企業には求められる。

　上述したようにトクホと機能性表示食品では開発手法が異なる。しかし，トクホにおいても機能性表示食品においても「おいしさ」という観点は市場において今後はより重視される傾向にある。また，機能性食品は継続して摂取することが，目的の機能性をより確実に発揮させる必要要件でもある。しかし，味として美味しくない商品や，イメージしている香味と異なる風味の商品は，いくら魅力的な機能性を有していたとしても，トライアルのみとなり継続した飲用には繋がらない。機能性食品の開発はその機能性の研究開発に囚われがちだが，機能性食品市場が巨大化し，様々な機能性商品が乱立している今，「おいしさ」という観点も踏まえて機能性素材選択し，技術的視点でおいしい香味を作り上げることが何より重要になってくると考える。

第19章 キリン メッツ コーラ

文　　献

1) Yaowapa Lorjaroenphon *et.al.*, Identification of Character-Impact Odorants in a Cola-Flavored Carbonated Beverage by Quantitative Analysis and Omission Studies of Aroma Reconstitution Models, *J Agric Food Chem.*, **63** (3), 776-786 (2015)
2) Yaowapa Lorjaroenphon *et.al.*, Characterization of Typical Potent Odorants in Cola-Flavored Carbonated Beverages by Aroma Extract Dilution Analysis, *J Agric Food Chem.*, **63** (3), 769-775 (2015)
3) S. M. Kappes *et.al.*, Color Halo/Horns and Halo-Attribute d Dumping Effects within Descriptive Analysis of Carbonated Beverages, *J Food Sci.*, **71** (8), S590-S595 (2006)
4) Ayumi Yamada *et.al.*, The effect of an analytical appreciation of colas on consumer beverage choice, *Food Qual Prefer.*, **34**, 1-4 (2014)
5) Gains N, Soft drinks. Making sense of the Cola wars, *Food Manuf.*, **72** (7), 28-29 (1997)
6) Yuka Kishimoto *et.al.*, Suppressive effect of resistant maltodextrin on postprandial blood triacylglycerol elevation., *Eur J Nutr.*, **46**, 133-138 (2007)
7) 岸本由香ら，難消化性デキストリンの食後血糖，インスリン，中性脂肪の上昇に及ぼす影響，薬理と治療，**37** (3), 277-283 (2009)
8) Yuka Kishimoto *et.al.*, Effect of Resistant maltodextrin on Digestion and Absorption of lipids, *J Health Sci.*, **55** (5), 838-844 (2009)
9) Kazuhiro Okuma *et.al.*, Indigestible Fractions of Starch Hydrolysates and their Determination Method, *J Appl. Glycosci.*, **49** (4), 479-485 (2002)
10) 大隈一裕ら，澱粉の熱変性と酵素作用―難消化性デキストリンの特性―，澱粉科学，**37** (2), 107-114 (1990)
11) （財）日本健康・栄養食品協会，改訂版 特定保健用食品の開発・申請マニュアル（2006）

第20章　血圧降下ペプチドをおいしく摂る

山本直之*

1　はじめに

　様々な食用の蛋白質原料と酵素を混合して酵素反応により機能性のペプチドを開発する試みが行われている。一方、酵素反応の替りに微生物による発酵過程で生産されたペプチドの機能性についても研究開発が行われてきた。微生物での発酵については、既に身近な発酵食品を用いた開発が一般的であり、通常摂取している食品成分への有用な機能情報となる。さらに、通常摂取している食品成分を高濃度に濃縮したりすることで、効率よく効果を得るための試みが行われている。一方で、有用成分を高濃度にする場合、食品としての風味が損なわれ、食品としての価値が低下する場合や、反対に有用成分が高濃度生産されることで摂取量を少なくすることが出来るなど、その後の加工適性が高まるようなこともある。

　一方、蛋白質の酵素分解により生成されたペプチドは蛋白質原料由来の風味が後々のペプチドの風味に影響したり、酵素分解により生産された苦みなどの異味がペプチド素材の風味低下につながるケースも多い。ペプチド素材を生産する場合、どのような原料をどのような酵素分解で生産するか、あるいはどのような発酵により生産するかにより、ペプチド素材の風味が大きく異なるが、ここでは、乳酸菌 Lactobacillus helveticus の蛋白質分解作用により発酵乳内に生産される血圧降下ペプチドに焦点をあてて、発酵乳に特徴的な血圧降下作用と風味改良に向けての取り組みについて紹介する。また、より生産性を高めて食品成分としての汎用性を高めるための工夫として、カゼインを酵素分解してペプチドを生産する方法についても、我々の経験をもとに紹介したい。

2　乳酸菌発酵による血圧降下ペプチド産生

　乳酸菌は乳内の主要蛋白質であるカゼインを窒素源として有効に利用するための蛋白質分解系を有している。チーズなどの熟成工程での風味の付与などによく利用される乳酸球菌（Lactococcus 種）では蛋白質分解活性が相対的に弱く、ヨーグルト製造などでの短時間発酵に用いられる乳酸桿菌（Lactobacillus 種）においてはその活性が強く、乳内での短時間発酵において多くのペプチドが産生される（表1）。乳酸菌発酵に伴い発酵乳中に産生されるペプチドの生理効果の一つとして、血圧降下作用に関しての評価結果を表1に示す。L. helveticus は乳酸菌の

＊　Naoyuki Yamamoto　アサヒグループホールディングス　研究開発部門　専任部長

第20章 血圧降下ペプチドをおいしく摂る

表1 各種乳酸菌発酵乳の自然発症高血圧ラットに対する血圧降下活性，ACEI活性とペプチド量，さらにその乳酸菌菌体表層のプロティナーゼ活性の比較

菌　株	ペプチド濃度 (%)	プロティナーゼ活性 (U/ml)	ACEI活性 (U/ml)	血圧変化値 (ΔmmHg)
control (milk)	0.00	−	0	-5.0 ± 7.3
(Lactobacilli)				
L. helveticus CP790	0.19	230	58	-27.4 ± 13.3**
L. helveticus CP611	0.25	367	70	-20.0 ± 9.6**
L. helveticus CP615	0.18	420	51	-23.0 ± 13.4**
L. helveticus JCM1006	0.15	182	26	-15.2 ± 9.3*
L. helveticus JCM1120	0.10	112	34	-6.5 ± 10.8
L. helveticus JCM1004	0.21	186	48	-29.3 ± 13.6**
L. delbrueckii subsp. bulgaricus CP973	0.19	105	22	-0.8 ± 8.2
L. delbrueckii subsp. bulgaricus JCM1002	0.11	124	28	-4.5 ± 4.0
L. casei CP680	0.01	35	3	-0.2 ± 6.6
L. casei JCM1134	0.00	28	9	-7.0 ± 11.2
L. casei JCM1136	0.09	25	18	-9.6 ± 7.2
L. acidophilus JCM1132	0.00	28	8	-8.7 ± 7.8
L. delbrueckii subsp. lactis JCM1105	0.08	18	16	-3.3 ± 3.5
(Streptococci)				
S. thermophilus CP1007	0.02	25	3	-2.4 ± 8.1
(Lactococci)				
L. lactis subsp. lactis CP684	0.00	35	4	-7.3 ± 10.5
L. lactis subsp. cremoris CP312	0.02	18	4	-5.8 ± 13.9

コントロールとの比較における有意差，**$P<0.01$，*$P<0.05$．

中でも特に菌体表層に存在するプロティナーゼ活性が高く，発酵乳中に産生されるペプチド含量も高く，血圧降下活性の指標になるACE阻害活性（Angiotensin I-Converting Enzyme 阻害活性：アンジオテンシン変換酵素阻害活性）が最も強い[1]。ACEは生体内で強い血管平滑筋収縮作用を示すアンジオテンシンIIをアンジオテンシンIから生成させると同時に，平滑筋弛緩作用を示すブラジキニンを分解することで強い昇圧作用を示す。従って，ACE阻害作用を有する成分には血圧を低下する効果が期待できるため，ペプチドのACE阻害作用を期待して精力的な研究が行われてきた。また，血圧降下作用を in vivo で評価するためには，自然発症高血圧ラット（SHR：Spontaneously Hypertensive Rat）にサンプルを経口投与して，tail cuff法で収縮期血圧を経時的に測定して，投与前の血圧値との比較をする方法が用いられている。さまざまな乳酸菌で作製した発酵乳をSHRに経口投与して血圧低下作用を評価した場合，その作用は乳酸菌の菌種により異なり，L. helveticus 発酵乳投与時にのみに有意な効果が確認された[1]（表1）。その後，我々は L. helveticus 発酵乳からACE阻害活性を指標としてVal-Pro-Pro（VPP）と Ile-Pro-Pro（IPP）を有効成分として単離，同定することに成功した[2]。両ペプチドは β- と κ-カゼイン配列中に存在し，乳酸菌の蛋白質分解系の働きにより分解，加工され発酵乳中に産生されること

が明らかとなった[2]。

　乳酸菌発酵乳により生産されたVPPとIPPにより，発酵乳をSHRに投与することで血圧降下作用が期待できるが[3]，ペプチドをより高濃度に産生させるために過剰に発酵を進めると，特有の風味が残るなどの問題があり，食品として継続的に血圧降下ペプチドを摂取するための工夫が必要であった。一つの工夫としてはより生産性の高い乳酸菌を分離・育種するアプローチであり，他の方法としては原料や発酵条件の最適化による生産性の強化である。しかし，発酵法による血圧降下ペプチドの産生には限界があり，発酵乳中には多くの未分解カゼインが存在することから，さらに汎用性の高いペプチド素材を開発するには，他の方法による開発が必要と考えられた。

3　L. helveticusにおけるVPPとIPPの加工

　L. helveticus発酵乳中に産生されるVPPとIPPの加工に関与する蛋白質分解系酵素群を理解するために，両ペプチドの生産性が最も高いCM4株のゲノム配列解析を行った。その結果，CM4株には23種の蛋白質分解酵素が存在し[4]，VPPとIPPの産生に関与すると推測される特徴的酵素が複数存在した。まず，発酵乳中に含まれるペプチドの解析や，精製酵素の基質特異性やカゼインの切断点解析により，血圧降下ペプチドVPPとIPPを含む前駆ペプチドは，菌体表層プロティナーゼにより28ないし29アミノ酸からなる比較的長いペプチドとして生産される（図1）[5]。菌体外プロティナーゼの欠損株ではVPPとIPPの生産はまったく認められないことから菌体外プロティナーゼの関与は必須と考えられている[6]。さらにこのペプチドはオリゴペプチドトランスポーター（pptO）の働きにより菌体内に取り込まれた後，様々な菌体内のペプチダーゼによりアミノ末端あるいはペプチド内部配列の切断・加工が行われる。菌体内に取り込まれたペプチドのカルボキシ末端の加工には，乳酸菌にカルボキシペプチダーゼが存在しないことから，エンド型ペプチダーゼ（pepOやpepO2など）の関与が必須である。一方，アミノ末端の加工はアミノペプチダーゼ（pepC2など）により末端のアミノ酸が順次1残基ずつ除去されると考えられるが，Proを含む配列が存在した場合にはアミノ末端の分解反応はProの手前で停止するため，その後の分解反応をさらに進めるためのX-Proを含む2アミノ酸の除去が可能なX-プロリル・ジペプチジル・アミノペプチダーゼ（XPDAP：pepX）の作用が必要である。23種の各種蛋白質分解酵素群の単離によると性質解析や遺伝子発現などでの役割の解析から，菌体内ペプチダーゼとして，少なくともpepO，pepO2，pepXとpepC2の関与が重要と考えられる。

　一方，発酵乳に蓄積されるペプチド量が発酵後期に飽和することに関しては，乳酸菌の発酵後期における増殖低下が影響すると考えらえるが，発酵に伴い蓄積するペプチドによる蛋白質分解系の遺伝子発現が抑制されることが明らかとなった（図2）[7,8]。すなわち，矢印で示すように，酵素活性が高まる時点でペプチドを添加すると，未添加の場合に比べて酵素活性が低下することが確認される。この現象を理解するために，アミノ酸存在下で転写制御に関わる新規因子の特定

第 20 章　血圧降下ペプチドをおいしく摂る

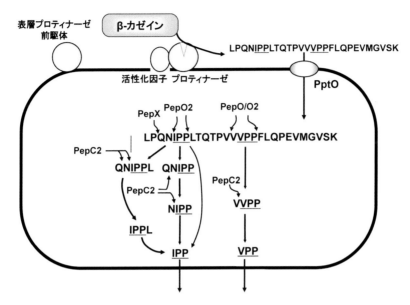

図1 *Lactobacillus helveticus* の蛋白質分解系による血圧降下ペプチド VPP と IPP のカゼインからの生産

菌体外プロティナーゼの前駆体からの活性化により，βカゼインを主とする VPP と IPP を含むペプチドの菌体外での切り出し後，オリゴペプチドトランスポーターを介した菌体内への取り込みにより，菌体内に存在するエンドペプチダーゼによるカルボキシ末端の加工と，各種アミノペプチダーゼによるアミノ末端の加工が起こる。PptO：オリゴペプチドトランスポーター，PepO：エンドペプチダーゼ O，PepO2：エンドペプチダーゼ O2，PepC2：アミノペプチダーゼ C2，Pep X：X-プロリル・ジペプチジル・アミノペプチダーゼ

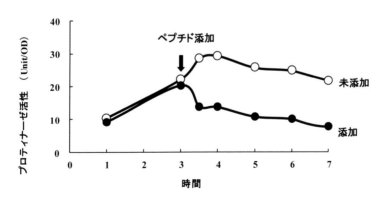

図2 *Lactobacillus helveticus* の菌体外プロティナーゼのペプチド添加による発現抑制
発酵乳にペプチドを添加した場合，その後，菌体外プロティナーゼなどの蛋白質分解系の遺伝子発現が抑制される。

に成功し，育種改良による血圧降下ペプチドの強化には限界がある事が推測され，新規製造法開発の必要性が考えられた．

4 酵素法による効率的生産

乳酸菌の発酵によって，発酵乳中には乳酸が蓄積されるため強い酸味と独特の発酵風味の生成のために，発酵乳製造後にはさらに希釈などにより，より嗜好性の高い飲料形態に加工することが必要となる．ペプチドをより高生産するためには，発酵を伴わないでカゼイン分子からの必要な加工反応のみを行う酵素反応を行うことが出来ないかについて検討した．すなわちカゼイン分子に様々な酵素を作用させて，酵素反応のみでVPPとIPPを生産する技術の開発に着手した．その際に，乳酸菌の中の酵素での加工プロセスの解明検討からいくつかのポイントが明らかとなった．つまり，1) VPPとIPPのカルボキシ末端を切断できる能力があるエンド型プロテアーゼが必須となる．カルボキシペプチダーゼによるカルボキシ末端の加工を期待しても，VPPFとIPPLが出来てしまう．すなわち，Pro-Pro配列が存在した場合，カルボキシペプチダーゼでカルボキシ末端からアミノ酸を1つづつ除去した場合，Proのカルボキシ末端に余分なアミノ酸を1つ残して反応が止まってしまうため，エンド型酵素で-XVPP，-XIPPの配列を作ることが最も大事である．2) アミノ末端の加工に関しては，アミノペプチダーゼによる加工は特異性が低いことから，基質特異性に関してはあまり重要ではなく，X-Pro配列をアミノ末端から除去が可能なXPDAPの同時反応が必要である（図3）．

そのような視点で，市販酵素の組み合わせなどによるカゼインからのVPPとIPPの生産性を評価した結果，麹菌を用いた酵素の中にVPPとIPPの生産が可能なものを発見した[9]．しかし，この酵素はカゼインの酵素分解反応を継続した場合に後半において生産性が低下することから，VPPとIPPを分解する酵素が混入している可能性が考えられた．そこで，この酵素反応を示す酵素画分を除去する事で，理論収率をほぼ100%にまで生産効率を高めることが出来た．ここで生産されたペプチドは酵素分解をより高めて作製したペプチドであるため，低分子化が進み，蛋

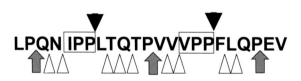

1) エンドペプチダーゼによるカルボキシ末端の加工 ▼
  （-XXPP配列の生産）
2) pepX: アミノ末端からXP配列の遊離 ⬆
3) アミノペプチダーゼ: アミノ末端の1アミノ酸づつ遊離 △

図3　VPPとIPPの加工に必要と考えられる蛋白質分解酵素群の役割

第20章 血圧降下ペプチドをおいしく摂る

白質分解酵素による分解抵抗性が高いペプチド群と考えられたため，そのペプチドの特徴を理解するためにまず平均分子長を推測した。様々なペプチドが含まれると考えられるカゼイン酵素分解物を塩酸加水分解によりアミノ酸にした場合にモル濃度が約1.4倍になったため，平均分子長は1.4アミノ酸残基と計算された。また，ペプチド配列にProを含むものが多いと予測されたため，カゼイン分解物（ペプチド混合物）をアミノ末端配列解析した結果（表2），予想通りにX-Pro-ProまたはX-Proを多く含むペプチドが主な成分であることが確認された（図4）。その後，LC-MSMSによる含有ペプチドの分析をした結果，VPPやIPPなどXPP，またはXP配列のペ

表2　カゼインの酵素分解物のアミノ酸配列分析結果

アミノ酸	1残基目	2残基目	3残基目	4残基目
Asp	89	335	126	63
Glu	155	140	96	121
Asn	56	53	50	91
Gln	103	117	124	80
Ser	111	37	29	16
Thr	33	17	27	18
His	41	96	53	0
Gly	258	38	35	16
Ala	355	97	56	30
Tyr	739	118	55	28
Arg	15	7	7	8
Met	185	46	40	10
Val	887	127	202	64
Pro	45	1344	421	186
Trp	91	46	22	6
Phe	865	91	61	28
Lys	85	36	59	19
Ile + Leu	427	79	33	20
全アミノ酸	4539	2822	1497	805

（各アミノ酸の検出強度）

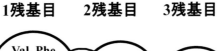
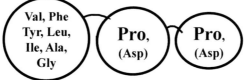

推定されたペプチドのアミノ酸配列

図4　カゼインの麹菌酵素分解物のアミノ酸配列分析からの含有ペプチドの特徴推定

プチドが多数含まれることが検証できた。この様に，L. helveticus による発酵を通して生産される血圧降下ペプチドが，麹菌の酵素分解によって効率よく生産されることになった結果，様々な食品に添加しておいしい機能性食品成分として利用することが可能となった。

5 味噌の発酵による降圧ペプチド生産

血圧降下ペプチド，VPP と IPP は麹菌由来の蛋白質分解酵素群によりカゼインから分解・生産されるが，自然の発酵法によって通常の食品の中に生産する技術の開発について検討を行った。すなわち，カゼインの麹菌酵素での分解により血圧降下ペプチド VPP と IPP が効率的に加工・生産されることから[10]，麹菌を用いた発酵食品である味噌の製造における VPP と IPP の生産方法の開発を検討した。井上らは，味噌の製造時にカゼインを7～24％の様々な濃度で添加して，2か月間発酵させることで血圧降下ペプチドの生産について検討した。その結果，カゼインを味噌に16％添加して発酵することで，味噌中の ACE 阻害活性は，未添加のものに比べて約7倍に増加することを明らかにした[10]。味噌に添加したカゼインの麹菌酵素による分解状況を理解するために，味噌の可溶性成分中の蛋白質の分析を電気泳動にて分析した結果，1週間の発酵により，添加したカゼインの大部分が分解されており，それと同時に，味噌中に VPP と IPP が生産されていた。このようにして製造されたカゼイン添加味噌（カゼイン味噌）を自然発症高血圧ラットに経口投与した場合，5時間後の収縮期血圧が通常味噌では低下しないのに対して，有意に低下することが確認された（図5）。

過去の臨床試験での結果から，VPP と IPP を2～3 mg 毎日4週間程度継続摂取することで血圧降下作用が期待できる。ここで，製造されたカゼイン味噌を用いた味噌汁を1日1杯摂取する事で，同じように血圧降下作用が期待できる。一方，味噌には塩分を多く含むため，味噌の摂取

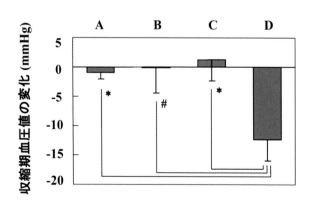

図5 自然発症高血圧ラットにおけるカゼイン味噌の血圧降下作用
カゼイン味噌を経口投与5時間後の収縮期血圧値の変化を tail-cuff 法により測定した。(A)水，(B) 3％NaCl，(C)一般的な味噌（1.8 g/kg 体重），(D)カゼイン味噌（1.8 g/kg 体重），標準誤差（n=6），$^*P<0.05$，$^\#P<0.1$

が食塩の過剰摂取につながるという懸念があるが，カゼイン味噌を通常の味噌汁に加えて摂取するのではなく，通常の味噌に替えてカゼイン味噌を摂取することで，食塩の摂取量の増加を伴わず血圧降下作用が期待できる。このように，通常の日常生活で味噌汁を楽しむ食習慣をもつ日本において，カゼイン味噌を利用することで，通常の食生活を通して血圧を管理する事が容易となることから，理想的な機能性食品と考えられる。

6　チーズ発酵による降圧ペプチド生産

近年，チーズの中にもVPPとIPPが生産・蓄積されていることが報告されている。特にスイスチーズの熟成期間に多くのVPPとIPPが蓄積されることや，*L. helveticus* をスターターとして用いているチーズに両ペプチドが多く含まれていることが示されている[11,12]。VPPとIPP含量が多いチーズにおいては両ペプチドの平均濃度として約180 mg/kg含まれていた。日本人に対する臨床試験の成績では，両ペプチドを一日平均2 mg程度摂取することで血圧低下効果が期待できることから，このスイスチーズを10 g程度摂取することでも十分に血圧低下効果が期待できる。日本ではチーズの摂取量が少ないが，スイスなどでは日本人の10倍以上のチーズ摂取量があることから，チーズを用いた料理を楽しむだけで血圧の管理が出来る可能性がある。日本ではチーズは幾分高価な食材ではあるが，上手に利用して食生活を豊かにする中で健康管理に役立てることが出来る。

7　おわりに

ペプチドの機能性の研究から発展した保健効果が期待できるペプチドの例として，血圧降下ペプチド，VPPとIPP，について，それらの機能性素材を食品成分として日常的に継続摂取しやすくするための工夫について紹介をした。VPPとIPPに関しては，数多くの臨床試験においてその有効性が確認され，試験条件を同一とする数多くの臨床試験を用いたメタアナリシスでの有効性についてもいくつか報告がある[13,14]。また，同ペプチドを含む特定保健用食品や機能性表示食品が開発されている。これらの機能性ペプチドの開発に関しては風味の改良などによる食品としてのおいしさを維持する事に加えて，機能性に関するエビデンスを蓄積することも大事である。VPPとIPPについては，動脈内の血管内皮細胞に取り込まれることから，血圧降下作用を示すことが示唆されているが[15]，今後，その他のペプチドを開発する上でも動態解析など基本的エビデンスに基づく応用利用が重要と考える。

文　　献

1) Yamamoto, N., Akino, A. and Takano, T. *Biosci. Biotech. Biochem.* **58**：776-778（1994）
2) Nakamura, Y., Yamamoto, N., Sakai, K., Okubo, A., Yamazaki, S. and Takano, T. *J. Dairy Sci.* **78**：777-783（1995）
3) Nakamura, Y., Yamamoto, N., Sakai, K. and Takano, T. *J. Dairy Sci.* **78**：1253-1257（1995）
4) Wakai, T., Shinoda, T., Uchida, N., Hattori, M., Nakamura, Y., Beresford, T., Ross, R. P. and Yamamoto, N. *J Biosci Bioeng.* **115**：246-252（2013）
5) Yamamoto, N., Akino, A. and Takano, T. *J. Biochem.* **114**：740-7453（1993）
6) Yamamoto, N., Akino, A. and Takano, T. *J. Dairy Sci.* **77**：917-922（1994）
7) Wakai, T., Yamaguchi, N., Hatanaka, M., Nakamura, Y., Yamamoto, N. *J Biosci Bioeng.* **114**：133-137（2012）
8) Wakai, T., Yamamoto, N. *PloS One.* **11**；8（10）：e75976（2013）
9) Mizuno, S., Nishimura, S., Matuura, K., Gotou, T. and Yamamoto, N. *J. Dairy Sci.* **87**：183-188（2004）
10) Inoue, K., Gotou, T., Mizuno, S. and Yamamoto, N. *J. Bioscience and Bioengineering.* **108**：111-115（2008）
11) Bütikofer, U., Meyer, J., Sieber, R., Walther, B. and Wechsler, D. *J Dairy Sci.* **91**：29-38（2008）
12) Meyer, J., Bütikofer, U., Walther, B., Wechsler, D. and Sieber, R. *J Dairy Sci.* **92**：826-836（2009）
13) Cicero, A. F., Aubin, F., Azais-Braesco, V. and Borghi, C. *Am J Hypertens.* **26**：442-449（2013）
14) Chanson-Rolle, A., Aubin, F., Braesco, V., Hamasaki, T. and Kitakaze, M. *PLoS One.* **10**：e0142235（2015）
15) Kawaguchi, K., Nakamura, T., Kamiie, J., Takahashi, T. and Yamamoto, N. *Biosci Biotechnol Biochem.* **76**：1792-1795（2012）

おいしさの科学的評価・測定法と応用展開

2016年9月12日　第1刷発行

監　　修	阿部啓子，石丸喜朗	(T1021)
発 行 者	辻　賢司	
発 行 所	株式会社シーエムシー出版	
	東京都千代田区神田錦町1-17-1	
	電話 03(3293)7066	
	大阪市中央区内平野町1-3-12	
	電話 06(4794)8234	
	http://www.cmcbooks.co.jp/	

〔印刷　倉敷印刷株式会社〕　　　　Ⓒ K. Abe, Y. Ishimaru, 2016

落丁・乱丁本はお取替えいたします。

本書の内容の一部あるいは全部を無断で複写（コピー）することは，法律で認められた場合を除き，著作者および出版社の権利の侵害になります。

ISBN978-4-7813-1177-7　C3047　¥64000E